全国高等职业教育康复治疗技术专业"十三五"规划教材

康复评定技术

（供康复治疗技术专业使用）

U0285772

主　编　张绍岚　刘红旗

副主编　刘　瑾　林　枫　牛　琳

编　者　（以姓氏笔画为序）

王三会（长沙卫生职业学院）

牛　琳（郑州铁路职业技术学院）

刘　瑾（黑龙江护理高等专科学校）

刘红旗（盐城市第一人民医院）

刘润芝［山东第一医科大学（山东省医学科学院）］

张绍岚（江苏医药职业学院）

苏会萍（安庆医药高等专科学校）

宋盼盼（青海卫生职业技术学院）

林　枫（南京医科大学第一附属医院）

祝芳芳（钟山职业技术学院）

郭洁梅（福建卫生职业技术学院）

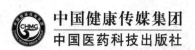

中国健康传媒集团

中国医药科技出版社

内 容 提 要

本教材是"全国高等职业教育康复治疗技术专业'十三五'规划教材"之一。全书共五章，主要介绍人体形态评定、关节活动度评定、肌力评定、肌张力评定、感觉功能评定、神经反射及发育性反射评定、平衡功能评定、协调功能评定、步行功能评定、心功能评定、肺功能评定、日常生活活动能力评定、知觉功能评定、认知功能评定、手功能评定、职业能力评定、生存质量评定、环境评定、失语症评定、构音障碍评定、吞咽障碍评定、肌电图检查，以及神经传导检查等内容的基础理论、基本知识和基本技能。本教材为书网融合教材，即纸质教材有机融合电子教材、教学配套资源（PPT、微课、视频、图片等）、题库系统、数字化教学服务（在线教学、在线作业、在线考试），使教学资源更加多样化、立体化。

本教材可供全国高职高专院校康复治疗技术等专业教学使用，同时也可作为康复医学工作者的参考用书。

图书在版编目（CIP）数据

康复评定技术 / 张绍岚，刘红旗主编. —北京：中国医药科技出版社，2019.12（2024.7重印）
全国高等职业教育康复治疗技术专业"十三五"规划教材
ISBN 978-7-5214-1457-8

Ⅰ. ①康…　Ⅱ. ①张…　②刘…　Ⅲ. ①康复评定–高等职业教育–教材　Ⅳ. ①R49

中国版本图书馆 CIP 数据核字（2019）第 266930 号

美术编辑　陈君杞
版式设计　易维鑫

出版　**中国健康传媒集团** | 中国医药科技出版社
地址　北京市海淀区文慧园北路甲 22 号
邮编　100082
电话　发行：010-62227427　邮购：010-62236938
网址　www.cmstp.com
规格　889×1194mm $\frac{1}{16}$
印张　21 ¾
字数　489 千字
版次　2019 年 12 月第 1 版
印次　2024 年 7 月第 3 次印刷
印刷　北京侨友印刷有限公司
经销　全国各地新华书店
书号　ISBN 978-7-5214-1457-8
定价　**65.00 元**

获取新书信息、投稿、为图书纠错，请扫码联系我们。

数字化教材编委会

主　编　张绍岚　刘红旗

副主编　刘　瑾　林　枫　牛　琳

编　者　（以姓氏笔画为序）

王三会（长沙卫生职业学院）

牛　琳（郑州铁路职业技术学院）

刘　瑾（黑龙江护理高等专科学校）

刘红旗（盐城市第一人民医院）

刘润芝［山东第一医科大学（山东省医学科学院）］

张绍岚（江苏医药职业学院）

苏会萍（安庆医药高等专科学校）

宋盼盼（青海卫生职业技术学院）

林　枫（南京医科大学第一附属医院）

祝芳芳（钟山职业技术学院）

郭洁梅（福建卫生职业技术学院）

全国高等职业教育康复治疗技术专业"十三五"规划教材

出版说明

为深入贯彻《现代职业教育体系建设规划（2014－2020 年）》以及《医药卫生中长期人才发展规划（2011－2020 年）》文件的精神，满足高职高专康复治疗技术专业培养目标和其主要职业能力的要求，不断提升人才培养水平和教育教学质量，在教育部、国家卫生健康委员会及国家药品监督管理局的领导和指导下，在全国卫生职业教育教学指导委员会康复治疗技术专业委员会有关专家的大力支持和组织下，在本套教材建设指导委员会主任委员江苏医药职业学院陈国忠教授等专家的指导和顶层设计下，中国医药科技出版社有限公司组织全国 80 余所高职高专院校及其附属医疗机构近 150 名专家、教师历时 1 年精心编撰了"全国高等职业教育康复治疗技术专业'十三五'规划教材"，该套教材即将付梓出版。

本套教材包括高等职业教育康复治疗技术专业理论课程主干教材共计 13 门，主要供全国高等职业教育康复治疗技术专业教学使用。

本套教材定位清晰、特色鲜明，主要体现在以下方面。

一、紧扣培养目标，满足职业标准和岗位要求

本套教材的编写，始终坚持"去学科、从目标"的指导思想，淡化学科意识，遵从高等职业教育康复治疗技术专业培养目标要求，对接职业标准和岗位要求，培养能胜任基层医疗与康复机构的康复治疗或相关岗位，具备康复治疗基本理论、基本知识，掌握康复评定和康复治疗的基本技术及其应用能力，以及人际沟通、团队合作和利用社会康复资源能力的高端技能型康复治疗技术专门人才，教材内容从理论知识的深度、广度和技术操作、技能训练等方面充分体现了上述要求，特色鲜明。

二、体现专业特色，整体优化，紧跟学科发展步伐

本套教材的编写特色体现在专业思想、专业知识、专业工作方法和技能上。同时，基础课、专业基础课教材的内容与专业课教材内容对接，专业课教材内容与岗位对接，教材内容着重强调符合基层岗位需求。教材内容真正体现康复治疗工作实际，紧跟学科和临床发展步伐，具有科学性和先进性。强调全套教材内容的整体优化，并注重不同教材内容的联系与衔接，避免了遗漏和不必要的交叉重复。

三、对接考纲，满足康复（士）资格考试要求

本套教材中，涉及康复医学治疗技术初级（士）资格考试相关课程教材的内容紧密对接《康复医学治疗技术初级（士）资格考试大纲》，并在教材中插入康复医学治疗技术初级（士）资格考试"考点提示"，有助于学生复习考试，提升考试通过率。

四、书网融合，使教与学更便捷更轻松

全套教材为书网融合教材，即纸质教材与数字教材、配套教学资源、题库系统、数字化教学服务有机融合。通过"一书一码"的强关联，为读者提供全免费增值服务。按教材封底的提示激活教材后，读者可通过 PC、手机阅读电子教材和配套课程资源（PPT、微课、视频等），并可在线进行同步练习，实时反馈答案和解析。同时，读者也可以直接扫描书中二维码，阅读与教材内容关联的课程资源，从而丰富学习体验，使学习更便捷。教师可通过 PC 在线创建课程，与学生互动，开展在线课程内容定制、布置和批改作业、在线组织考试、讨论与答疑等教学活动，学生通过 PC、手机均可实现在线作业、在线考试，提升学习效率，使教与学更轻松。此外，平台尚有数据分析、教学诊断等功能，可为教学研究与管理提供技术和数据支撑。

编写出版本套高质量教材，得到了全国知名专家的精心指导和各有关院校领导与编者的大力支持，在此一并表示衷心感谢。出版发行本套教材，希望受到广大师生欢迎，并在教学中积极使用本套教材和提出宝贵意见，以便修订完善，共同打造精品教材，为促进我国高等职业教育康复治疗技术专业教育教学改革和人才培养做出积极贡献。

中国医药科技出版社

2019 年 11 月

前　言
Foreword

为深入贯彻《现代职业教育体系建设规划（2014—2020年）》以及《医药卫生中长期人才发展规划（2011—2020年）》文件的精神，满足高职高专康复治疗技术专业培养目标和其主要职业能力的要求，不断提升人才培养水平和教育教学质量，在全国高等职业教育康复治疗技术专业"十三五"规划教材建设指导委员会有关专家的大力支持下，中国健康传媒集团中国医药科技出版社于2018年正式启动了"全国高等职业教育康复治疗技术专业'十三五'规划教材"的编写工作。

随着我国康复医疗事业的快速发展，康复治疗的专业分工越来越明确，对专业人才的能力和标准提出了更高的要求。本教材尝试以物理治疗、作业治疗、言语治疗等职业岗位技能标准为目标，将教材内容优化整合为总论、物理治疗评定技术、作业治疗评定技术、言语治疗评定技术和神经肌肉电生理评定技术五章，重点介绍人体形态评定、关节活动度评定、肌力评定、肌张力评定、感觉功能评定、神经反射及发育性反射评定、平衡功能评定、协调功能评定、步行功能评定、心功能评定、肺功能评定、日常生活活动能力评定、知觉功能评定、认知功能评定、手功能评定、职业能力评定、生存质量评定、环境评定、失语症评定、构音障碍评定、吞咽功能障碍评定、肌电图检查、神经传导检查等内容的基础理论、基本知识和基本技能。本教材可供全国高职高专院校康复治疗技术等专业教学使用，同时也可作为康复医学工作者的参考用书。

在编写本教材过程中，紧紧围绕高等职业教育康复治疗技术专业学生的人才培养目标，紧扣最新《高等职业学校康复治疗技术专业教学标准》，坚持"以岗位为导向、以就业为目标、以技能为核心、以服务为宗旨"，强调思想性、科学性、先进性、启发性和适用性，充分考虑高等职业教育康复治疗技术专业学生的特点，基本理论和基本知识以"必需、够用"为度，更加注重职业能力培养和实践技能训练，注重与就业岗位实现零距离对接，将实训指导内容并入本教材。同时，本教材为书网融合教材，即纸质教材有机融合电子教材、教学配套资源（PPT、微课、视频、图片等）、题库系统、数字化教学服务（在线教学、在线作业、在线考试），使教学资源更加多样化、立体化。

本教材的编写团队是由来自全国高等职业学校的专业骨干教师和临床一线的专家组成。在编写过程中借鉴了很多康复医学界前辈和同行的学术成果，也得到各编者所在单位的大力支持，谨此，一并表示诚挚的感谢！

由于编者水平有限，教材中可能还有些许不足和缺陷，望广大读者和专家批评指正。

编　者

2019年7月

目 录
Contents

第一章

总 论

学习目标 ◀┅┅

1. **掌握** 康复评定的类型；常用康复评定方法和流程；康复评定的原则和注意事项。

2. **熟悉** 康复评定的基本概念；评定目的和意义；评定内容。

3. **了解** 康复评定的障碍层面；ICF 评估体系。

4. 具有正确的康复评定理念、良好的临床思维能力、分析解决问题的能力，能与患者及家属进行良好沟通。

案例讨论 ┅┅┅┅┅┅┅┅┅┅┅┅┅┅┅┅┅┅┅┅┅┅┅┅┅┅┅┅┅┅┅┅

【案例】

患者，曹某，男，44岁，以"右侧肢体瘫痪两个月余"收治入院，治疗师进行专科康复检查：日常生活活动能力（ADL）评估、步态分析、言语与认知评估、肌力与肌张力评估、关节活动范围等专科评估。结论是：目前患者日常生活基本自理，画圈步态，下肢共同运动模式明显，关节被动活动范围基本正常。

【讨论】

1. 患者的主要康复问题是什么？

2. 可以进行哪些评定？

第一节 概 述

扫码"学一学"

康复评定技术是康复治疗的基础，是康复医学的特征之一，是康复医疗流程中的一个重要环节。它涵盖了物理治疗（physical therapy，PT）、作业治疗（occupational therapy，OT）、言语治疗（speech therapy，ST）等康复治疗职业岗位要求的最基本的评定技术。康复治疗的前提是康复评定，康复评定贯穿于整个康复治疗的全过程。康复医学专业人员应根据本专业的需要，通过评定，详细、正确地掌握患者的功能障碍现状、残存功能和潜在能力，从而能够准确地设计患者的康复目标，制定行之有效的康复治疗方案，指导康复治疗工作的顺利进行。康复医学始于康复评定也止于康复评定，康复评定贯穿于整个康复治疗的全过程。

1

一、基本概念

康复评定是在临床检查的基础上，用客观的方法有效和准确地评定病、伤、残者的功能障碍种类、性质、部位、范围、严重程度和预后的过程；是收集病、伤、残的病史及相关资料，提出假设，实施检查和测量，对结果进行比较、综合、分析、解释，最后形成结论和障碍学诊断的过程；应在康复治疗前、中、后期进行（图 1-1-1）。康复评定的对象包括所有需要接受康复治疗的功能或能力障碍者。广义的康复评定还包括康复目标的设定和制订康复治疗计划。

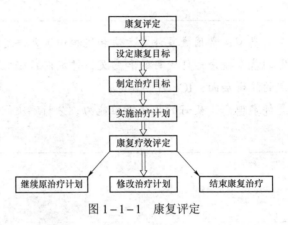

图 1-1-1　康复评定

二、康复评定的目的及意义

（一）康复评定的目的

在运用物理治疗、作业治疗及言语治疗等康复治疗方法的过程中，不同时期的评定有着不同的目的，从总体来讲，可以归纳为以下几点。

1. 发现和确定障碍的层面、种类和严重程度　通过功能评定，评定者得以准确地掌握现存障碍发生在哪个层面、障碍的种类以及障碍的严重程度等信息，为选择和确定康复治疗方案打下基础。

2. 寻找和确定障碍发生的原因　通过评定，准确地判断组织、器官或系统损伤与症状、功能障碍之间的因果关系，功能障碍和活动受限之间的关系是康复评定的核心工作。寻找和分析阻碍患者重返社会和重返家庭的具体因素，例如：关节活动范围受限、肌力低下或平衡和运动协调功能障碍；心理状态、社会影响也可能为其原因。

3. 确定康复治疗项目　在功能评定的基础上，根据患者障碍发生的原因、障碍的层面、种类、部位和程度等，选择运动治疗、物理因子治疗、作业治疗、言语治疗、心理治疗、文体治疗及假肢与矫形器等康复治疗项目。

4. 指导制订康复治疗计划　通过评定，明确患者的障碍所在、障碍程度以及预后，为患者设定切合实际的远期和近期目标奠定了基础，指导制订康复治疗计划。

5. 判定康复疗效　判断不同康复治疗方法的效果，患者的情况千差万别，为了比较它们的疗效差别，必须用客观、统一的标准去衡量。

6. 判断预后　由于障碍部位、范围或程度不同，同一种疾病的康复进程和结局可以不同，通过对障碍的全面评定，可以对患者的预后进行判断。对预后的判断可给予患者及其家属心理准备，可使制定的治疗计划更合理。如：Barthel 指数评定 40～60 分者康复治疗效益最佳。

7. 预防障碍的发生和发展 通过定期的康复评定，针对其功能障碍及时采取干预措施，可以最大限度地减少或阻止功能障碍的进展。此外，对部分尚未出现明显功能障碍的患者，通过康复评定，可及早知道其已处于边缘状态或今后可能发生的问题，如及时采取有效的预防措施和安全措施，可阻止功能障碍或残疾的发生发展。

8. 评估投资－效益比 通过对一定时间内患者的日常生活活动能力的恢复程度进行评定，即根据治疗后和治疗前日常生活活动能力评分之差与治疗天数之比对康复疗效进行判定，可以有效地对一个康复医疗机构的投资－效益比进行评估，数值越大康复效益越高。

9. 为残疾等级的划分提出依据 通过对患者治疗后临床症状稳定时的器官损伤、功能障碍、日常生活、工作、学习和社会交往能力的丧失程度及其对医疗和照顾依赖的程度进行评定，将伤残者的残疾程度划分等级。

（二）康复评定的意义

1. 通过康复评定，康复医生或治疗师可对患者功能障碍的主观性报告补充客观资料；可确保康复医生或治疗师制订出更为全面的治疗计划；发现患者哪些方面需要帮助，又有谁能提供帮助。

2. 通过康复评定，可以帮助患者理解康复治疗目标，增强患者的信心，促使患者充分发挥主观能动性，更加努力地帮助自己；增加患者对参与日常生活能力的了解；对于伴有慢性疾病者还能鼓励其尽早地向医生反映有关情况，以预防和减缓恶化的发生；提高患者接受康复治疗的积极性。

3. 通过康复评定，有助于早期发现问题，并可提供新的发病资料；可以在社会对残障提供帮助方面发现问题，如环境状况、社会提供资助方面、改进服务质量以及政策法规的职责方面。

三、康复评定的特点

1. 康复评定着重于功能评估 康复评定以行为学与实用能力为基础，侧重于疾病或伤残造成的功能和能力的障碍及其相关的影响因素，在康复治疗过程中常需要进行动态观察评估。

2. 康复评定涵盖三个障碍层面 根据 1980 年世界卫生组织（WHO）第 1 版《国际残损、残疾和残障分类》（ICIDH－1）的分类方法，以及 2001 年 WHO 将 ICIDH－1 修改为《国际功能、残疾和健康分类》（International Classification of Functioning, Disability and Health, ICF），将障碍分为三个层面。

（1）功能障碍（impairment） 由疾病、外伤或发育障碍所导致的解剖、生理、心理的结构或功能的异常，为生物水平的障碍。如脑卒中偏瘫、脊髓损伤后截瘫、外伤后截肢，以及继发性、废用性肌萎缩和关节挛缩等。这类障碍可以是暂时性的，也可以是永久性的。

（2）能力障碍（disability） 为个体水平障碍。分为活动受限和残疾两类。活动受限指障碍者不能按照多数人的方式完成某种活动或任务，常为功能障碍的结果。当障碍者许多功能受限并且不能胜任在家庭、社区、休闲、社会和工作活动中的角色时，活动受限就转变为残疾。残疾以个体在特定角色中的实际表现能力与社会关于"正常"的期望值或标准之间的不一致性或差距为特征。能力障碍分为躯体、精神、社会及情感障碍四类。

（3）社会因素障碍 各种不利社会环境因素引起的障碍，又称残障（handicap），即由于功能障碍或能力障碍（活动受限或残疾），限制或阻碍个体参与社会活动、承担正常角色（如不能重返工作岗位）。它是个体的功能障碍或能力障碍在文化、社会、经济和环境方面的反映和后果，因此属于社会水平的障碍。

康复评定涵盖上述三个障碍层面的内容，评定者应根据患者情况，分别从不同层面对患者进行全面的评定。康复评定是从功能、能力和各种环境因素角度全面考察患者作为一个完整的社会人的生存状况和质量。因此，康复评定是综合性的、跨学科的评定，不同的专业负责相关的专科评定。

3. 康复评定与临床诊断的区别 康复评定在器官和系统功能评估方面与临床诊断有许多相似之处，但是日常生活活动能力、工作能力、社会适应能力等方面的评估则是康复医学所特有的。临床医学主要是器官功能的评估，而康复医学主要是运动功能和生活能力的评估（表1-1-1）。

对于每一位接受康复治疗的患者均应尽早正确设定其在各方面有可能达到的康复目标。为了能进行正确评估，首先要准确把握患者目前的状况，如障碍的部位、性质、程度及其所造成的影响，并以此为基础来推测患者的功能和能力预后，再进而考虑和设定其可能和应当返回的社会生活环境。

表1-1-1 康复评定与临床诊断的区别

	康复评定	临床诊断
目的	明确功能障碍部位、程度	查找病因，明确诊断
范围	反映机体功能的水平及能力	反映机体生理、生化功能
方法	体格检查、专项检查	
	综合运动功能评估	实验室生化检查
	残疾评估	影像学检查
	日常活动能力评定	组织学和形态学检查
	生存质量评定	基因检查
	电生理、生物力学检查	电生理检查
	高级脑功能评定、职业能力评定、环境评定	精神检查

考点提示 ▶ 康复评定重在功能评估，临床诊断着眼于疾病诊断。

四、康复评定的内容

（一）物理治疗评定技术

物理治疗评定技术包括人体形态评定、关节活动度评定、肌力评定、肌张力的评定、感觉功能评定、神经反射及发育评定、平衡功能评定、协调功能评定、步行评定、心功能评定和肺功能评定等。

（二）作业治疗评定技术

作业治疗评定技术包括日常生活活动能力评定、知觉功能评定、认知功能评定、手功能评定、职业能力评定、生存质量评定和环境的评定等。

（三）言语治疗评定技术

言语治疗评定技术包括失语症的评定、构音障碍评定和吞咽功能障碍评定等。

（四）神经肌肉电生理评定技术

神经肌肉电生理评定技术包括肌电图检查、神经传导检查和特殊检查等。

五、ICF 评估体系

《国际功能、残疾和健康分类》（International Classification of Functioning，Disability and Health），简称国际功能分类（ICF），由世界卫生组织在 2001 年 5 月 22 日第 54 届世界卫生大会上正式命名并在国际上使用。ICF 为从生物、心理和社会角度认识损伤所造成的影响提供了一种理论模式。它为从身体健康状态、个体活动和个体的社会功能上探索提供了理论框架（图 1-1-2）。

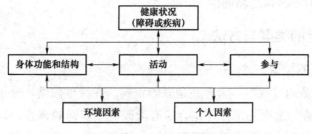

图 1-1-2　ICF 理论模式图

ICF 由两大部分组成，第一部分是功能和残疾，包括身体功能（以字母"b"表示）和身体结构（以字母"s"表示）、活动和参与（以字母"d"表示）；第二部分是背景性因素，主要指环境因素（以字母"e"表示）。ICF 运用了一种字母数字编码系统，因而可以对广泛的有关健康的信息进行编码，例如："步行（d450）""吃（d550）"和"基本人际交往（d710）"等，为临床提供了统一、标准的语言和框架来描述患者的健康状况和与健康有关的状况；同时，运用这种标准化的通用语言可以使全世界不同学科和领域能够相互进行交流。

ICF 为综合分析身体、心理、社会和环境因素提供了一个有效的系统性工具。它可以应用于保健、保险、社会保障、就业、人权、科学研究、制订计划与政策、教育与训练以及经济和人类发展等各个领域。具体体现为：①它提供了研究健康状态结果的一种框架，这种框架是依据科学知识和各个领域专家的经验而建立的。②它确定了说明健康状态的术语，这套术语有助于改进卫生保健工作者、其他领域的人员和残疾人之间的交流。它是一种可在不同领域内共同使用的术语系统。③它为认识残疾性对个体生活及参与社会的影响提供了理论基础。这一点有十分重要的意义，因为不仅要对疾病作出诊断，还要对其影响作出分析。④它对健康状态的结果进行定义，有利于提供更好的保健，并为残疾人参与社会提供更好的服务。这是提高残疾人生活质量并促进其自立的关键。⑤它可以对不同国家、不同卫生服务领域的数据进行比较，这是国际上早就期望实现的愿望。⑥它为卫生信息系统提供一种系统化的编码方案。长期以来，国际上一直缺乏一种有关流行病或其他数据的统一编码系统。⑦它促进对健康状态结果的研究。该系统可以建立更有效的数据收集方法，以收集促进或阻碍残疾人参与社会生活的数据。

具体而言，ICF 可以应用于：①统计工具。用于数据采集和编码（人口研究、残疾人管理系统等）。②研究工具。测量健康状态的结果、生活质量或环境因素。③临床工具。用于评定，如职业评定、康复疗效评定。④制定社会政策工具。用于制定社会、保障计划、保险赔偿系统及制定与实施政策。⑤教育工具。用于课程设计和提高社会意识及采取社会行动。

康复旨在使存在健康问题的个体在一定生活环境中获得或维持最佳的功能状况。

第二节 康复评定的方法和流程

扫码"学一学"

康复评定通常是由康复治疗协作小组完成，通常由康复医生任组长，成员有物理治疗师、作业治疗师、言语治疗师、心理治疗师、假肢矫形器师、康复护士和社会工作者等。康复评定可用仪器也可不用仪器，使用仪器和不用仪器各有优缺点。使用仪器的评定方法精确、客观，缺点是昂贵、仪器多较大、不易随身携带；不用仪器的评定简单方便、经济实用、相对全面，但不够客观精确。

一、康复评定的类型与方法

（一）康复评定的类型

1. 定性评定 是通过观察、调查访谈获得资料，并经过归纳、分析判断患者是否存在功能障碍及其他障碍。常用的定性评定方法有肉眼观察和问卷调查，定性评定方法在临床康复医学工作中常作为一种筛查手段对患者进行初查，找出问题所在，如异常步态的目测分析、偏瘫病人的异常运动模式的评定等。作为一种筛查手段，定性评定为进一步检查局限了范围，从而提高了评定的针对性。

定性评定的优点是方便、检查不受场地限制，不需要昂贵的仪器设备，在较短的时间内就可以对患者的情况作出初步的判断；缺点是容易受评定者和被评定者主观因素的影响，因此使评定结果有很大程度的模糊性和不确定性。定性评定主要适用于个案分析和比较分析中的差异性描述。

2. 定量评定 是通过测量获得功能障碍的资料，并以数量化的方式说明其分析结果。通过定量评定可以将功能障碍程度用数值来表示，所得数据通常用度量衡单位表示，如步态分析中的步幅、步宽、步长均以厘米（cm）表示，步速以米/秒（m/s）表示；Cybex 等速运动肌力测试以牛顿·米（N·m）表示。

定量评定的优点是将功能障碍的程度量化，所得结果准确、客观，便于进行治疗前后的比较；缺点是专用评定设备价格昂贵，需要专人培训后才能操作，因此限制了其在临床工作中的推广应用。定量评定是监测和提高康复医疗质量、判断康复治疗效果的最主要的手段。

3. 半定量评定 是将定性评定中所描述的内容（障碍的程度）按等级进行量化，并将等级赋予分值的方法。临床上常采用标准化的量表评定法，如徒手肌力评定采用 0~5 级的六级分级法，日常生活活动能力的评定采用 Barthel 指数、FIM 量表等。

半定量评定的结果能够发现问题的所在，并能够根据评定标准大致判断障碍程度，但分值不能精确地反映实际情况或结果。由于其评定标准统一，且操作简便，因此容易推广，是临床康复中最常用的评定方法。

考点提示 ▶ 定性、定量和半定量评定中，半定量评定最常用。

（二）常用康复评定方法

1. 访谈 是康复评定程序中重要的环节之一，通过与患者及其家属的直接接触，可以了解患者的基本情况（姓名、年龄、性别、职业、职务、生活环境情况、个人或家庭经济状况等）、功能障碍何时出现、持续时间和发展过程以及对日常生活、工作、学习的影响、曾做过的治疗、目前的心理状况、希望达到的目标等等。也可从患者周围的人那里了解有关的信息。通过访谈，还可将康复治疗的方案以及注意事项告诉患者及其家属，赢得他们的信赖，取得他们对治疗的积极支持和配合。

2. 观察 是康复医生或康复治疗师借助感觉器官（眼、耳、鼻、手等）或其他辅助工具，对患者全身状况及其障碍的部位进行考察的一种方法。可分为内心观察和外表观察。

（1）内心观察 从患者的言谈举止中了解其性格、情绪、智力等。

（2）外表观察 包括局部观察、整体观察、静态观察和动态观察。①局部观察：以障碍部位为中心，如观察患部关节有无变形，皮肤有无瘢痕等；②整体观察：观察由于局部的障碍而引起的全身状况的改变，如患者有无压疮、破溃，有无呼吸障碍等；③静态观察：主要观察静止状态下的情况，如坐位时上肢、下肢、躯干的姿势等；④动态观察：对患者运动功能、步态等的观察。

3. 问卷调查 用填表的方式能迅速收集多个人多方面的资料，也可信访填表，省时省力。缺点是填表人对表中的项目常难以用文字全面而准确的表达，如生活质量的评定、日常生活活动能力的评定等。

4. 量表评定 指通过运用标准化的量表对患者的功能进行评定的一种方法。康复评定中常用等级量表法和总结量表法。

（1）等级量表法 等级量表又称顺序量表，是将功能按某种标准排成顺序。常采用数字或字母将功能情况进行定性分级。例如，将某一种康复评定结果按 1、2、3、4，或 Ⅰ、Ⅱ、Ⅲ、Ⅳ，或 A、B、C、D 进行分级。等级量表法为半定量评定，评定所产生的资料为等级分组资料，如标准化徒手肌力评定。等级量表的主要缺点是无法确切地将等级间隔均等地划分，即等级之间没有相等单位。如 Lovett 肌力检查法，从异常到正常将肌力分为 0、1、2、3、4、5 级，即 5 级正常，4 级比 5 级肌力弱一些，3 级又比 4 级弱，但究竟弱多少不能明确。

（2）总结量表法 总结量表又称累加性量表，其内容由一系列技能或功能活动组成，根据被评定者的表现，对每一项技能或功能活动进行评分（小分）。有两种小分计算方法，一种是每一个分项为一个固定分值，如 Fugl-Meyer 肢体运动功能评定，每完成一个动作得 2 分；另一种是对每一分项检查做等距评分，如 Barthel 指数，进食、穿衣、上下楼梯等项目的评分中可独立完成为 10 分、需要帮助为 5 分。两种记分方式最后都将小分相加得出总分，功能状况以占总分比例表示。如 Barthel 指数总分 100 分，21～40 分提示患者基础性日常生活活动需要很大帮助。总结量表的优点是能数量化地反映被评定者的功能障碍水平和特点。但是，由于两个分数相同的患者其功能障碍可以不同，他们可在不同的活动中得分或丢分，因此，不同患者之间的功能活动的潜在差异可能被掩盖。

量表法的有效性在很大程度上取决于评定量表的可靠性。

5. 仪器测量法 是指康复工作人员借助于仪器设备对器官或系统损伤引起的功能障碍进行实际、客观的直接测量而获得绝对的量化记录的方法。仪器测量法主要用于器官或系统损伤引起的功能障碍评定，如关节活动度测量、步态分析、静态与动态平衡功能评定、心肺运动负荷试验等。仪器测量法的最大优点是能够将某种功能状况精确地量化，通过控制检查条件，不仅能获得客观数据，而且能探究障碍发生的原因。

二、康复评定的方法选择

为实现康复评定目标而使用的方法必须具有实用性和科学性。实用性要求具有临床价值，容易为患者接受。科学性要求信度、效度好，灵敏度高，特异性强。信度、效度、灵敏度和特异性是选择与评估康复评定方法的重要指标。

1. 信度　即可靠性，是指评定方法的稳定性、可重复性和精确性。一种评定方法的高信度在测量结果的可靠性和多次测量结果的一致性上得以体现。如果一种功能评定方法、测量工具或分析方法的重复性不好，表明该方法的信度较低。因此，在使用一种新的评定方法或测量工具之前，尤其是为观察治疗效果而需要进行多次评定，或在治疗过程中需要由多人进行评定时，要首先对该评定方法或测量工具的可信度进行检验。包括：

（1）组内可信度　同一对象不同时期反复测定的一致性。

（2）组间可信度　多个评定者对同一对象评定的一致性。

（3）测试可信度　同一评定方法在不同的两组对象测评结果的一致性。

2. 效度　即准确性，指测量的真实性和准确性，即测量工具在多大程度上反映测量目的。效度越高，表示测量结果越能显示出所要测量的对象的真正特征。效度根据使用目的而具有特异性。例如，用尺子测量物体的长度会得到很准确的结果，但是，如果用它测量物体的重量，则因为它和待测物之间毫无关系而使得这把尺子变得无效。由此可知，不同测量工具用于不同的目的，测量工具的有效性亦随之变化。因此，在选择评定方法时，应根据使用的独特目的选用适当的效度检验。包括：

（1）结构（构想）效度　所设计量表的评估结果与预期的假设是否一致。

（2）内容效度　量表中所涉及的条目是否能够反映评估的要素，即反映某一主题的程度。

（3）相关（效标关联）效度　同一患者采用所涉及的量表评估结果与其他标准量表测定结果的相关性。

信度与效度之间的关系。信度是效度的必要条件，但不是充分条件。两者之间的关系归纳为：①信度低，效度不可能高；②信度高，效度未必高；③效度高，信度也必然高。

3. 灵敏度　应用一种评定方法评定有某种功能障碍的人群时，可能出现真阳性（有功能障碍且评定结果亦证实）和假阴性（有功能障碍但评定结果未能证实）两种情况。灵敏度是指在有功能障碍或异常的人群中，真阳性者的数量占真阳性与假阴性之和的百分比。灵敏度检验也是检验效度的一种有效方法。

4. 特异性　应用一种评定方法评定无某种功能障碍的群体时，可能出现真阴性（无功能障碍且评定结果亦证实这一结论）和假阳性（无功能障碍但评定结果显示有功能障碍）两种情况。特异性是指在无功能障碍或异常的人群中，评为真阴性者的数量占真阴性与假阳性之和的百分比。特异性检验也是检验效度的一种有效方法。

考点提示　康复评定的方法要求具备可信性、有效性、灵敏度与特异性。

三、康复评定流程

对患者康复的过程是一个解决问题的过程，这个过程为：患者入院→医生诊查处方→初期评定→初期评定会→康复治疗→中期评定→中期评定会→继续治疗→末期评定→末期评定会→回归社会。

康复评定的过程包括病史采集、观察、检查与测量、记录、分析与解释五个要素。

（一）病史采集

康复病史不仅可以为康复评定提供依据且作为制订康复治疗计划的基础，还能为相关的社会问题和可能的职业复归提供线索。

病史采集内容包括患者的主诉、障碍史、个人生活史、家庭史、住房状况、周围环境、社区情况等。其中，障碍史是康复病史的核心内容，应详细询问以充分了解障碍的发生和发展过程。

（二）观察

既要进行外部观察，还要进行内部观察。内部观察主要通过患者的言行举止了解患者的性格、情绪、心理、智力等；外部观察则包括：①局部观察，以障碍部位为中心。②全身观察，主要了解局部障碍对全身所造成的影响。③静态观察，即形态观察，如观察姿势、肢位。④动态观察，即功能观察，是在活动时进行观察，如对异常步态的观察。

（三）检查与测量

为了对患者器官或系统损伤引起的功能障碍进行科学和客观的了解，需要采用康复医学的检查与测量方法，其内容和方法多种多样。但由于康复对象的特殊性，既要查明一般的解剖形态异常和病理情况，还要对功能状态进行充分调查，通常以神经科和骨科检查最为重要。

 知识链接

康复评定的SOAP法

康复评定的实施目前普遍采用的方法是SOAP（Subjective, Objective, Assessment, Plan）法。

S（subjective data）：指主观资料，是患者及其家属提供的资料。多由医务人员通过问诊获得，如年龄、发病情况、既往病史、职业、疼痛部位及性质等。

O（objective data）：指客观资料，是医务人员在康复评估过程中所发现的问题。主要通过视诊得到，帮助确定患者功能障碍与所观察到的信息的相关性。如肢体肿胀、发热、肢体有无畸形等，患者对功能障碍的态度、是否愿意活动、活动的表情等。

A（assessment）：即评估，是为了排除或确认通过前面主观和客观资料得到的初步诊断。因此，评估必须正确谨慎，首先应争取患者的配合。尽量先做健侧，主动活动在被动检查之前，引起疼痛或者不适的检查应放在最后。

P（plan）：即计划。根据评估结果，确定患者的康复目标（近期目标与远期目标），并制订康复治疗计划，包括总体治疗计划和具体治疗方案。

（四）记录

将采集的病史、检查测量的结果及归纳、分析的各项资料进行系统记录，各种记录应遵循准确性、一贯性、客观性和完整性四项原则。记录时应注意如下几点。

1. 记录应简洁、明了，要正确运用医学术语。

2. 检查测量的条件应在记录中加以说明。

3. 应有统一的、标准化的记录格式。

4. 记录表应备有多行空格（如肌力评定和关节活动度评定表），以便能用同一张表格记录治疗过程中反复检查的结果，从而能方便地进行比较和反映疗效。各期评定记录表格可以根据医院的情况设计。

（五）分析与解释

将采集的病史、观察及检查测量的结果进行归纳、比较、分析与解释，是康复评定过程中不可忽视的重要方面。

四、康复评定时期

康复医疗过程以初期评定开始，又以末期评定终止，患者的康复有赖于正确的康复治疗，而正确的康复治疗又必须依靠正确的功能评定作为前提。康复评定至少应在康复治疗前、中、后各进行一次，其中治疗前的评定也称为初期评定，治疗中的评定也称为中期评定，治疗后的评定也称为末期评定。

（一）初期评定

初期评定是首次对患者进行的评定，主要确定病人当前存在的康复问题和拟定康复治疗计划、目标。对于康复病人，首先要确定有哪些功能障碍，残存哪些功能，损伤程度如何，需要何种治疗，达到何种目标。

（二）中期评定

中期评定是患者经过一段时间治疗后进行的再次评定。目的在于判断阶段性治疗效果，以提供更改目标、进一步拟定新的治疗方案，治疗方案在不同医院或不同时期也不尽相同。

（三）末期评定

末期评定是康复治疗后的评定，通常在患者出院前结束治疗时进行。目的是判断康复治疗的效果、继续恢复的可能性、出院时间和回归社会的目标。评定患者是否能参加原来的工作，是否需要改变其原来的环境及职业。同时也可作为对患者进行预后的预测，让患者及家属做好心理准备。

（四）随访

随访是指对出院后回归社区家庭的患者进行的跟踪随访。随访目的是了解患者功能和能力状况，即是否仍保持已获得的进步、还是退步，是否需要继续治疗。随访可 2～3 个月、6 个月或 1 年进行 1 次。

考点提示 ▶ *根据不同的康复评定时期分为初期评定、中期评定和末期评定。*

扫码"学一学"

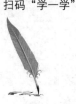

第三节 康复评定的原则和注意事项

在康复评定的过程中，康复医生和治疗师必须掌握康复评定的原则和注意事项才能确保评定操作正确，结果准确、客观。

一、康复评定的原则

（一）根据实际情况选择具体评定方法

在进行某一项功能评定时，应根据现有条件选择评定方法。例如，肌力评定有徒手肌力评定法和器械肌力评定法（如等速运动肌力评定法）；对平衡功能进行评定时可采用平衡评定量表和平衡功能专用测定仪器的评定方法等；进行步态分析时既可采用简易的评定量表，又可以运用高科技的运动分析系统。

（二）选择与国际接轨的通用方法

同类的评定方法中，有些是世界范围内使用多年的标准化的方法，有些是在某个国家或某些地区使用较多的方法；有些方法则可能是某个作者发表的研究结果，尚未被国际同行所接受。因此，在选择评定方法时，应首选国际通用、标准化的方法以便于国际学术交流。有些评定方法虽然具有地域的局限性，但如果其评定结果与国际认可的标准化检查方法具有高度的相关性，仍然是可取的。例如，上田敏的偏瘫运动功能评定方法在日本使用较普遍，其综合评定表中评定结果可以与 Brunnstrom 的评定结果相互转换，因此，也被越来越多的同行所接受。

（三）选择信度、效度高的评定工具

可以通过查阅文献了解某种特定评定工具的信度、效度水平，如果无从考证，则应首先对该检查或测量工具进行信度、效度检验以判断其可否在临床中应用。在满足评定目的的前提下，选择信度、效度高的评定方法。

（四）根据评定目的在同类工具中进行选择

为了详细深入地了解和判断患者障碍水平、制订训练计划、比较康复治疗方法的有效性或修改康复治疗方案，应选择量化、精确度和灵敏度较高、特异性较强的评定方法。例如，对偏瘫患者的步态进行评定时，可采用观察法，仅用几分钟就可以大致判断患者步态存在的主要问题；但为了准确地判断障碍的程度和障碍发生的原因，制订有的放矢的治疗计划，则应当采用生物力学分析方法。

（五）根据障碍的诊断选择具有专科特点的评定内容

中枢性瘫痪与周围性瘫痪、骨关节损伤康复与心肺疾病康复、儿童康复与老年人康复等各有不同的特点，应根据各自障碍诊断的特点选择科学的、合理的评定内容。例如，对中枢性瘫痪的患肢运动功能不宜采用徒手肌力评定方法；小儿脑瘫的运动功能评定虽然与成人中枢性瘫痪性质相似，但应对神经反射发育和运动发育进行重点评定。

（六）注意时间因素

时间也是选择评定方法时需要考虑的因素。时间过长，患者往往难以耐受而最终放弃。因此，一个易于推广、普及的评定方法或工具，不仅要求操作简单，所用时间合理也是重要的指标。

（七）评定与训练方法的一致性

许多评定方法与治疗方法密切相关，例如，对偏瘫运动功能的评定，Brunnstrom 评定是在其训练方法的理论基础上设计的。根据评定结果又制订出治疗方案，即患者所处不同的阶段，训练方法完全不同。而 Bobath 评定方法是从运动模式进行分析，与 Brunnstrom 评定的角度完全不同。因此，如果使用 Bobath 训练方法而用 Brunnstrom 评定方法进行评定往往会导致康复评定与康复训练脱节。

二、康复评定的注意事项

1. 正确地选择评定方法。

2. 评定前要向患者及其家属说明评定目的和评定方法，消除他们的顾虑，以取得积极的配合。

3. 评定的时间要尽量缩短，动作应熟练迅速，尽量不引起患者疲劳。

4. 对某一患者的评定要由一人自始至终地进行，以保证评定的准确性与可比性。

5. 评定过程中如患者出现疼痛、疲劳等不适时，要变换体位、休息或改日再进行。

6. 评定时要健侧与患侧对照进行。

7. 既要全面，又要有针对性。

8. 一般评定要做三次，然后求出平均值。

本章小结

康复评定技术涵盖了物理治疗师（PT 师）、作业治疗师（OT 师）、言语治疗师（ST 师）等康复治疗职业岗位要求的最基本的评定技术，是康复治疗专业学生的专业核心课程，是康复医学的重要组成部分。在康复过程中往往需要反复多次的评定，不断地了解康复治疗效果，修改康复治疗计划，以达到预期的目标。因此，康复评定是康复治疗的基础，没有康复评定就无法制订康复治疗计划、评价康复治疗效果，康复评定贯穿于整个康复治疗的始终。

习 题

扫码"练一练"

一、单项选择题

1. 关于首次康复评定目的的叙述，下列哪项不妥

    A. 寻找导致功能障碍的病因   B. 判定功能障碍的性质、严重程度

    C. 判断病损部位   D. 制订康复目标

    E. 判定康复治疗效果

2. 康复评定的内容有：

    A. 评分量表、问卷调查功能表   B. 运动系统、神经系统功能评定

    C. 精神心理功能评定   D. 听觉、言语功能评定

    E. 器官水平或系统水平、个体水平和社会水平功能评定

3. 下列是康复评定的意义，除外哪一项

    A. 评定功能障碍的性质、部位、范围、程度、发展趋势

    B. 评定康复疗效

    C. 相当于疾病诊断，确定疾病性质与类型

    D. 确定康复治疗目标

    E. 制订康复计划的依据

4. 关于评估的说法下列哪项错误

A. 评估是康复过程的起点　　B. 评估是消除患者身心疾病等的主要途径

C. 评估贯穿康复过程的始终　　D. 评估是确定功能障碍诊断的基础

E. 评估是制定康复措施的依据

5. 临床上常用的标准化的量表评定方法属于

A. 定性评定　　　　　　　　B. 半定性评定　　　　　　　C. 定量评定

D. 半定量评定　　　　　　　E. 仪器评定

6. 下列哪个评定指标为定性指标

A. 身高　　　　　　　　　　B. 心功能分级

C. 关节活动范围　　　　　　D. 血压

E. 脉搏

7. 以下哪个评定指标为定量指标

A. 肌力　　　　　　　　　　B. 心功能分级

C. 关节活动范围　　　　　　D. 心脏杂音分级

E. 改良 Ashworth 分级

二、思考题

一位患者发生车祸后导致胸椎骨折，经救治 4 周后病情稳定，CT 提示存在脊髓后索损伤。请问现阶段可进行哪些评定项目？

（张绍岚）

第二章

物理治疗评定技术

第一节　人体形态评定

扫码"学一学"

学习目标

1. **掌握**　人体测量（身高、体重、围度、长度）；正常姿势评定。
2. **熟悉**　常见异常姿势；人体形态评定的注意事项。
3. **了解**　异常姿势对人体的影响。
4. 具有良好的临床思维能力、分析解决问题的能力，能与患者及家属进行良好沟通，能运用人体形态评定方法为患者进行人体形态评定。

案例讨论

　　【案例】

　　患者，女，28岁，因车祸致左小腿严重损伤后截肢。查体示神志清楚，左小腿中1/3处截肢，残肢端肿胀，创面情况良好，皮温正常。双髋双膝主动关节活动度和被动关节活动度正常，右侧下肢肌力正常，左侧胫前肌3级，小腿三头肌2级。

　　【讨论】

　　1. 患者的主要康复问题是什么？

　　2. 应该做哪些评定项目，如何评定？

　　人体形态评定是指对人体外部的形态和特征进行评估，评定内容包括姿势评定和人体测量（身高、体重、围度、四肢长度）等。人体形态评定是康复评定的重要内容之一，它既可以反映正常人生长发育情况，又可以客观反映伤病后人体形态的改变或障碍，如肢体肿胀、截肢、长短腿以及姿势不良等。为康复医学工作者制定个体化康复治疗方案、判断康复疗效提供客观依据。

一、姿势评定

　　人体姿势是指人体各部分在空间的相对位置，它反映人体骨骼肌肉、内脏器官、神经系统等各组织间的力学关系。人体正常姿势包括静态姿势和动态姿势，主要观察内容有头颈、肩胛骨、脊柱、髋关节、膝关节和足部，其中，直立姿势在静态姿势评定中占重要地位，静态直立姿势评定通常采用铅垂线进行观察（铅垂线是指将铅锤或其他重物悬挂于细线上，使它自然下垂，沿下垂方向的直线成为铅垂线，它与地面垂直），主要从前面、后面和侧面进行观察。

（一）前面观

1. 正常姿势 正常人从前面观察，双眼平视前方，双耳屏上缘与眶下缘中点在同一水平面上（即耳、眼平面）。头颈部处于中立位，双侧肩峰等高，双侧肋弓对称，双侧髂前上棘处于同一水平面或骨盆对称，双侧髌骨等高并处于膝关节正前方，双足外观正常，内侧弓对称（图2-1-1）。

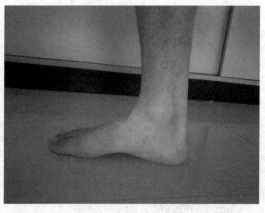

2. 异常姿势 颅骨或下颌骨不对称，两侧锁骨不对称，肩锁关节不等高，肋弓有旋转角度或侧方隆起，骨盆不等高，膝内翻（"O"形腿）或外翻（"X"形腿），胫骨不等高、外旋或内旋，髌骨不等高或有偏斜，足部有扁平足（图2-1-2）或高弓足（图2-1-3），踇外翻、爪形趾或锤状指等。

图2-1-1 正常足

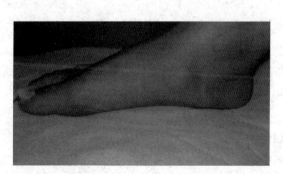

图2-1-2 扁平足

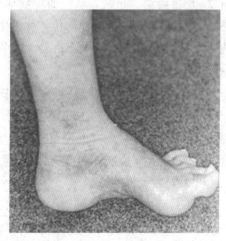

图2-1-3 高弓足

（二）后面观

1. 铅垂线通过的标志点 枕骨粗隆→脊柱各棘突→臀裂→双膝关节内侧中心→双踝内侧中心。

2. 正常姿势 正常人从后面观察头后枕骨粗隆、脊柱和两足跟夹缝线在一条垂直线上。头颈部处于中立位，双侧肩峰等高，双侧肩胛骨下角等高，脊柱无侧弯，双侧骨盆对称，双侧腘窝等高，胫骨外观正常或无弯曲，双侧内踝等高，双足跟外观正常。

3. 异常姿势 头颈部倾斜、旋转或偏斜，双肩不等高，双侧肩胛骨异常（如翼状肩、肩胛骨内收或外展），脊柱侧弯，骨盆不等高，膝关节内外翻，双侧胫骨腓骨异常，足部有内外翻畸形、扁平足或高弓足等。

扁平足的检测方法

1. 形态测量法 通过测量足长 L（足跟中点与趾尖点之间最大直线距离）和足背高 H（胫骨下点到地面的垂直距离），根据"弗里德良指数"计算足弓指数 $F=\dfrac{H}{L}\times100$，正常足 F 值为 27～29，轻度扁平足 F 值为 25～27，重度扁平足 F 值小于 25。

2. 足印分析法 是一种简单、快速、经济的测量方法。获取足印的方法包括比例法、划线法、足印上测量法等。

3. 影像学检查 主要采取 X 线检查和核磁共振成像与计算机三维重建技术，X 线检查主要包括负重位（正位片与侧位片）、非负重位、背伸位、跖屈位，通过大量实验证明只有负重状态下，足弓塌陷，足弓形态发生变化；由于 X 线负重侧位片拍摄方法没有统一标准，导致产生较多的相异结果。

（三）侧面观

1. 铅垂线通过的标志点 耳垂→肩峰最高点→股骨大转子→膝关节中线稍前方→踝关节中线稍前方。

2. 正常姿势 正常人从侧面观察耳屏、肩峰、股骨大转子、膝和踝在同一垂直线上。脊柱从侧面观察有四个弯曲部位，称为生理性曲度。生理性曲度包括颈椎前凸、胸椎后凸、腰椎前凸和骶椎后凸；骨盆无旋转，髋关节中立位无旋转，膝关节有 0°～5° 的屈曲，足部纵弓正常。

3. 异常姿势 头有前倾姿势，肩向前（圆肩），胸椎后凸（驼背），腰椎前凸，腹部向前凸出，腰椎变平；凹背主要是腰椎变平伴骨盆前移，平背主要是腰椎变平伴骨盆后移；注意髂前上棘和髂后上棘的位置关系：若髂前上棘高，骨盆后倾或髋骨向后旋转；若髂后上棘高，骨盆前倾或髋骨向前旋转；膝过伸，踝关节跖屈挛缩，足纵弓减小。

（四）异常姿势的影响

1. 不对称或单侧姿势异常引起肌肉和韧带不平衡

（1）肌肉的改变 长时间被拉长的肌肉变薄，长时间收缩的肌肉虽然在特定的体位变强壮，但也会因为长时间收缩失去全范围关节活动而失去力量，肌肉长度短缩。

（2）韧带的改变 被拉长的韧带，由于不断地增加被动张力而使它们失去支持和保护关节的能力。

（3）对关节的影响 如果没有了肌肉和韧带的双重保护和支持，将失去某一方向的活动度，可出现半脱位或脱位。

2. 对称性姿势异常引起关节负重和所受压力的异常分布 长时间异常的负重可引起关节软骨异常，从而导致早期关节退行性病变。膝外翻使得内侧膝关节面受压，同时增加了外侧韧带的牵拉应力。骨盆的过度前倾会引起腰椎体后部异常压力，同时也增加了 L_5 和 S_1 椎间盘的压力，腹肌被牵拉，髂腰肌相应缩短，L_5 椎间盘潜在滑脱等可能。

3. 某种异常姿势可导致相应的病变 为了维持可接受的、直立的姿势，某种姿势的异常可引起其他的异常。例如：增加的腰部负荷，可以通过增加胸椎或颈椎的负荷来代偿；

膝关节屈曲畸形，则需要增加股四头肌的活动，这样就增加了髌骨关节的压力，为了维持直立姿势，必须增加髋、踝关节的屈曲，这样腰部的负荷也会增加。

4. 异常姿势可引起疼痛 疼痛是由痛觉感受器对牵拉或压力引起的反应，如果这种机械性的应力不去除，将产生炎症，最终导致疼痛综合征。通常有两种情况。

（1）原发性姿势异常 不正确姿势的维持（如过度弯腰或在太高的桌子上写字）可引起姿势性疼痛，通过活动可减轻这种疼痛，这时肌力仍正常或有弹性。

（2）继发性姿势异常 长时间不正确姿势引起炎症、损伤和退行性功能障碍，软组织出现适应性短缩或肌肉无力，加重原发性姿势异常或继发新的姿势异常，引起疼痛加重。

二、人体测量

人体测量包括身高、体重、围度（头围、颈围、胸围、腹围和臀围）、长度（正常肢体长度、残肢长度）。

（一）身高测量

身高指受检者脱鞋自然站立，从头顶到足跟的垂直距离，结果以厘米（cm）表示。一般身高的测量 3 岁以下与 3 岁以上有所区别。

1. 3 岁以下 受检者卧位，脱去鞋袜，仅穿单裤（或不穿）。仰卧于测量床底板中线上，助手固定幼儿头部使其接触头板，孩子脸朝上，两耳在一水平线上。测量者位于小儿右侧，左手握住其双膝，使两下肢互相接触并贴紧底板，右手移足板，使其接触两侧足跟（图 2-1-4）。双侧有刻度的测量床要注意两侧读数一致。如果用无围板的测量床或携带式量板，应注意足板底边与量尺紧密接触，使足板与后者垂直。

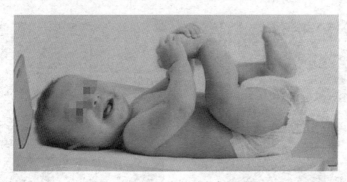

图 2-1-4 3 岁以下身高的测量

2. 3 岁以上 被测者脱去鞋袜、帽子和衣服，仅穿背心和短裤，立于身高测量台上，取立正姿势，两眼视线向前，两臂自然下垂，手指并拢，脚跟靠拢。脚尖分开约 60 度，脚跟、臀部和两肩胛角几个点同时接触立柱。测量者手扶滑测板使之轻轻向下移动，直到滑测板底与颅顶点恰好相接触，注意测量者的眼睛要与滑测板在一个水平面上（图 2-1-5）。

（二）体重测量

体重指受检者赤脚，着贴身衣物，自然站于体重秤上，保持静止后读出体重数，结果以千克（kg）表示。根据身高估算出理想体重，以此判断是否肥胖。

1. 我国成人男女理想体重可按下述公式计算

$$体重（kg）=身高（cm）-100 （身高 \leq 165cm）$$

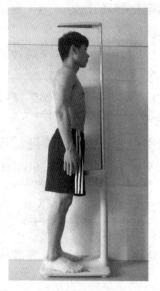

图 2-1-5 3 岁以上身高的测量

体重（kg）=身高（cm）－105（身高在 166～175cm）

体重（kg）=身高（cm）－110（身高在 176～185cm）

在理想体重上下 10%范围内为正常值，超过理想体重 10%～19%为超重，超过体重 20%以上为肥胖。

2. 我国儿童和青少年标准体重可按下述公式计算

7～12 岁　标准体重（kg）= 年龄×2＋8

13～16 岁　标准体重（kg）= [身高（cm）－100]×0.9

超过标准体重 20%～30%为轻度肥胖，超过标准体重 30%～50%为中度肥胖，超过标准体重 50%为重度肥胖。

3. 体质指数（body mass index，BMI）　一个以体重和身高的相对关系来判断营养状况和肥胖程度的指标。

（1）计算公式　BMI=体重（kg）/身高（m²）。

（2）结果分析　消瘦 BMI<21，正常 BMI 21～24，肥胖 BMI>26。

考点提示　人体体格评定包括身高、体重、围度和四肢长度等。

（三）肢体围度测量

常用软皮尺测量肢体的围度（周径），主要了解肢体有无萎缩、肿胀和肥大。

1. 上肢围度测量

（1）上臂围度　受检者坐位，上臂自然下垂，分别取肘关节伸展（图 2-1-6）和自然屈曲（图 2-1-7）两种体位，检查者测量上臂中部、肱二头肌最大膨隆处的围度。

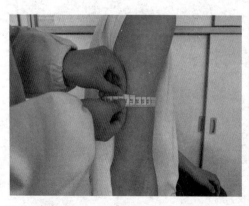
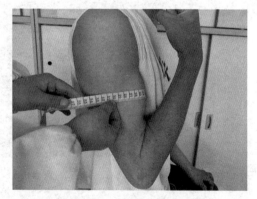

图 2-1-6　上臂围度（肘伸展位）　　　　图 2-1-7　上臂围度（肘屈曲位）

（2）前臂围度　受检者坐位，上肢自然下垂，检查者分别取前臂近端最膨隆处（图 2-1-8）和前臂远端最细处（图 2-1-9）的围度。

2. 下肢围度测量

（1）大腿围度　受检者仰卧位，下肢稍外展，膝关节伸展。检查者测量髌骨上方 10cm 或 15cm 处的围度（图 2-1-10），或从髌骨上缘起，在大腿中段取 6cm、8cm、10cm、12cm 处的围度，在记录结果时注意备注测量部位。

（2）小腿围度　受检者仰卧位，下肢稍外展，膝关节伸展。检查者分别取小腿最粗处（图 2-1-11）和最细处的围度。

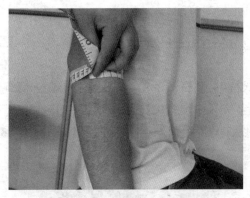
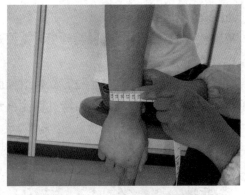

图2-1-8 前臂围度（最膨隆处） 　　　图2-1-9 前臂围度（最细处）

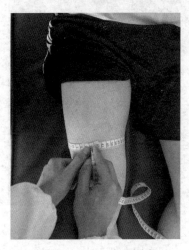
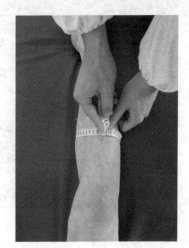

图2-1-10 大腿围度 　　　　　　图2-1-11 小腿围度

3. 躯干围度测量

（1）头围 通常为小儿，受检者坐位、立位或仰卧位，用软尺经眉间点，后经枕骨粗隆环绕一周的围度。一般出生时平均头围34cm。

（2）颈围 受检者坐位、立位或仰卧位，上肢自然下垂，用软尺经喉结水平，绕颈部一周的围度。

（3）胸围 受检者坐位或立位，上肢自然下垂，用软皮尺经乳头上方和肩胛下角下方水平，绕胸部一周的围度。应注意对受检者在平静呼气末和平静吸气末进行测量。对于乳房发达的女性，可在乳房稍高的地方测量。

（4）腹围 受检者坐位、立位或仰卧位，上肢自然下垂，用软皮尺经脐或第12肋骨的下缘和髂前上棘连线的中点水平，绕腹部一周的围度。测量时应注意膀胱和胃充盈程度。

（5）臀围 受检者立位，上肢自然下垂，检查者取受检者肱骨大转子与髂前上棘中间臀部最粗处的围度。

4. 残肢断端围度测量 主要是为了评估患者残肢的水肿状态或萎缩情况，为患者佩戴合适的假肢提供客观指标。建议患者1周或半个月复查一次。

（1）上臂残端围度 从腋窝到残端每隔2.5cm测量一次围度。

（2）前臂残端围度 从尺骨鹰嘴到残端每隔2.5cm测量一次围度。

（3）大腿残端围度 从坐骨结节到残端每隔5cm测量一次围度。

（4）小腿残端围度 从膝关节外侧间隙到残端每隔5cm测量一次围度。

（四）肢体长度测量

常用软尺测量肢体的长度，测量时主要是观察受检者肢体长度及对称性。

1. 上肢长度测量

（1）上肢长度　受检者坐位、立位或仰卧位，上肢自然下垂，肘关节伸展，前臂旋后，腕关节中立位。检查者测量从肩峰外侧到桡骨茎突或中指指尖的距离（图2-1-12）。

（2）上臂长度　受检者体位同上。检查者测量从肩峰外侧到肱骨外上髁的距离（图2-1-13）。

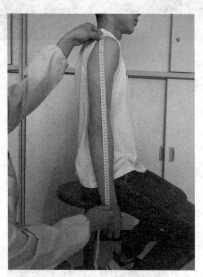

图2-1-12　上肢长度

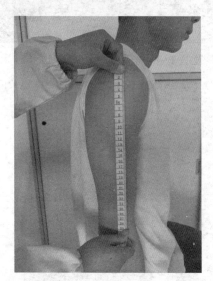

图2-1-13　上臂长度

（3）前臂长度　受检者体位同上。检查者测量从肱骨外上髁到桡骨茎突，或尺骨鹰嘴到尺骨茎突的距离（图2-1-14）。

（4）手长度　受检者手指处于伸展位。检查者测量从桡骨茎突与尺骨茎突的中点到中指指尖的距离（图2-1-15）。

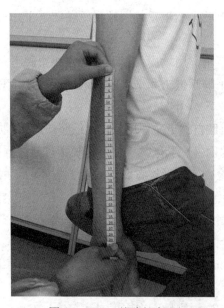

图2-1-14　前臂长度

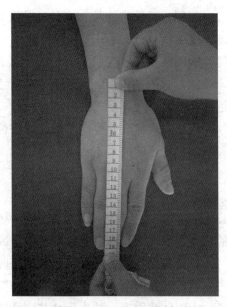

图2-1-15　手长度

2. 下肢长度测量

（1）下肢长度（图2-1-16） 下肢真性长为受检者仰卧位，下肢伸展，髋关节中立位，检查者测量从髂前上棘到内踝或股骨大转子到外踝的距离。下肢外观长为受检者仰卧位，双下肢对称伸展，检查者测量从脐到内踝的距离。

考点提示 ▶ 下肢长度包括下肢真性长和下肢外观长。

（2）大腿长度 受检者仰卧位，下肢伸展，髋关节中立位。检查者测量从股骨大转子到膝关节外侧间隙的距离（图2-1-17）。

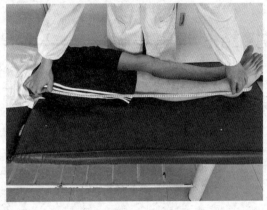
图2-1-16 下肢长度

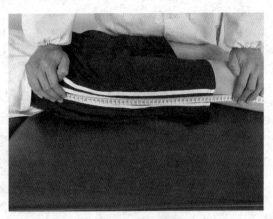
图2-1-17 大腿长度

（3）小腿长度 受检者仰卧位，下肢伸展，髋关节中立位。检查者测量从膝关节外侧间隙到外踝的距离（图2-1-18）。

（4）足长度 受检者踝关节中立位。检查者测量从足跟末端到第2趾末端的距离（图2-1-19）。

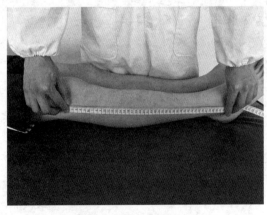
图2-1-18 小腿长度

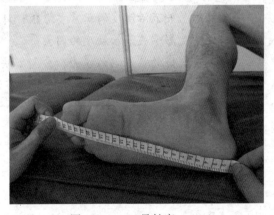
图2-1-19 足长度

3. 残肢残端长度测量 主要是为了评估患者肢体长度残留情况，为患者佩戴合适的假肢提供客观指标。

（1）上臂残端长度 从腋窝前缘到残端的距离。

（2）前臂残端长度 从尺骨鹰嘴沿尺骨到残端的距离。

（3）大腿残端长度 从坐骨结节沿股骨长轴后缘到残端的距离。

（4）小腿残端长度 从膝关节外侧间隙到残端的距离。

（五）评定注意事项

1. 评定时保持环境安静，温度适宜。

2. 向受检者解释说明评定的目的和内容，以取得受检者的理解和配合。

3. 受检者着宽松衣物，以便充分暴露被检查部位。

4. 人体形态评定项目繁多，检查者应遵循个体化原则，结合受检者疾病特点有针对性的检查，如截肢患者主要检查截肢断端的围度和长度。

5. 人体形态评定时，要求检查者严格按照规定的操作步骤和方法对受检者进行评定。

6. 人体形态评定时，要求检查者左右侧对比评定并记录，记录表格应科学、完整、统一。

扫码"练一练"

本 节 小 结

人体形态评定是指对人体外部的形态和特征进行评估，评定内容包括姿势评定和人体测量（身高、体重、围度、长度）等。人体形态评定是康复评定的重要内容之一，它既可以反映正常人生长发育情况和健康状况，又可以判断患者的残疾程度，残肢的测量对假肢装配是至关重要的环节，为康复医学工作者制定个体化康复治疗方案、判断康复疗效提供客观依据。

（王三会）

扫码"学一学"

第二节　关节活动度评定

学习目标

1. **掌握**　基本概念；关节活动度异常的原因；关节活动度评定目的；适应证和禁忌证；主要关节活动度测量方法；结果分析。

2. **熟悉**　关节活动度的正常参考值；评定注意事项；常用测量工具。

3. **了解**　影响关节活动度的因素。

4. 具有良好的临床思维能力、分析解决问题的能力，能与患者及家属进行良好沟通，能运用关节活动度评定方法为患者进行关节活动度评定。

 案例讨论

【案例】

患者，女，62岁，因右髋部疼痛、活动受限入院。经 X 线检查显示右侧股骨颈骨折固定术后。专科检查：右髋疼痛活动受限，不能站立，但压痛不明显，手术瘢痕愈合良好，右侧股四头肌、髂腰肌4级，其余肌肉5级。

【讨论】

1. 患者的主要康复问题是什么？

2. 应该做哪些评定项目，如何评定？

一、概述

（一）基本概念

1. 关节活动度　又称为关节活动范围（range of motion，ROM），是指一个关节运动时产生的正常运动范围。具体是指在关节的移动骨骼靠近或远离相对固定骨骼的运动过程中，移动骨骼从起始位到终末位产生的运动范围。

考点提示　关节活动度是指一个关节运动时产生的正常运动范围。

2. 关节活动度评定　是指各种原因引起关节活动受限时，在特定的体位下，利用测量工具（如通用量角器）对人体关节进行关节活动度测量的过程。

（二）关节活动度分类

人体关节活动度可以分为以下两大类。

1. 主动关节活动度（AROM）　指受检者肌肉主动收缩达到的最大关节活动范围。

2. 被动关节活动度（PROM）　指受检者肌肉无随意的收缩，仅依靠外力的作用下达到的最大关节活动范围；因此，被动关节活动度（PROM）略大于主动关节活动度（AROM）。

（三）影响关节活动度的因素

影响关节活动度的因素主要有以下几种。

1. 关节面的面积差　构成关节的两关节面的面积差越大，关节活动范围越大；反之关节活动范围越小。

2. 关节囊的厚薄与松紧度　关节囊薄而松弛，关节活动范围大，稳定性小；关节囊厚而紧张，关节活动范围小，稳定性大。

3. 关节韧带的强弱与多少　韧带少而弱，关节活动范围大，稳定性小；韧带多而强，关节活动范围小，稳定性大。

4. 肌肉的多少与强弱　关节周围肌肉少而弱，关节活动范围大；关节周围肌肉多而强，关节活动范围小。另外肌肉的伸展性和弹性影响关节活动范围。

5. 软组织的伸展性及弹性　软组织的伸展性和弹性良好的，关节活动范围大；反之，关节活动范围小。

6. 关节盘的介入　关节盘的介入使关节腔一分为二，增加了关节的运动形式和范围。如膝关节半月板使膝关节除屈伸运动外，在屈膝位时还可以做小腿旋转运动。

7. 年龄、性别及训练水平　一般而言，儿童和少年的关节活动度比成年人大；女性比男性关节活动度大；训练水平高者比训练水平低者关节活动度大。

8. 生理状态　生理状态对关节活动度有明显的影响，当人在麻醉或昏迷状态时，由于肌肉松弛，使关节处于软弱而不稳的状态，关节活动度大于平常。

此外，病理因素也会影响关节活动范围，若关节或关节周围的病变导致关节力学的改变可以引起关节活动受限，比如关节炎、骨折、软组织损伤等。

（四）关节活动度异常的原因

关节活动度异常分为关节活动度减小和关节活动度过大两种，临床上以前者更为常见。

1. 关节活动度减小

（1）关节内疾病　骨性病变、滑膜或软骨病变、关节炎或畸形等。

（2）关节外疾病　关节僵硬、关节周围软组织损伤或粘连、瘢痕挛缩、肌痉挛、肌肉瘫痪等。

2. 关节活动度过大　韧带断裂、韧带松弛、肌肉无力、肌肉弛缓性瘫痪等。

（五）关节活动度评定目的

1. 判断有无关节受限以及关节受限的部位和程度。

2. 分析关节受限的相关因素。

3. 指导制定合适的康复治疗方案。

4. 确定是否需要加入康复辅具。

5. 通过前后评定记录，判断治疗效果和患者预后。

（六）适应证和禁忌证

1. 适应证　各种原因导致关节活动障碍的患者。

2. 禁忌证　关节内骨折未愈合；关节急性炎症期；肌肉、肌腱和韧带术后早期；主动关节活动度测量时不能主动合作者。

> **考点提示**　关节活动度评定的适应证：各种原因导致关节活动障碍的患者。

二、评定方法与步骤

（一）测量工具

用于关节测量的工具包括通用量角器、带刻度的尺子、方盘量角器和电子量角器等。其中，通用量角器为常用工具，见图 2-2-1，通用量角器由金属或塑料制成，规格不一，刻度带有半圆（0°～180°）和圆形（0°～360°），主要结构为固定臂、轴心和移动臂，测量时一般轴心与被测关节的运动轴心对齐，固定臂与被测关节近端骨骼的长轴平行，移动臂与被测关节远端骨骼的长轴平行。

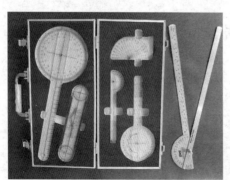

图 2-2-1　通用量角器

> **考点提示**　测量时通用量角器的摆放方法。

（二）测量步骤

1. 向受检者讲解此次测量的目的和要求，充分取得受检者的合作。

2. 受检者采用舒适的位置（坐位、站立或卧位），充分暴露被测量关节，检查者也应采取正确的体位。

3. 检查者将量角器正确摆放，确定固定臂、轴心和移动臂的摆放位置。

4. 测量 AROM。

5. 测量 PROM。

6. 记录受检者关节活动度的测量结果。

（三）关节活动度测量的注意事项

1. 检查者和受检者应采取正确体位，充分暴露被测关节，受检者在测量过程中避免邻近关节或部位的代偿，减少测量结果的误差。

2. 检查者根据部位选择合适的关节测量尺，熟悉掌握关节测量尺的操作，测量前正确摆放移动臂和固定臂，一般起始位应为0°，测量后要求读数时视线与刻度同高。

3. 原则上首次和再次测量的时间、地点、测量用品和测量人员应保持一致，以提高测量的准确度。

4. 进行测量前应避免运动、按摩或采取其他康复治疗手法。

5. 在关节测量过程中，手法应柔和，速度应适中，先测主动关节活动度，后测被动关节活动度，健患侧对比测量，并记录受检者有无变形、疼痛（疼痛的持续时间、程度、范围和深度等）、痉挛、挛缩、瘢痕、水肿和其他不适感。

6. 受检者出现关节周围炎症和感染、关节存在过度活动或半脱位、关节血肿、高度怀疑存在骨性关节僵硬、软组织损伤等情况时，关节活动度测量应特别谨慎。

7. 在受检者存在骨质疏松或骨脆性增加时，应避免PROM的测量。

8. 注意药物对PROM测量结果的影响。

三、各关节活动度的评定

（一）肩关节活动度

1. 肩关节前屈/后伸 见图2-2-2～图2-2-4。

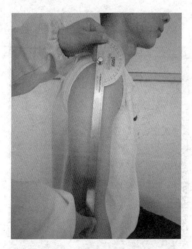

图2-2-2 肩前屈/后伸起始位

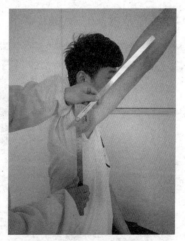

图2-2-3 肩前屈终末位

（1）体位 受检者坐位、立位或仰卧位。肩关节无外展、内收、旋转，前臂中立位，掌心朝体侧。

（2）量角器的摆放 轴心位于肩峰，固定臂与腋中线平行，移动臂与肱骨长轴平行。

（3）参考值范围 前屈 0°～170°/180°，后伸 0°～60°。

（4）运动方式 过冠状轴在矢状面上，上肢向前上方/后上方活动。测量时防止肩胛骨出现代偿动作。

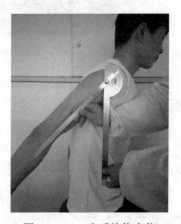

图2-2-4 肩后伸终末位

25

知识链接

人体运动轴和面

1. 轴 为了分析关节的运动，可按解剖学姿势做出相互垂直的三个轴。

（1）垂直轴 自上而下与地面垂直，与身体长轴平行。

（2）矢状轴 由前向后与地面平行，与身体长轴平行。

（3）冠状轴 又称额状轴，由左向右与地面平行，与身体长轴平行。

2. 面 按上述三条轴，人体可有三个相互垂直的面。

（1）矢状面 按矢状轴方向，将身体分为左、右两个纵切面，其正中矢状面将人体分为左、右相等的两部分。

（2）冠状面 按冠状轴方向，将身体分为前、后两个切面，这个面与矢状面垂直。

（3）水平面 又称横切面，将身体分为上、下两个切面，与上述两个面相互垂直。

2. 肩关节外展 见图2-2-5、图2-2-6。

（1）体位 受检者坐位。肩关节无外展、内收、旋转，掌心朝前。

（2）量角器的摆放 轴心位于肩峰前方或后方，固定臂与地面垂直，移动臂与肱骨长轴平行。

（3）参考值范围 0°～180°。

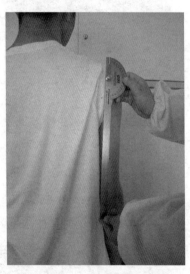 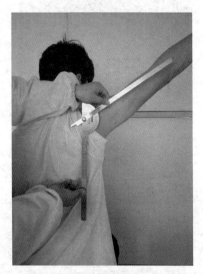

图2-2-5 肩外展起始位　　　　　　图2-2-6 肩外展终末位

（4）运动方式 过矢状轴在冠状面上，上肢向后上方活动。测量时防止肩胛骨出现代偿动作。

3. 肩关节内旋/外旋 见图2-2-7～图2-2-9。

（1）体位 受检者坐位、仰卧位或俯卧位。肩关节外展90°，肘关节屈曲90°，前臂旋前，掌心朝下。

（2）量角器的摆放 轴心位于尺骨鹰嘴，固定臂过尺骨鹰嘴与地面垂直，移动臂与尺骨长轴平行。

（3）参考值范围 内旋0°～70°，外旋0°～90°。

（4）运动方式 过冠状轴在矢状面上，前臂向下方/上方活动。测量时防止肩胛骨出现代偿动作。

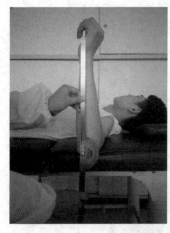
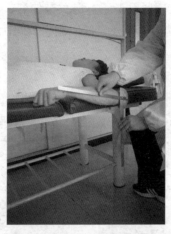
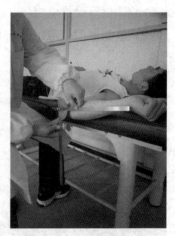

图2-2-7 肩内/外旋起始位　　　图2-2-8 肩内旋终末位　　　图2-2-9 肩外旋终末位

4. 肩关节水平外展/水平内收 见图2-2-10～图2-2-12。

（1）体位 受检者坐位，肩关节外展90°，肘关节伸直，前臂旋前，掌心向下。

（2）量角器的摆放 轴心位于肩峰，固定臂过肩峰与地面平行，移动臂与肱骨长轴平行。

（3）参考值范围 水平外展0°～40°，水平内收0°～130°。

（4）运动方式 过垂直轴在水平面上，上肢向后方/前方活动。

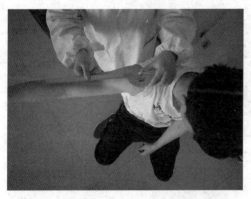
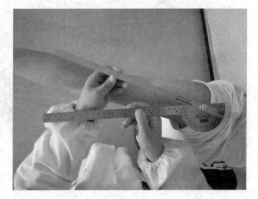

图2-2-10 肩水平外展/水平内收起始位　　　图2-2-11 肩水平外展终末位

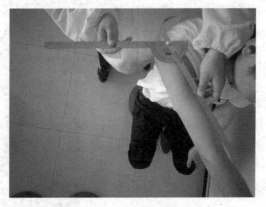

图2-2-12 肩水平内收终末位

（二）肘关节活动度

肘关节屈曲/伸展 见图 2-2-13～图 2-2-15。

（1）体位 受检者坐位。上臂紧贴躯干，肘关节伸展，前臂旋后，掌心向前。

（2）量角器的摆放 轴心位于肱骨外上髁，固定臂与肱骨长轴平行，移动臂与桡骨长轴平行。

（3）参考值范围 屈曲 0°～135°，伸展 0°～5°。

（4）运动方式 过冠状轴在矢状面上，前臂向靠近/远离上臂的方向活动。

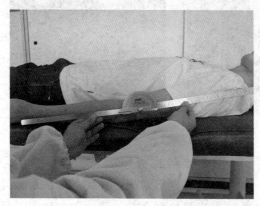 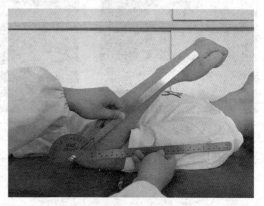

图 2-2-13 肘屈曲/伸展起始位　　　　　图 2-2-14 肘屈曲终末位

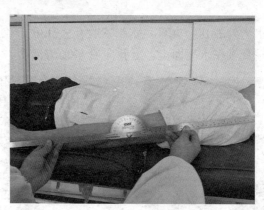

图 2-2-15 肘伸展终末位

（三）前臂关节活动度

旋前/旋后 见图 2-2-16～图 2-2-18。

（1）体位 受检者坐位，手握一支笔与地面垂直。上臂紧贴躯干，肘关节屈曲 90°，前臂中立位。

（2）量角器的摆放 轴心位于第三掌指关节突起处，固定臂过第三掌指关节突起处与地面垂直，移动臂与受检者手中的笔平行。

（3）参考值范围 旋前 0°～80°/90°，旋后 0°～80°/90°。

（4）运动方式 前臂中立位下，掌心向下/向上的活动。

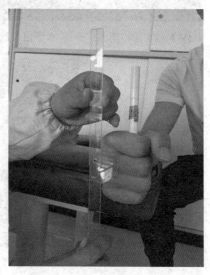

图 2-2-16 旋前/旋后起始位

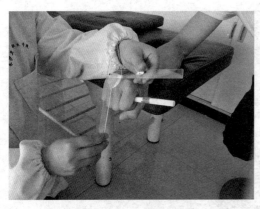

图2-2-17　旋前终末位

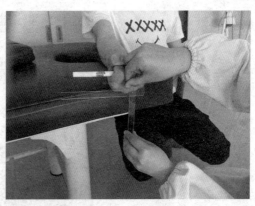

图2-2-18　旋后终末位

（四）腕关节活动度

1. 腕关节掌屈/背伸　见图2-2-19、图2-2-20。

（1）体位　受检者坐位。肩关节外展90°，肘关节屈曲90°，前臂旋前，掌心向下，手臂置于桌面上。

（2）量角器的摆放　轴心位于尺骨茎突，固定臂与尺骨长轴平行，移动臂与第五掌骨平行。

（3）参考值范围　掌屈0°～80°，背伸0°～70°。

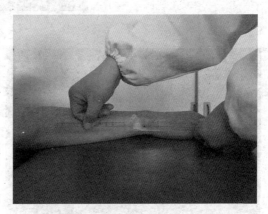

图2-2-19　腕关节掌屈/背伸起始位

（4）运动方式　过冠状轴在矢状面上，手掌向下/向上的方向活动。

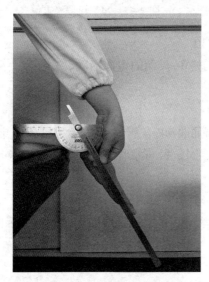

图2-2-20　腕关节掌屈终末位

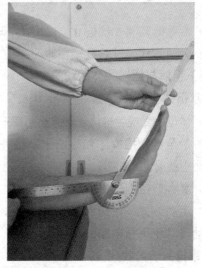

图2-2-21　腕关节背伸终末位

2. 桡偏/尺偏　见图2-2-22～图2-2-24。

（1）体位　同腕关节掌屈体位。

（2）量角器的摆放　轴心位于尺骨茎突与桡骨茎突连线的中点，固定臂与前臂中线长轴平行，移动臂与第三掌骨平行。

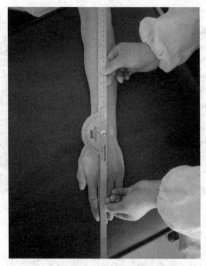

图 2-2-22　桡偏/尺偏起始位

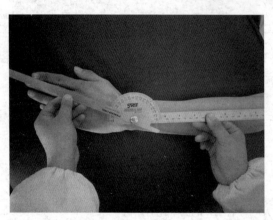

图 2-2-23　桡偏终末位

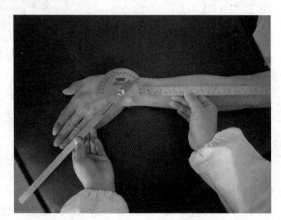

图 2-2-24　尺偏终末位

（3）参考值范围　桡偏 0°～25°，尺偏 0°～30°。

（4）运动方式　过垂直轴在水平面上，手掌向桡侧/尺侧的方向活动。

（五）手指与拇指关节活动度

1. 掌指关节屈曲/伸展

（1）体位　受检者坐位。上臂紧贴躯干，肘关节屈曲 90°，腕关节 0°，手臂置于桌面上。

（2）量角器的摆放　轴心位于掌指关节背面，固定臂与掌骨背面中线平行，移动臂与指骨背面中线骨平行。

（3）参考值范围　屈曲 0°～90°，伸展 0°～15°。

（4）运动方式　过冠状轴在矢状面上，检查者一手固定掌骨及固定臂，另一手固定指骨及移动臂，使手指向掌面/背面活动。

2. 掌指关节内收/外展

（1）体位　受检者坐位。上臂紧贴躯干，肘关节屈曲 90°，腕关节 0°，手臂置于桌面上。

（2）量角器的摆放　轴心位于各掌指关节背面，固定臂与第三指骨长轴平行，移动臂与第 2、4、5 指骨背面中线骨平行。

（3）参考值范围　0°～20°。

（4）运动方式　各手指（示、环、小）做靠拢/远离中指方向的活动。

3. 近端指间关节屈曲/伸展

（1）体位　受检者坐位。上臂紧贴躯干，肘关节屈曲 90°，腕关节 0°，手臂置于桌面上。

（2）量角器的摆放　轴心位于近端指间关节背面，固定臂与近节指骨背面中线平行，移动臂与中节指骨背面中线骨平行。

（3）参考值范围　屈曲 0°～100°，伸展 0°。

（4）运动方式　在矢状面上，检查者一手固定近节指骨及固定臂，另一手固定中节指骨及移动臂，使中节指骨向掌面/背面活动。

4. 远端指间关节屈曲/伸展

（1）体位　受检者坐位。上臂紧贴躯干，肘关节屈曲 90°，腕关节 0°，前臂中立位，手臂置于桌面上。

（2）量角器的摆放　轴心位于远端指间关节背面，固定臂与中节指骨背面中线平行，移动臂与远节指骨背面中线骨平行。

（3）参考值范围　屈曲 0°～90°，伸展 0°～10°。

（4）运动方式　在矢状面上，检查者一手固定中节指骨及固定臂，另一手固定远节指骨及移动臂，使远节指骨向掌面/背面活动。

5. 拇指掌指关节屈曲/伸展

（1）体位　受检者坐位。上臂紧贴躯干，肘关节屈曲 90°，腕关节 0°，手臂置于桌面上。

（2）量角器的摆放　轴心位于拇指掌指关节背面，固定臂与第一掌骨背面中线平行，移动臂与近节指骨背面中线骨平行。

（3）参考值范围　屈曲 0°～50°，伸展 0°～10°。

（4）运动方式　在矢状面上，检查者一手固定第一掌骨及固定臂，另一手固定近节指骨及移动臂，使拇指向掌面/背面活动。

6. 拇指指间关节屈曲/伸展

（1）体位　受检者坐位。上臂紧贴躯干，肘关节屈曲 90°，腕关节 0°，手臂置于桌面上。

（2）量角器的摆放　轴心位于拇指指间关节背面，固定臂与近节指骨背面中线平行，移动臂与远节指骨背面中线骨平行。

（3）参考值范围　屈曲 0°～80°，伸展 0°～10°。

（4）运动方式　在矢状面上，检查者一手固定近节指骨及固定臂，另一手固定远节指骨及移动臂，使远节指骨向掌面/背面活动。

7. 拇指外展

（1）体位　受检者坐位。上臂紧贴躯干，肘关节屈曲 90°，腕关节 0°，手臂置于桌面上。

（2）量角器的摆放　轴心位于腕掌，固定臂与示指长轴平行，移动臂与拇指长轴平行。

（3）参考值范围　伸展 0°～60°。

（4）运动方式　在矢状面上，检查者一手固定示指及固定臂，另一手固定拇指及移动臂，做拇指远离示指的活动。

31

8. 拇指对掌

（1）体位　受检者坐位。上臂紧贴躯干，肘关节屈曲90°，腕关节0°，前臂旋后位，拇指和小指的指间关节无屈曲和伸展，手臂置于桌面上。

（2）参考值范围　拇指指尖和小指指尖的距离为0。

（3）运动方式　一般拇指对掌不使用通用量角器。而是用直尺测量拇指指尖和小指指尖的距离。

（六）髋关节活动度

1. 髋关节屈曲/伸展　见图2-2-25～图2-2-28。

（1）体位　受检者卧位（屈曲为仰卧位，伸展为仰卧位）或侧卧位。髋关节无外展、内收、内旋、外旋，膝关节伸直。

（2）量角器的摆放　轴心位于股骨大转子，固定臂与躯干腋中线平行，移动臂与股骨长轴平行。

（3）参考值范围　前屈0°～125°，后伸0°～30°。

（4）运动方式　过冠状轴在矢状面上，下肢向前上方/后上方活动。测量时防止骨盆和躯干出现代偿动作。

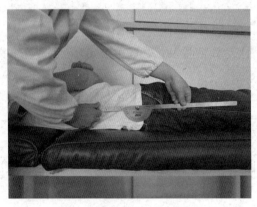
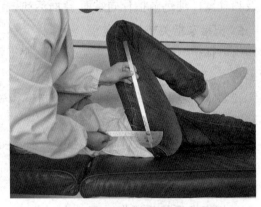

图2-2-25　髋屈曲起始位　　　　　　　　　图2-2-26　髋屈曲终末位

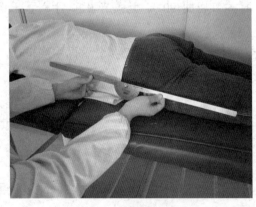
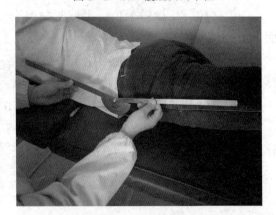

图2-2-27　髋伸展起始位　　　　　　　　　图2-2-28　髋伸展终末位

2. 髋关节外展/内收　见图2-2-29～图2-2-31。

（1）体位　受检者仰卧位。

（2）量角器的摆放　轴心位于髂前上棘，固定臂位于两髂前上棘连线上，移动臂与股骨长轴平行。

（3）参考值范围　外展 0°～45°，内收 0°～35°。

（4）运动方式　大腿做远离/靠拢身体正中线的活动。

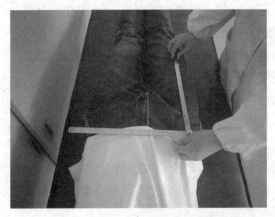

图 2-2-29　髋外展/内收起始位

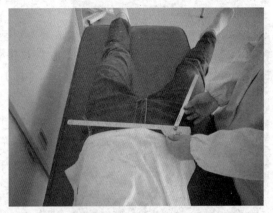

图 2-2-30　髋外展终末位

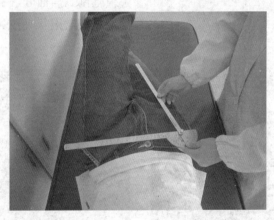

图 2-2-31　髋内收终末位

3. 髋关节内旋/外旋　见图 2-2-32～图 2-2-34。

（1）体位　受检者坐位、仰卧位或俯卧位。膝关节屈曲 90°，小腿自然下垂置于床边。

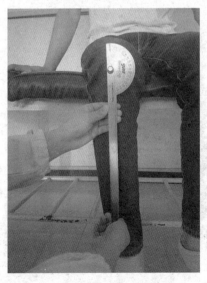

图 2-2-32　髋内旋/外旋起始位

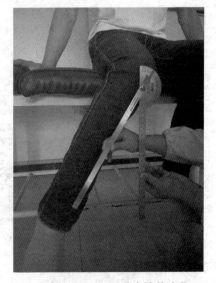

图 2-2-33　髋内旋终末位

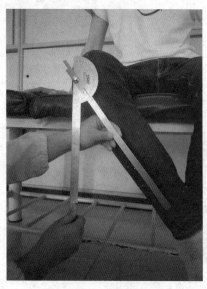

图2-2-34　髋外旋终末位

（2）量角器的摆放　轴心位于髌骨中点，固定臂过髌骨中点与地面垂直，移动臂与胫骨长轴平行。

（3）参考值范围　内旋0°～45°，外旋0°～45°。

（4）运动方式　受检者一手握固定臂，另一手固定胫骨及移动臂，嘱受检者小腿向内上方/外上方活动。

（七）膝关节活动度

膝关节屈曲/伸展　见图2-2-35～图2-2-37。

（1）体位　受检者俯卧位。髋关节无屈曲、伸展、外展、内收、内旋、外旋。

（2）量角器的摆放　轴心位于膝关节外侧间隙/股骨外侧髁，固定臂与股骨长轴平行，移动臂与胫骨长轴平行。

（3）参考值范围　屈曲0°～135°，伸展0°。

（4）运动方式　过冠状轴在矢状面上，小腿向靠近/远离大腿的方向活动。

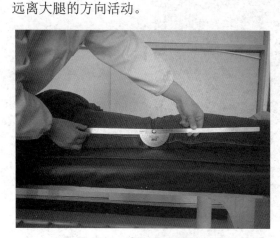

图2-2-35　膝屈曲/伸展起始位

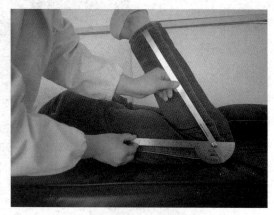

图2-2-36　膝屈曲终末位

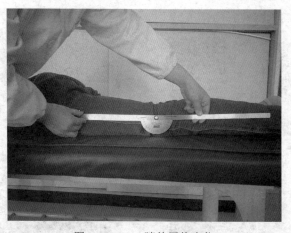

图2-2-37　膝伸展终末位

（八）踝关节活动度

1. 踝关节跖屈/背伸　见图2-2-38～图2-2-40。

（1）体位　受检者坐位。髋关节屈曲90°，膝关节屈曲90°，踝关节无内外翻。

（2）量角器的摆放　轴心位于第五跖骨与小腿长轴延长线在足底的交点处，固定臂与腓骨外侧中线平行，移动臂与第五跖骨长轴平行。

（3）参考值范围　跖屈 0°～50°，背伸 0°～20°。

（4）运动方式　过冠状轴在矢状面上，足部向远离/靠近小腿的方向活动。

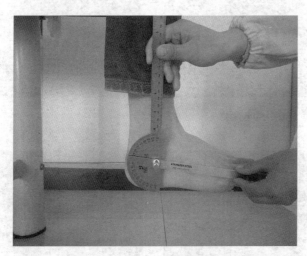

图 2-2-38　踝跖屈/背伸起始位

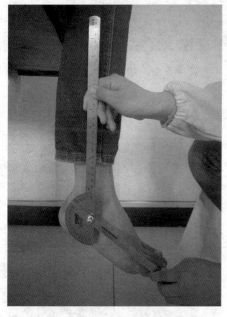

图 2-2-39　踝跖屈终末位

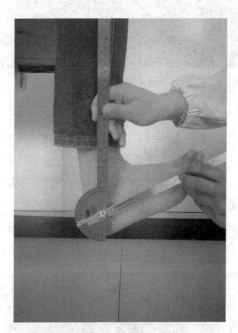

图 2-2-40　踝背伸终末位

2. 踝关节内翻/外翻　见图 2-2-41～图 2-2-44。

（1）体位　受检者坐位/仰卧位。髋关节屈曲 90°，膝关节屈曲 90°，踝关节中立位。

（2）量角器的摆放　轴心位于临近跟骨的外侧面/内侧面，固定臂与胫骨长轴平行，移动臂与足底跖面平行。

（3）参考值范围　内翻 0°～35°，外翻 0°～25°。

（4）运动方式　过垂直轴在水平面上，手掌向桡侧/尺侧的方向活动。

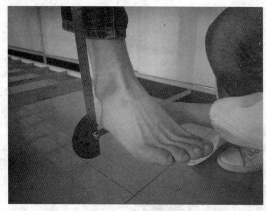

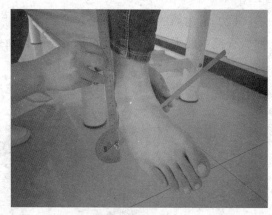

图 2-2-41 踝关节内翻起始位　　　　　图 2-2-42 踝关节内翻终末位

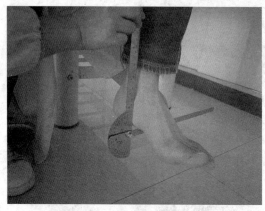

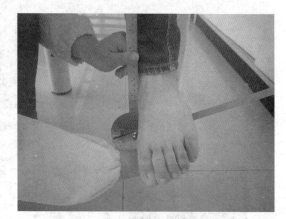

图 2-2-43 踝关节外翻起始位　　　　　图 2-2-44 踝关节外翻终末位

（九）颈椎关节活动度

1. 颈屈曲/后伸　见图 2-2-45～图 2-2-47。

（1）体位　受检者坐位。

（2）量角器的摆放　轴心位于外耳道的中点，固定臂与地面垂直，移动臂位于外耳道与鼻尖的连线上。

（3）参考值范围　前屈 0°～45°，后伸 0°～45°。

（4）运动方式　在矢状面上，头部向前/向后活动。

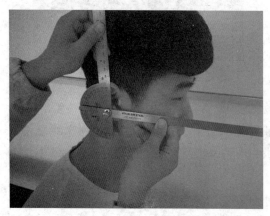

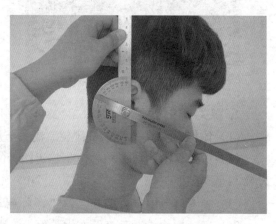

图 2-2-45 颈前屈/后伸起始位　　　　　图 2-2-46 颈前屈终末位

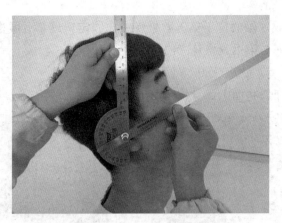

图2-2-47 颈后伸终末位

2. 颈侧屈 见图2-2-48、图2-2-49。

（1）体位 受检者坐位。

（2）量角器的摆放 轴心位于第七颈椎棘突上，固定臂与脊柱正中线平行，移动臂位于枕骨粗隆与第七颈椎棘突的连线上。

（3）参考值范围 0°~45°。

（4）运动方式 在矢状面上，头部向左/右活动。

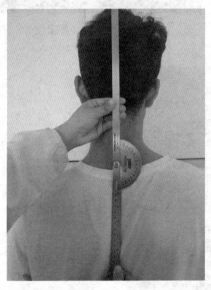
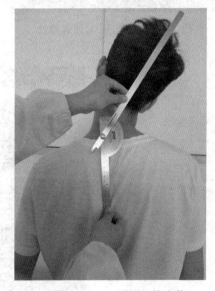

图2-2-48 颈侧屈起始位 　　　　图2-2-49 颈侧屈终末位

3. 颈旋转

（1）体位 受检者坐位。

（2）量角器的摆放 轴心位于头顶，固定臂与两肩峰连线平行，移动臂位于枕骨粗隆与鼻尖的连线上。

（3）参考值范围 0°~60°。

（4）运动方式 在矢状面上，头部向左/向右旋转活动。

（十）胸腰椎关节活动度

1. 屈曲/后伸 见图2-2-50~图2-2-52。

（1）体位 受检者站立位。

（2）量角器的摆放　轴心位于第五腰椎棘突，固定臂过第五腰椎棘突与地面垂直，移动臂位于第五腰椎棘突与第七颈椎棘突的连线上。

（3）参考值范围　前屈 0°～80°，后伸 0°～30°。

（4）运动方式　在矢状面上，身体向前/向后活动。

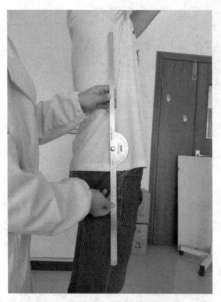

图 2-2-50　前屈/后伸起始位

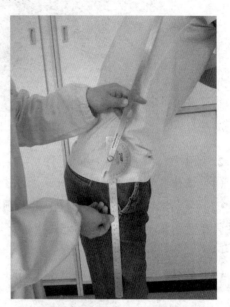

图 2-2-51　前屈终末位

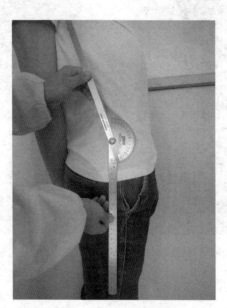

图 2-2-52　后伸终末位

2. 侧屈　见图 2-2-53、图 2-2-54。

（1）体位　受检者坐位。

（2）量角器的摆放　轴心位于第五腰椎棘突，固定臂过第五腰椎棘突与地面垂直，移动臂位于第五腰椎棘突与第七颈椎棘突的连线上。

（3）参考值范围　0°～40°。

（4）运动方式　在矢状面上，身体向左/向右活动。

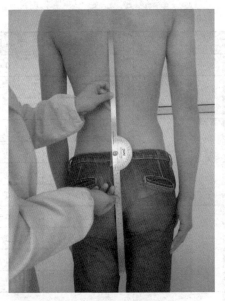 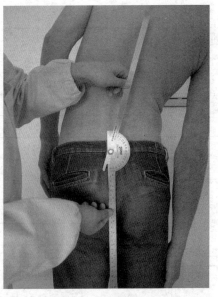

图 2-2-53 侧屈起始位　　　　　　图 2-2-54 侧屈终末位

3. 旋转

（1）体位　受检者坐位。

（2）量角器的摆放　轴心位于头顶，固定臂与两髂棘上缘平行，移动臂与两肩峰连线平行。

（3）参考值范围　0°～45°。

（4）运动方式　在矢状面上，身体向左/向右旋转活动。

四、结果记录与分析

（一）结果记录

1. 主要包括测量日期、关节的名称、左右侧结果、主动关节活动度（AROM）和被动关节活动度（PROM）结果、测量时受检者的不适感（疼痛、痉挛、水肿、挛缩）。

2. 记录结果以 5° 为单位，正常关节活动度参考值见表 2-2-1。

3. 记录关节活动范围，如 0°～135° 提示肘关节无活动受限，30°～135° 提示肘关节伸直受限，0°～100° 提示肘关节屈曲受限，30°～100° 提示肘关节伸直和屈曲均受限；若某个关节过度伸展，可采用 "－"，即负号表示，如肘关节 "－15°"，提示肘关节 15° 过伸。

4. 记录是否存在变形、疼痛（疼痛的持续时间、程度、范围和深度等）、痉挛、挛缩、瘢痕、水肿和其他不适感。

表 2-2-1　正常关节活动度的参考值

部位	检查项目	活动度（°）	部位	检查项目	活动度（°）
肩关节	前屈	0～170/180	髋关节	前屈	0～125
	后伸	0～60		后伸	0～30
	外展	0～180		外展	0～45
	内旋	0～70		内收	0～35
	外旋	0～90		内旋	0～45

续表

部位	检查项目	活动度（°）	部位	检查项目	活动度（°）
肩关节	水平外展	0～40	髋关节	外旋	0～45
	水平内收	0～130	膝关节	屈曲	0～135
前臂	旋前	0～80/90		伸展	0
	旋后	0～80/90		跖屈	0～50
肘关节	屈曲	0～135	踝关节	背屈	0～20
	伸展	0～5		内翻	0～35
腕关节	掌屈	0～80		外翻	0～25
	背伸	0～70		前屈	0～80
	桡偏	0～25		后伸	0～30
	尺偏	0～30	胸腰椎	侧屈	0～40
颈椎	前屈	0～45		旋转	0～45
	后伸	0～45			
	侧屈	0～45			
	旋转	0～60			

（二）结果分析

1. 结果可靠性分析　关节活动度测量是一项严格的评定技术，对结果的准确性要求较高，其准确性表现在同一检查者对同一受检者的相同关节在相同的测量条件下进行多次测量，其测量结果的一致性；以及不同的检查者对同一受检者的相同关节测量结果的一致性。影响准确性的因素有：关节测量尺的正确摆放位置；受检查的状态；受检者的经验和操作熟练度；药物的影响等。

2. 关节受限原因　疼痛、关节骨性解剖结构异常、关节周围软组织病变，如关节囊粘连、韧带损伤、肌腱挛缩、异位骨化、主动肌无力、拮抗肌张力过高均可以引起关节活动受限。PROM<正常范围时，提示关节活动度受限，受限原因是皮肤、关节或肌肉等组织的器质性病变；AROM<PROM 时，提示关节活动度受限，受限原因是受检者带动该关节的主动肌肌力下降。

3. 运动终末感　在检查关节活动度时，如果出现关节活动度受限时，应该判断是生理性的运动终末感还是病理性的运动终末感。生理性的运动终末感产生的主要原因是软组织之间的接触、肌肉被牵伸、关节囊被牵伸、韧带被牵伸和骨与骨之间的接触。病理性的运动终末感产生的主要原因是软组织病变、肌紧张增加、骨关节病变、关节内的病变等。

扫码"练一练"

本节小结

关节活动度是人体完成各个动作的基础，也是康复评定技术中最基本的内容之一，康复治疗专业学生应该熟练掌握各大关节的关节活动度评定，减少因为技术不扎实而引起的测量误差，认真记录受检者关节活动度情况，结合病史与测量结果，分析受检者关节受限的原因，从而制定出针对性的康复治疗方案。

（王三会）

扫码"学一学"

第三节 肌力评定

学习目标

1. **掌握** 肌力的基本概念；徒手肌力评定标准；全身主要肌肉的徒手肌力评定方法。

2. **熟悉** 肌肉的分类及收缩类型；影响肌力的因素；肌力评定的目的，适应证和禁忌证。

3. **了解** 等速肌力测试的方法和原理。

4. 具有良好的临床思维能力、分析解决问题的能力，能与患者及家属进行良好沟通，能运用徒手肌力评定方法为患者进行肌力评定。

案例讨论

【案例】

患者，男，40岁，因腰椎骨折术后2周、双下肢无力入院。腰椎MRI检查显示$L_1 \sim L_3$腰髓损伤。双下肢活动受限，无法屈髋、抬腿，肌力下降，肌肉萎缩明显，并伴有大、小便功能障碍。患者转移至电动起立床需借助转移板并在3人辅助下才能完成。

【讨论】

1. 患者的主要康复问题是什么？

2. 应该做哪些评定项目？如何评定？

一、概述

（一）基本概念

1. 肌力 肌力（muscle strength）是指肌肉或肌群产生张力，导致静态或动态收缩的能力，也可将其视为肌肉收缩所产生的力量。

2. 肌力评定 肌力评定（muscle test）是指徒手或运用器械对患者肌肉主动收缩功能进行评定。肌力评定是运动功能评定的重要内容，主要用于判断有无肌力低下及肌力低下的范围与程度，为指导康复治疗及治疗效果提供依据。

考点提示 肌力指肌肉自主（随意）收缩时产生的最大力量。肌力评定指徒手或运用器械对患者肌肉主动收缩功能进行评定。

（二）肌肉的分类

根据肌肉参加工作所起的作用不同，骨骼肌分为原动肌、拮抗肌、协同肌。

1. 原动肌 又称主动肌，是指发起和完成一个动作的主动作肌或肌群，如股四头肌是伸膝的原动肌。

2. 拮抗肌 是指与原动肌作用相反的肌肉或肌群。例如伸肘时，肱三头肌使肘关节伸直，而肱二头肌的作用与之相反，为拮抗肌。

3. 协同肌 又称合作肌，是配合原动肌并随原动肌一同收缩的肌肉或肌群。分为联合肌、中和肌、固定肌三种类型。

（1）联合肌（副动肌） 2～3 块肌肉一起收缩产生特定运动，例如伸腕肌为了防止出现腕关节桡偏或尺偏，桡侧腕长、短伸肌和尺侧腕伸肌必须同时收缩。

（2）中和肌 一组肌群收缩以消除原动肌收缩时在中间关节产生的不必要的运动，例如指长屈肌分别跨越腕关节和指间关节。因此，当指长屈肌收缩产生屈指时，为了防止出现屈腕，此时腕伸肌群随指长屈肌一起收缩。

（3）固定肌 肌收缩时固定近端关节，为远端关节运动提供稳定的基础，使原动肌工作得更有效。例如，上肢提起物体时，肘关节屈肌收缩。此时肩胛骨和肩关节周围肌收缩以稳定肩胛骨和肩关节，从而为肘关节屈肌（肱二头肌）收缩，有力地提起物体提供一个稳定的基础。

考点提示 副动肌、固定肌、中和肌统称为协同肌。

（三）肌肉收缩类型

1. 等长收缩（isometric contraction） 即静力性收缩，是指肌肉收缩时，肌张力增加，但肌纤维长度基本无变化，不产生关节运动的收缩方式，这种方式有助于固定体位。

2. 等张收缩（isotonic contraction） 即动力性收缩，是指在肌肉收缩过程中，肌张力基本不变，但肌纤维长度伸长或缩短，从而引起关节运动的收缩方式。

（1）向心性收缩（isotonic concentric contraction） 是指肌肉收缩时，肌肉起止点彼此靠近，肌纤维长度缩短的收缩方式，如屈肘时的肱二头肌收缩。

（2）离心性收缩（isotonic eccentric contraction） 是指肌肉收缩时，肌肉起止点彼此远离，肌纤维长度增加的收缩方式。是对抗关节运动的拮抗肌所产生的收缩，其作用与关节运动方向相反，如依靠前臂重力伸肘时，肱二头肌离心性收缩以控制前臂坠落的速度。

（3）等速收缩（isokinetic contraction） 肌肉收缩时，肌张力发生变化，而带动关节活动的速度是由仪器设定不变的。与等长收缩和等张收缩相比，等速收缩的最大特点是肌肉能得到充分的锻炼而又不易受到损伤。

（四）影响肌肉收缩的因素

1. 肌肉的生理横断面 生理横断面越大，肌肉收缩时产生的力量越大。

2. 肌肉的初长度 一定范围内，初长度越长，收缩力也越大。当肌肉发挥最大力量时的初长度称为最佳初长度。肌肉收缩前初长度是其静息长度 1.2 倍时最大。

3. 运动单位募集程度 可以通过动员更多的运动单位参与或改变神经冲动的频率来增强肌肉收缩的力量。

4. 肌肉收缩速度 肌肉收缩速度越低，运动单位的募集机会就越大，从而产生较大的肌力。

5. 肌纤维走向 一些较大肌肉中，肌纤维与肌腱之间形成一定角度，成羽状连接，成角较大，形成快肌纤维。肌肉中，快肌纤维占优势，就容易产生较大肌力。

6. 肌肉收缩类型 肌肉不同收缩形式产生不同的肌力。肌肉离心收缩产生的肌力最大，等长收缩产生的肌力较小，向心收缩产生的肌力最小。

7. 中枢神经系统和外周神经系统的调节功能 通过调节运动单元的同步性、调节更多的原动肌参加工作、调节拮抗肌适当放松等功能对肌力的大小产生影响。

8. 个体差异 一个人肌力的大小，与年龄和性别、健康状况、心理因素有一定的关系。人在 20~30 岁肌力达到最高峰，同龄的男性肌力约为女性的 1.5 倍。

9. 其他力学因素 如牵拉角度、杠杆效率等。

（五）肌力评定目的

1. 确定有无肌力减弱及肌力减弱的部位与程度。
2. 辅助某些神经肌肉疾病的损伤定位诊断。
3. 预防肌力失衡引起的损伤或畸形。
4. 为康复方案的制订提供指导依据。
5. 客观评价康复治疗、训练的效果。

（六）适应证和禁忌证

1. 适应证

（1）下运动神经元损伤 周围神经损伤、多发性神经炎、脊髓损伤、脊髓灰质炎后遗症、横贯性脊髓炎。

（2）原发性肌病 肌萎缩、重症肌无力。

（3）骨关节疾病 截肢、骨折、关节炎、手外伤、手外伤。

2. 禁忌证

（1）局部炎症、关节腔积液、关节不稳、急性扭伤等。

（2）局部严重的疼痛。

（3）严重的心脏病或高血压。

 知识链接

核心肌群及其重要性

核心肌群，指的是位于腹部前后环绕着身躯，负责保护脊椎稳定的重要肌肉群，包括腹横肌、骨盆底肌群以及下背肌这一区域。核心肌群主要是由腹直肌、腹斜肌、下背肌和竖脊肌等组成的肌肉群。

核心肌群的锻炼是几乎所有体育运动的重点，一个人无论看起来有多么强壮，如果其核心肌群薄弱，那终究只是个空架子。如果核心肌群没锻炼好，其他部位再怎么锻炼，整个人看起来还是姿势不正、弯腰驼背。借助训练核心肌群的局部运动，除了可以减少脂肪囤积，也可以加强核心肌群的肌耐力，帮助核心肌群更有力地支撑上半身，达到改善姿势的目的。很多经典的动作比如硬拉，深蹲，俯卧撑，倒立撑，引体向上，仰卧起坐，悬垂举腿等都会锻炼到核心肌群。

二、常用肌力评定方法

常用的肌力评定方法有徒手肌力评定法和器械肌力测定法两大类。

1. 徒手肌力评定法 徒手肌力评定法（manual muscle testing，MMT）于 1916 年由 Lovett

提出，以后有所改进。评定时采用 Lovett 分级法评定标准（表 2-3-1）或美国医学研究委员会（Medical Research Council，MRC）六级肌力评定法（表 2-3-2），要求受试者在标准测试体位下，即在减重力、抗重力和抗阻力的条件下，完成标准动作。

检查时主要的依据因素包括：①检查者施加的阻力大小，并与健侧对比；②肌肉能否抗重力运动；③关节能否做全范围运动；④关节运动主动肌有无收缩。

表 2-3-1　Lovett 分级法评定标准

分级	名称	评级标准
0	零	无可见或可触知的肌肉收缩
1	微弱	可触及肌肉的收缩，但不能引起关节活动
2	差	解除重力的影响，能完成全关节活动范围的运动
3	可	能抗重力完成全关节活动范围的运动，但不能抗阻力
4	良好	能抗重力及轻度阻力，完成全关节活动范围的运动
5	正常	能抗重力及最大阻力，完成全关节活动范围的运动

表 2-3-2　MRC 六级肌力评定法

分级	评定标准
0	无可测知的肌肉收缩
1	可触及肌肉有轻微收缩，但无关节运动
1+	肌肉有强力收缩，但无关节运动
2-	去除肢体重力的影响，关节能活动到最大活动范围的 1/2 以上，但不能达最大活动范围
2	去除肢体重力的影响，关节能活动到最大活动范围
2+	去除肢体重力的影响，关节能活动到最大活动范围，如抗重力，可活动到最大活动范围的 1/2 以下
3-	抗肢体本身重力，关节能活动到最大活动范围的 1/2 以上，但不能达最大活动范围
3	抗肢体本身重力，关节能活动到最大活动范围
3+	抗肢体本身重力，关节能活动到最大活动范围，且在运动终末可抗轻度阻力
4-	能抗比轻度稍大的阻力活动到最大活动范围
4	能抗中等度阻力活动到最大活动范围
4+	能抗比中等度稍大的阻力活动到最大活动范围
5-	能抗较充分阻力稍小的阻力活动到最大活动范围
5	能抗充分阻力活动到最大活动范围

2. 器械肌力测定法　在徒手肌力超过 3 级时，为了进一步做较细致的定量评定，须用专门器械做肌力测试。具体方法将在本节"三、仪器评定"中讲解。

3. 记录内容与方法　依据肌力分级标准记录肌力等级：0～5 级，必要时注明"+"，"-"；若关节活动受限，应记录范围；有痉挛、挛缩、疼痛或未能按规定体位检查时等应注明。

4. 注意事项

（1）测试前与受试者沟通，在其积极配合下进行测试，避免因其主观因素影响结果的可信度。

（2）取正确的测试姿势，肢体运动时，被检查肌肉附着的近端肢体应得到充分的固定，注意避免某些肌肉对受试的无力肌肉的替代动作。

（3）选择合适的测试时机，疲劳时、运动后或饱餐后不宜进行。

（4）测试时健侧与患侧应进行对比。

（5）施加阻力时，要注意阻力的方向与肌肉或肌群牵拉力方向相反。

（6）中枢神经病损后，出现肌肉痉挛时，不宜采用。

（7）受试者存在关节不稳、骨折愈合不良、骨肿瘤、急性渗出性滑膜炎、严重疼痛等情况下，不宜进行肌力检查。

（8）一般测试三次，完成后取平均值。

三、徒手肌力评定

（一）上肢主要肌肉（或肌群）的徒手肌力评定

1. 肩胸关节的肌力评定　详见表 2-3-3。

扫码"看一看"

表 2-3-3　肩胸关节内收、下降、上提、外展及外旋主要肌群的徒手肌力评定

运动	主动肌	神经支配	检查及评定		
			5级、4级	3级	2级、1级
内收	斜方肌	副神经、$C_{3\sim4}$	俯卧位，两臂后伸使肩胛骨内收，阻力施于肩胛内侧缘将肩胛骨向外推（图2-3-1）	体位同左，无阻力下可做全范围的肩胸关节内收	体位同左，可完成部分动作或在肩胛冈上触及肌肉收缩
	菱形肌	肩胛背神经、C_5			
内收、下降	斜方肌下部	副神经、$C_{2\sim4}$	俯卧位，一臂前伸，内旋，做下拉动作，阻力施于肩胛下角将肩胛骨向上外推（图2-3-2）	体位同左，无阻力下可做全范围下拉动作	体位同左，可完成部分动作或可扪及肌肉收缩
上提	斜方肌上部	副神经、$C_{2\sim4}$	坐位，两臂自然下垂，做耸肩动作，阻力施于肩锁关节上方将肩向下压（图2-3-3）	体位同左，无阻力下可做全范围耸肩动作	俯卧位能主动耸肩或在颈椎两侧扪及肌肉收缩（图2-3-4）
	肩胛提肌	肩胛背神经、$C_{3\sim5}$			
外展、外旋	前锯肌	胸长神经、$C_{5\sim7}$	坐位，一臂前平举，屈肘，上臂做向前移动作，阻力施于上臂远端将其肘部后推（图2-3-5）	体位同左，无阻力下可做全范围的向前移动作	体位同左，托住上臂后，可完成前移动作或在肩胛骨内缘扪及肌肉收缩（图2-3-6）

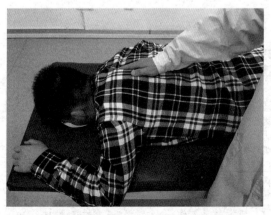

图 2-3-1　斜方肌、菱形肌肌力评定

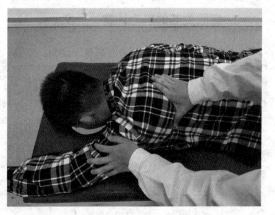

图 2-3-2　斜方肌下部肌力评定

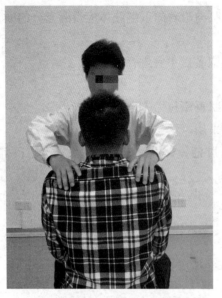

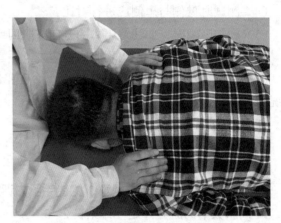

图2-3-3　斜方肌、肩胛提肌
肌力评定1（5级、4级）

图2-3-4　斜方肌、肩胛提肌
肌力评定2（2级、1级）

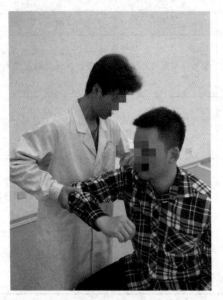

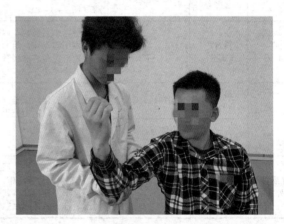

图2-3-5　前锯肌肌力评定1（5级、4级）　　图2-3-6　前锯肌肌力评定2（2级、1级）

2. 肩肱关节的肌力评定　详见表2-3-4。

表2-3-4　肩肱关节前屈、后伸、外展、内收、外旋、内旋主要肌群的徒手肌力评定

运动	主动肌	神经支配	检查及评定		
			5级、4级	3级	2级、1级
前屈	三角肌前部	腋神经、$C_{5\sim6}$	坐位，上臂内旋，屈肘，掌心向下：上臂前上举，阻力加于上臂远端向下压（图2-3-7）	体位同左，无阻力下可做全范围肩前屈	对侧卧位，悬挂上肢可主动前屈或触及肌肉收缩（图2-3-8）
后伸	背阔肌	胸背神经、$C_{6\sim8}$	俯卧位，肩内旋内收，掌心向上，固定肩胛骨：肩后伸，阻力施于上臂远端向下压（图2-3-9）	体位同左，无阻力下可做全范围的肩后伸	对侧卧位，悬挂上肢可主动后伸或触及肌肉收缩（图2-3-10）
	大圆肌	肩胛下神经、C_6			

续表

运动	主动肌	神经支配	检查及评定		
			5级、4级	3级	2级、1级
外展	三角肌中部	腋神经、C₅	坐位，屈肘：肩外展，阻力施于上臂远端向下压（图2-3-11）	体位同左，无阻力下可做全范围的肩外展	仰卧，支托上肢能主动外展或触及肌肉收缩（图2-3-12）
	冈上肌	冈上神经、C₅			
水平外展	三角肌后部	腋神经、C₅	俯卧，肩外展90°，屈肘，前臂床缘外下垂：肩水平外展，阻力施于上臂远端向下（图2-3-13）	体位同左，无阻力下可做全范围的水平外展动作	坐位，肩外展90°，支托上肢能主动水平外展或触及肌收缩（图2-3-14）
水平内收	胸大肌	胸内、外神经，C₅～T₁	仰卧位，肩外展90°，屈肘，前臂垂直向上：肩水平内收，阻力施于上臂远端向外拉（图2-3-15）	体位同左，无阻力下可做全范围的水平内收动作	坐位，肩外展90°，支托上臂能主动水平内收或触及肌收缩（图2-3-16）
外旋	冈下肌	冈上神经、C₅	俯卧位，肩外展90°，屈肘，前臂在床缘外下垂：肩外旋、内旋，阻力施于前臂远端（图2-3-17、图2-3-18）	体位同左，无阻力下可做全范围的肩外旋、内旋动作	体位同左，能完成部分关节运动或触及肌肉收缩
	小圆肌	腋神经、C₅			
内旋	肩胛下肌	肩胛下神经、C₅～₆			

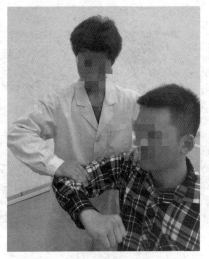

图2-3-7　三角肌、喙肱肌
肌力评定1（5级、4级）

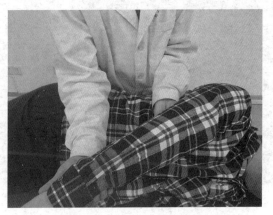

图2-3-8　三角肌、喙肱肌
肌力评定2（2级、1级）

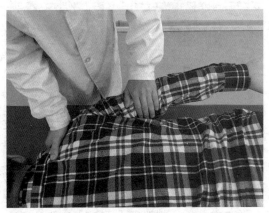

图2-3-9　背阔肌、大圆肌
三角肌肌力评定1（5级、4级）

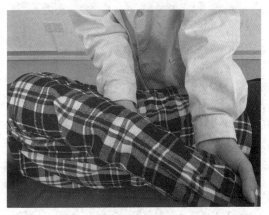

图2-3-10　背阔肌、大圆肌
三角肌肌力评定2（2级、1级）

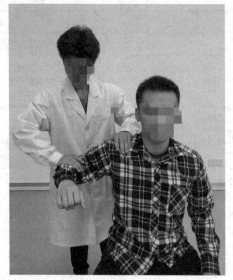

图 2-3-11　三角肌、冈上肌
肌力评定 1（5 级、4 级）

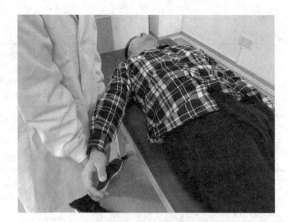

图 2-3-12　三角肌、冈上肌
肌力评定 1（2 级、1 级）

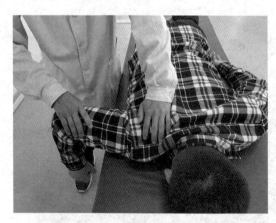

图 2-3-13　三角肌肌力评定 1（5 级、4 级）

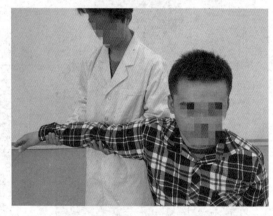

图 2-3-14　三角肌肌力评定 2（2 级、1 级）

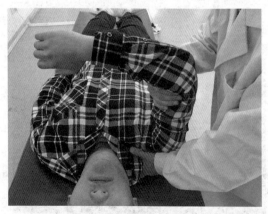

图 2-3-15　胸大肌肌力评定 1（5 级、4 级）

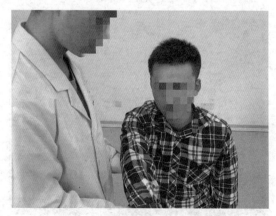

图 2-3-16　胸大肌肌力评定 2（2 级、1 级）

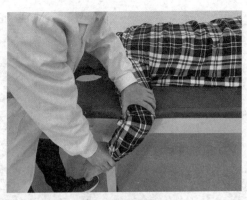

图2-3-17　肩内旋肌力评定1（5级、4级）

图2-3-18　肩外旋肌力评定1（2级、1级）

扫码"看一看"

3. 肘关节的肌力评定　见表2-3-5。

表2-3-5　肘关节屈曲、伸展主要肌群的徒手肌力评定

运动	主动肌	神经支配	检查及评定		
			5级、4级	3级	2级、1级
屈曲	肱二头肌	肌皮神经、C_{5~6}	坐位，测肱二头肌时前臂旋后，测肱桡肌时前臂中立位，测肱肌时前臂旋前；屈肘，阻力施于前臂远端（图2-3-19～图2-3-21）	体位同左，无阻力下可全范围屈肘	坐位，肩关节外展90°，支托上肢上可主动屈肘或触及肌肉收缩（图2-3-22）
	肱肌、肱桡肌	桡神经、C_{5~6}			
伸展	肱三头肌	桡神经、C_{6~8}	俯卧位，肩外展90°，屈肘，前臂在床沿外下垂，做伸肘动作，阻力施于前臂远端（图2-3-23）	体位同左，无阻力下可全范围伸肘	坐位，肩关节外展90°，肘屈曲，支托上肢可主动伸肘或触及肌肉收缩（图2-3-24）
	肘肌	桡神经、C_{7~8}			

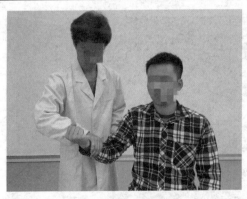

图2-3-19　肱二头肌肌力评定1（5级、4级）

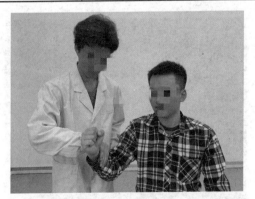

图2-3-20　肱肌肌力评定1（5级、4级）

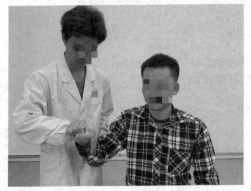

图2-3-21　前臂旋前肌力评定1（5级、4级）

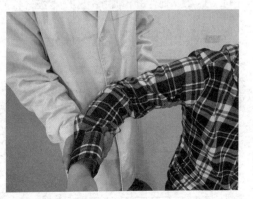

图2-3-22　肘屈曲肌力评定（2级、1级）

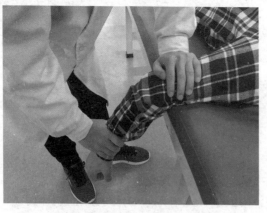 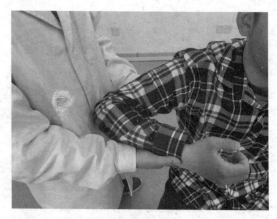

图 2-3-23　肘伸展肌力评定 1（5 级、4 级）　　　图 2-3-24　肘伸展肌力评定 2（2 级、1 级）

4. 前臂的肌力评定　见表 2-3-6。

表 2-3-6　前臂旋前、旋后主要肌群的徒手肌力评定

运动	主动肌	神经支配	检查及评定		
			5 级、4 级	3 级	2 级、1 级
旋后	肱二头肌	肌皮神经、$C_{5\sim6}$	坐位，屈肘 90°：前臂旋前位旋后、前臂旋后位旋前，握住腕部施加反方向阻力（图 2-3-25、图 2-3-26）	体位同左，无阻力下可做全范围的前臂旋后、旋前动作	体位同左，可做部分的前臂旋后、旋前动作或触及肌肉收缩
	旋后肌	桡神经、C_6			
旋前	旋前圆肌	正中神经、C_6			
	旋前方肌	骨间神经、C_8、T_1			

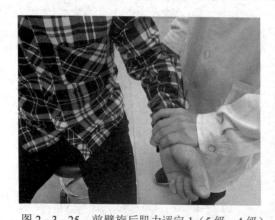 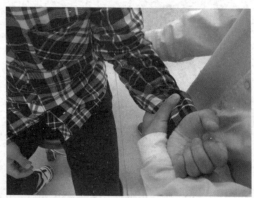

图 2-3-25　前臂旋后肌力评定 1（5 级、4 级）　　　图 2-3-26　前臂旋前肌力评定 1（5 级、4 级）

5. 腕关节的肌力评定　见表 2-3-7。

表 2-3-7　腕关节掌屈、背伸主要肌群的徒手肌力评定

运动	主动肌	神经支配	检查及评定		
			5 级、4 级	3 级	2 级、1 级
掌屈	尺侧腕屈肌	尺神经、C_8	坐位，屈肘 90°，前臂旋后，固定前臂：屈腕，阻力施于手掌侧（图 2-3-27）	体位同左，无阻力下可做全范围的屈腕动作	坐位，屈肘 90°，前臂中立位：可全范围屈腕或扪及肌肉收缩（图 2-3-28）
	桡侧腕屈肌	正中神经、C_6			
背伸	尺侧腕伸肌	桡神经、C_7	坐位，屈肘 90°，前臂旋前：伸腕，阻力施于手背侧（图 2-3-29）	体位同左，无阻力下可全范围伸腕	体位同上：可全范围伸腕或扪及肌肉收缩（图 2-3-30）
	桡侧腕伸肌	桡神经、$C_{6\sim7}$			

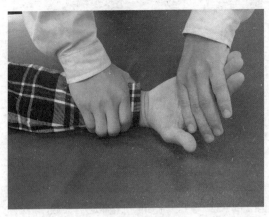

图2-3-27 腕关节屈曲肌力评定1（5级、4级）

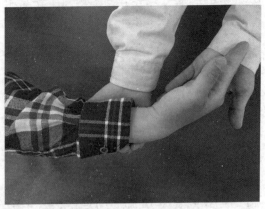

图2-3-28 腕关节屈曲肌力评定2（2级、1级）

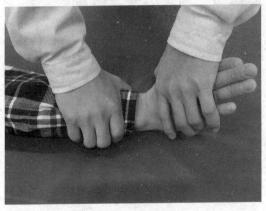

图2-3-29 腕关节背伸肌力评定1（5级、4级）

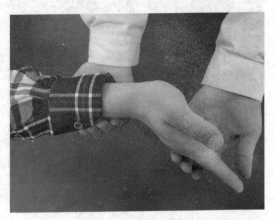

图2-3-30 腕关节屈曲肌力评定2（2级、1级）

6. 掌指关节的肌力评定 见表2-3-8。

表2-3-8 掌指关节屈、伸主要肌群的徒手肌力评定

运动	主动肌	神经支配	检查及评定		
			5级、4级	3级	2级、1级
屈	蚓状肌	正中神经、$C_{7\sim8}$、T_1	坐或卧位，前臂旋后，固定掌骨：屈掌指关节同时维持指间关节伸，阻力施于近节指腹（图2-3-31）	体位同左，无阻力下可全范围的屈掌指关节	坐或卧位，前臂中立位，手掌垂直时可主动屈掌指节或扪及掌心肌肉收缩（图2-3-32）
	掌侧、背侧骨间肌	尺神经、C_8			
伸	指总伸肌	桡神经、C_6	坐或卧位，前臂旋前，固定掌骨：伸掌指关节同时维持指间关节屈，阻力施于近节指背（图2-3-33）	体位同左，无阻力下可做全范围的伸掌指关节	坐或卧位，前臂中立位，手掌垂直时可主动屈掌指关节或扪及掌背肌肉收缩（图2-3-34）
	示指伸肌	C_7			
	小指伸肌	C_7			
内收	掌侧骨间肌	尺神经、C_8、T_1	坐或卧位，前臂旋前，手指伸展：手指自外展主动内收，阻力施于2、4、5指内侧（图2-3-35）	体位同左，无阻力下可全范围指内收	体位同左，稍有内收动作或在指基部触及肌肉活动
外展	背侧骨间肌	尺神经、C_8	体位同上：手指自内收主动外展，阻力施于手指外侧（图2-3-36）	体位同左，无阻力下可全范围指外展	体位同左，稍有外展动作或在掌背触及肌肉活动
	外展小指肌	尺神经、C_8、T_1			

51

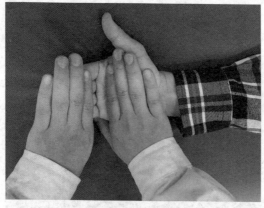

图 2-3-31　掌指关节屈曲肌力评定 1（5 级、4 级）

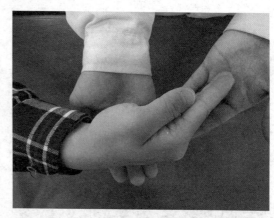

图 2-3-32　掌指关节屈曲肌力评定 2（2 级、1 级）

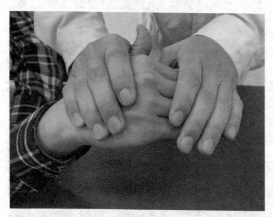

图 2-3-33　掌指关节伸展肌力评定 1（5 级、4 级）

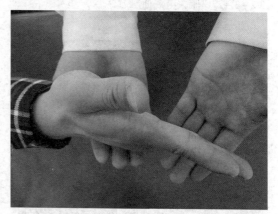

图 2-3-34　掌指关节伸展肌力评定 2（2 级、1 级）

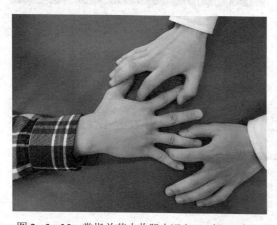

图 2-3-35　掌指关节内收肌力评定（5 级、4 级）

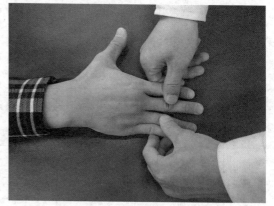

图 2-3-36　掌指关节外展肌力评定（5 级、4 级）

7. 近侧指间关节的肌力评定　见表 2-3-9。

表 2-3-9　近侧指间关节屈曲主要肌群的徒手肌力评定

运动	主动肌	神经支配	检查及评定		
			5 级、4 级	3 级	2 级、1 级
屈	屈指浅肌	正中神经、$C_{7\sim8}$、T_1	坐或卧位，前臂旋后，腕关节中立位，手指伸展，固定近侧指骨；屈近侧指间关节，阻力施于手指中节掌面（图 2-3-37）	体位同左，无阻力下可做全范围的屈指	体位同左，有一定屈指活动或扪到肌肉收缩

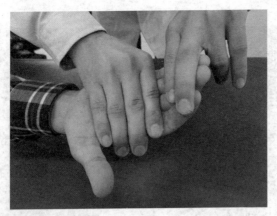

图 2-3-37 指间关节屈曲肌力评定（5 级、4 级）

8. 远侧指间关节的肌力评定 见表 2-3-10。

表 2-3-10 远侧指间关节屈曲主要肌群的徒手肌力评定

运动	主动肌	神经支配	检查及评定		
			5 级、4 级	3 级	2 级、1 级
屈	屈指伸肌	尺神经、骨间前，$C_{7\sim8}$、T_1	坐或卧位，前臂旋后，腕关节中立位，近端指间关节伸展，固定中节指骨；屈远侧指间关节，阻力施于手指末节指腹（图 2-3-38）	体位同左，无阻力下可做全范围的屈指	体位同左，有一定屈指活动或扪到肌肉收缩

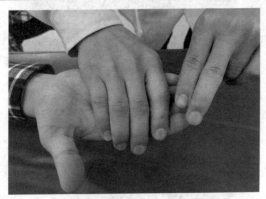

图 2-3-38 指间关节屈曲肌力评定（5 级、4 级）

9. 拇指腕掌关节的肌力评定 见表 2-3-11。

表 2-3-11 拇指腕掌关节主要肌群的徒手肌力评定

运动	主动肌	神经支配	检查及评定		
			5 级、4 级	3 级	2 级、1 级
内收	内收拇肌	尺神经、C_8	坐或卧位，前臂旋前，腕关节中立位，拇指伸直，固定内侧四指掌骨；拇指外展位内收，阻力施于拇指尺侧（图 2-3-39）	体位同左，无阻力下可做全范围的拇指内收	体位同左，有一定拇指内收活动或在 1、2 掌骨间扪到肌肉收缩
外展	外展拇长、短肌	桡神经、C_7	坐或卧位，前臂旋后，腕关节中立位，拇指伸直，固定手背；拇指内收位外展，阻力施于拇指尺侧（图 2-3-40）	体位同左，无阻力下可做全范围的拇指外展	体位同左，有一定拇指外展活动或在桡骨茎突远端扪到肌肉收缩
对掌	对掌拇肌	正中神经、$C_{6\sim8}$、T_1	手心向上，拇指与小指对指，阻力施于拇指与小指掌骨头掌面（图 2-3-41）	体位同左，无阻力下可做全范围的对掌	体位同左，有一定对掌动作或在大鱼际桡侧缘扪到肌肉收缩
	对掌小指肌	尺神经、C_8、T_1			

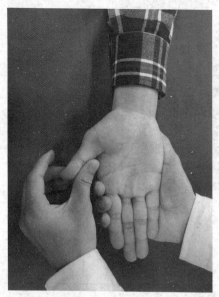

图 2-3-39 内收拇肌肌力评定（5 级、4 级）

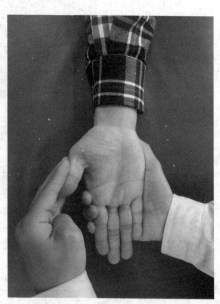

图 2-3-40 外展拇肌肌力评定（5 级、4 级）

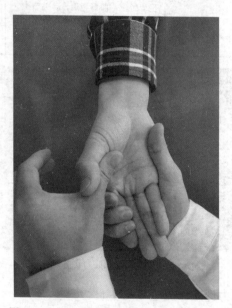

图 2-3-41 对掌肌力评定（5 级、4 级）

10. 拇指掌指关节的肌力评定 见表 2-3-12。

表 2-3-12 拇指掌指关节屈伸主要肌群的徒手肌力评定

运动	主动肌	神经支配	检查及评定		
			5 级、4 级	3 级	2 级、1 级
屈	屈拇短肌	正中神经、$C_{6\sim7}$	手心向上，做屈拇动作，阻力施于拇指近节掌侧面	体位同左，无阻力下可做全范围屈拇	体位同左，有一定屈拇活动或在第一掌骨掌侧扪到肌肉收缩
伸	伸拇短肌	桡神经、C_7	前臂及腕中立位，固定第一掌骨，做伸拇动作，阻力施于拇指近节背面	体位同左，无阻力下可做全范围伸拇	体位同左，有一定伸拇活动或在第一掌骨背侧扪到肌肉收缩

11. 拇指指间关节的肌力评定 见表2-3-13。

表2-3-13 拇指指间关节屈伸主要肌群的徒手肌力评定

运动	主动肌	神经支配	检查及评定		
			5级、4级	3级	2级、1级
屈	屈拇长肌	正中神经、$C_{7\sim8}$	手心向上，固定拇指近节：屈指间关节，阻力施于拇指远节掌侧面（图2-3-42）	体位同左，无阻力下可做全范围屈拇	体位同左，有一定屈拇活动或在拇指近节指骨掌面扪到肌肉收缩
伸	伸拇长肌	桡神经、C_7	前臂及腕中立位，固定拇指近节：伸指间关节，阻力施于拇指远节背面（图2-3-43）	体位同左，无阻力下可做全范围伸拇	体位同左，有一定伸拇活动或在拇指近节指骨背面扪到肌肉收缩

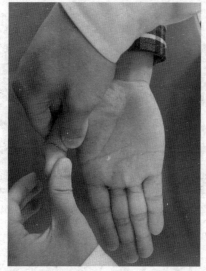
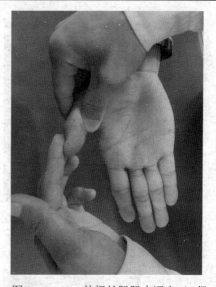

图2-3-42 屈拇长肌肌力评定（5级、4级）　　图2-3-43 伸拇长肌肌力评定（5级、4级）

（二）下肢主要肌肉（或肌群）的徒手肌力评定

1. 髋关节的肌力评定 见表2-3-14。

表2-3-14 髋关节屈伸、内收、外展、内外旋主要肌群的徒手肌力评定

运动	主动肌	神经支配	检查及评定		
			5级、4级	3级	2级、1级
屈曲	髂腰肌	腰丛神经、$L_{2\sim3}$	仰卧位或坐位，小腿床缘外下垂，固定骨盆：屈髋，阻力施于膝上（图2-3-44）	体位同左，无阻力下可全范围屈髋	被检侧侧卧，托起上方下肢：可主动屈髋或在腹股沟上缘可触及肌肉收缩（图2-3-45）
伸展	臀大肌	臀下神经、L_5坐骨神经	俯卧位，测臀大肌时屈膝，测腘绳肌时伸膝：伸髋，阻力施于大腿远端（图2-3-46）	体位同左，无阻力下可全范围伸髋	被检侧侧卧，托起上方下肢：可主动伸髋或在臀部或坐骨结节下方可触及肌肉收缩（图2-3-47）
	腘绳肌	$L_5\sim S_2$			
内收	内收肌群	闭孔神经、坐骨神经、$L_{2\sim5}$	被检侧侧卧，托起上方下肢：髋内收，阻力施于大腿远端（图2-3-48）	体位同左，无阻力下可全范围髋内收	仰卧位，受检下肢放滑板上可主动髋内收或触及肌肉收缩（图2-3-49）
	股薄肌	闭孔神经、$L_{2\sim4}$			
	耻骨肌	闭孔神经、$L_{2\sim3}$			
外展	臀中肌、臀小肌	臀上神经	对侧卧位，下方下肢屈曲，固定骨盆：髋外展，阻力施于大腿远端（图2-3-50）	体位同左，无阻力下可做全范围的髋外展动作	仰卧位，受检下肢放滑板上可主动髋外展或在大转子上方可扪及肌肉收缩（图2-3-51）

扫码"看一看"

续表

运动	主动肌	神经支配	检查及评定		
			5级、4级	3级	2级、1级
内旋	臀小肌、阔筋膜张肌	臀上神经、$L_{4\sim5}$、S_1	坐位，小腿在床缘外下垂：小腿摆向外侧，阻力施于小腿远端外侧（图2-3-52）	体位同左，无阻力下可做全范围的髋内旋动作	仰卧位，腿伸直：可部分髋内旋或在大转子上方可触及肌肉收缩
外旋	股方肌	骶丛神经、$L_5\sim S_1$	坐位，小腿在床缘外下垂：小腿摆向内侧，阻力施于小腿远端内侧（图2-3-53）	体位同左，无阻力下可做全范围的髋外旋动作	仰卧位，腿伸直：可部分髋外旋或在大转子上方可触及肌肉收缩
	梨状肌	臀下神经、L_5、$S_{1\sim2}$			

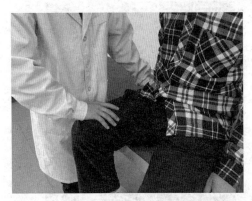

图2-3-44 髋关节屈曲肌力评定（5级、4级）

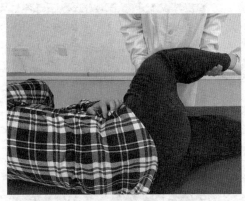

图2-3-45 髋关节屈曲肌力评定（2级、1级）

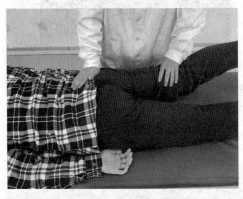

图2-3-46 髋关节伸展肌力评定（5级、4级）

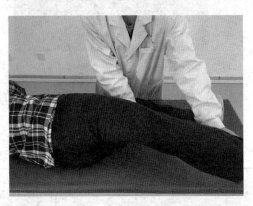

图2-3-47 髋关节屈曲肌力评定（2级、1级）

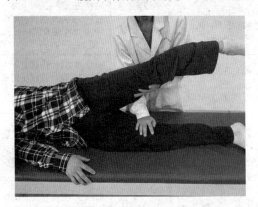

图2-3-48 髋关节内收肌力评定（5级、4级）

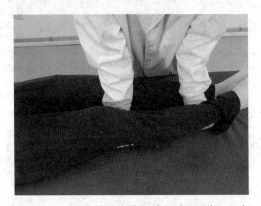

图2-3-49 髋关节内收肌力评定（2级、1级）

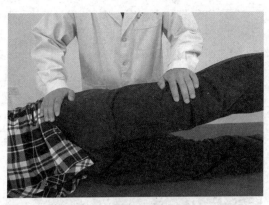

图 2-3-50 髋关节外展肌力评定（5级、4级）

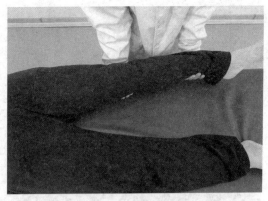

图 2-3-51 髋关节外展肌力评定（2级、1级）

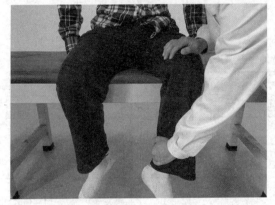

图 2-3-52 髋关节内旋肌力评定（5级、4级）

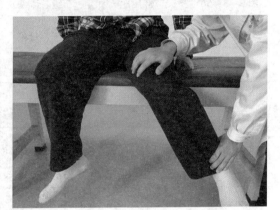

图 2-3-53 髋关节外旋肌力评定（5级、4级）

2. 膝关节的肌力评定 见表 2-3-15。

表 2-3-15 膝关节屈、伸主要肌群的徒手肌力评定

运动	主动肌	神经支配	检查及评定		
			5级、4级	3级	2级、1级
屈曲	股二头肌 半腱肌 半膜肌	坐骨神经、L₅、S₁~₂	俯卧位：屈膝，阻力施于小腿远端（图 2-3-54）	体位同左，无阻力下可做全范围屈膝	被检侧侧卧，托起上方下肢，可主动屈膝或在腘窝两侧触及肌肉收缩（图 2-3-55）
伸展	股四头肌	股神经、L₃~₄	仰卧或坐位，小腿在床缘外下垂：伸膝，阻力施于小腿远端（图 2-3-56）	体位同左，无阻力下可全范围伸膝	被检侧侧卧，托起上方下肢，可主动伸膝或触及髌韧带活动（图 2-3-57）

扫码"看一看"

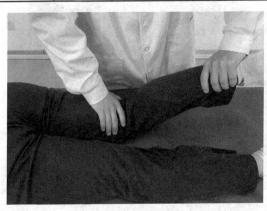

图 2-3-54 膝关节屈曲肌力评定（5级、4级）

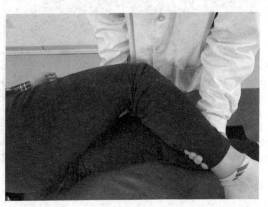

图 2-3-55 膝关节屈曲肌力评定（2级、1级）

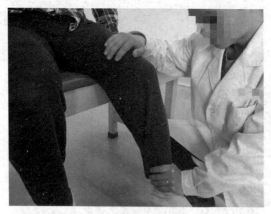

图 2-3-56　膝关节伸展肌力评定（5 级、4 级）

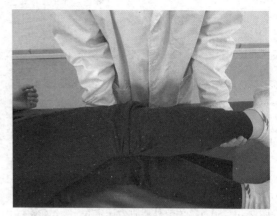

图 2-3-57　膝关节伸展肌力评定（2 级、1 级）

3. 踝关节的肌力评定　见表 2-3-16。

表 2-3-16　踝关节跖屈、背伸主要肌群的徒手肌力评定

运动	主动肌	神经支配	检查及评定		
			5 级、4 级	3 级	2 级、1 级
跖屈	腓肠肌比目鱼肌	胫神经、$S_{1\sim2}$	俯卧位，测腓肠肌时膝伸，测比目鱼肌时膝屈：踝跖屈，阻力施于足跟（图 2-3-58）	体位同左，无阻力下可做全范围的踝跖屈动作	被检侧侧卧位，固定小腿：踝关节可主动跖屈或触及肌肉收缩　（图 2-3-59）
内翻背伸	胫前肌	腓深神经、$L_{4\sim5}$	坐位，小腿在床缘外下垂：足内翻同时踝背伸，阻力加于足背内缘向下、外方推（图 2-3-60）	体位同左，无阻力下可做足内翻背伸动作	被检侧侧卧位，固定小腿：踝关节可主动足内翻同时踝背伸或触及肌肉收缩（图 2-3-61）
内翻跖屈	胫后肌	胫神经、L_5、S_1	被检侧侧卧位，足在床缘外：足内翻同时跖屈，阻力加于足内缘向上、外方推（图 2-3-62）	体位同左，无阻力下可做踝内翻跖屈动作	仰卧位，固定小腿：可主动踝内翻跖屈或可在内踝后触及肌肉收缩
外翻跖屈	腓骨长、短肌	腓浅神经、L_5、S_1	对侧卧位：使跖屈的足外翻，阻力加于足外缘向内上方推（图 2-3-63）	体位同左，无阻力下可做足跖屈外翻动作	仰卧位，固定小腿，可主动做踝跖屈外翻动作或可在外踝后触及肌肉收缩

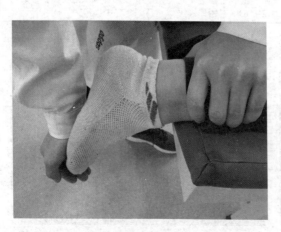

图 2-3-58　踝关节跖屈肌力评定（5 级、4 级）

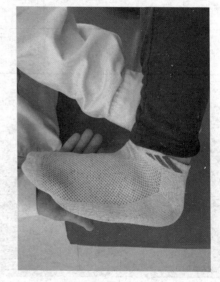

图 2-3-59　踝关节跖屈肌力评定（2 级、1 级）

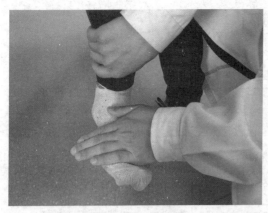

图 2-3-60 踝关节内翻背伸肌力评定（5级、4级）

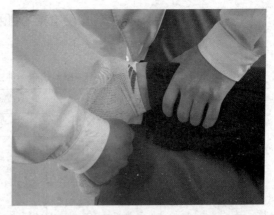

图 2-3-61 踝关节内翻背伸肌力评定（2级、1级）

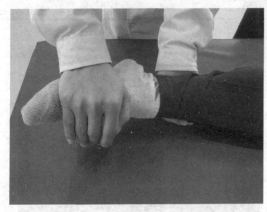

图 2-3-62 踝关节内翻跖屈肌力评定（5级、4级）

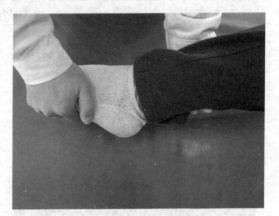

图 2-3-63 踝关节外翻跖屈肌力评定（5级、4级）

4. 跖趾关节的肌力评定 见表 2-3-17。

表 2-3-17 跖趾关节屈、伸主要肌群的徒手肌力评定

运动	主动肌	神经支配	检查及评定		
			5级、4级	3级	2级、1级
屈	蚓状肌 屈拇短肌	内外侧跖神经、L_5、$S_{1\sim3}$	仰卧位，踝中立位，固定跖骨：屈或伸跖趾关节，阻力施于趾近节跖侧或背侧（图 2-3-64、图 2-3-65）	体位同左，无阻力下可屈或伸跖趾关节	体位同左，可部分屈、伸跖趾关节或触及肌肉收缩
伸	伸趾长短肌	腓深神经、$L_{4\sim5}$、S_1			
	伸拇短肌	L_5、S_1			
	伸拇长肌	腓深神经、L_5、S_1			

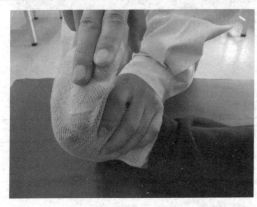

图 2-3-64 跖趾关节屈肌力评定（5级、4级）

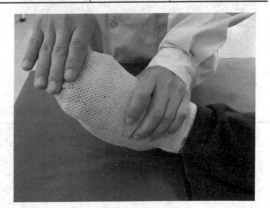

图 2-3-65 跖趾关节伸肌力评定（5级、4级）

（三）躯干主要肌肉（或肌群）的徒手肌力评定

1. 颈的肌力评定 见表2-3-18。

表2-3-18 颈屈、伸主要肌群的徒手肌力评定

运动	主动肌	神经支配	检查及评定		
			5级、4级	3级	2级、1级
屈	斜角肌	颈丛神经、$C_{3\sim8}$	仰卧位，固定胸廓：抬头屈颈，阻力施于前额向下（图2-3-66）	体位同左，无阻力下可全范围抬头屈颈	侧卧位，托住头部时，可屈颈或触及肌肉收缩（图2-3-67）
	颈长肌	$C_{2\sim6}$			
	头长肌	$C_{1\sim3}$			
伸	斜方肌	副神经、$C_{2\sim4}$	俯卧位，前胸垫一枕头，固定胸背，抬头后伸，阻力施于枕部向下（图2-3-68）	体位同左，无阻力下可全范围抬头后伸	侧卧位，托住头部时，可仰颈或触及肌肉收缩（图2-3-69）
	颈部骶棘肌	胸神经、$C_8\sim T_4$			

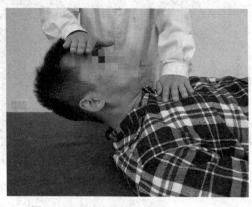
图2-3-66 颈屈肌力评定（5级、4级）

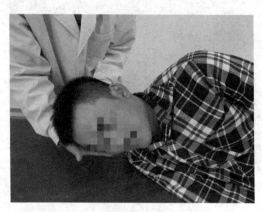
图2-3-67 颈屈肌力评定（2级、1级）

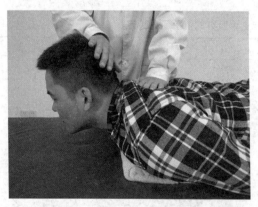
图2-3-68 颈伸肌力评定（5级、4级）

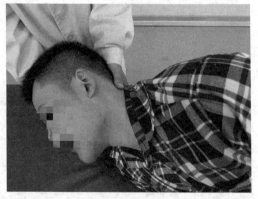
图2-3-69 颈伸肌力评定（2级、1级）

2. 躯干的肌力评定 见表2-3-19。

表2-3-19 躯干屈、伸、旋转主要肌群的徒手肌力评定

运动	主动肌	神经支配	检查及评定
屈	腹直肌	肋间神经、$T_{5\sim12}$	5级：仰卧位，屈髋屈膝，双手抱头后能坐起（图2-3-70） 4级：体位同上，双手前平举能坐起（图2-3-71） 3级：体位同上，能抬起头及肩胛部（图2-3-72） 2级：体位同上，能抬起头部（图2-3-73） 1级：体位同上，主动躯干前屈时，可触及上腹部肌收缩

续表

运动	主动肌	神经支配	检查及评定
伸	骶棘肌	脊神经后支、$C_2 \sim T_5$	5级：俯卧位，固定骨盆，后抬上身，阻力施于胸廓下部，能抗较大阻力（图2-3-74） 4级：体位同上，能抗中等阻力
	腰方肌	$T_{12} \sim L_3$	3级：体位同上，能抬起上身，不能抗阻（图2-3-75） 2级：体位同上，能抬起头部（图2-3-76） 1级：体位同上，主动躯干后伸时，可触及背肌收缩
旋转	腹内斜肌	肋间神经、$T_{7\sim12}$	5级：仰卧位，固定下肢，双手抱头后能坐起并向一侧能转体（图2-3-77） 4级：体位同上，双手前平举能坐起并转体（图2-3-78）
	腹外斜肌	肋间神经、$T_{5\sim11}$	3级：仰卧位，能旋转上体使一侧肩离床（图2-3-79） 2级：坐位，双臂下垂，能全范围转体（图2-3-80） 1级：体位同上，主动转体时，可在肋下缘扪及肌收缩

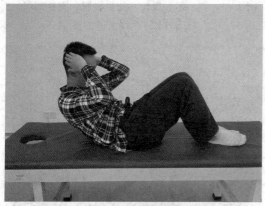

图2-3-70 腹直肌肌力评定（5级）

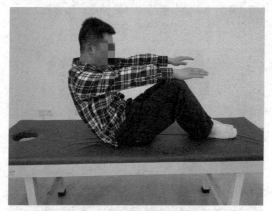

图2-3-71 腹直肌肌力评定（4级）

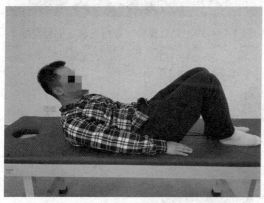

图2-3-72 腹直肌肌力评定（3级）

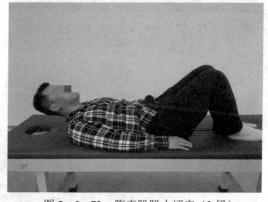

图2-3-73 腹直肌肌力评定（2级）

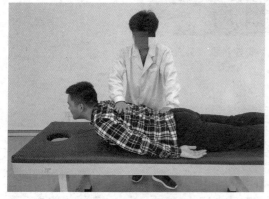

图2-3-74 躯后伸（骶棘肌、腰方肌）
肌力评定（5级）

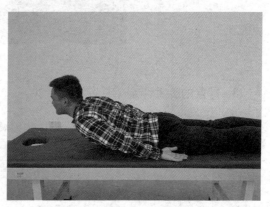

图2-3-75 躯后伸（骶棘肌、腰方肌）
肌力评定（3级）

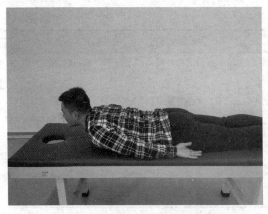

图2-3-76　躯后伸（骶棘肌、腰方肌）
肌力评定（2级）

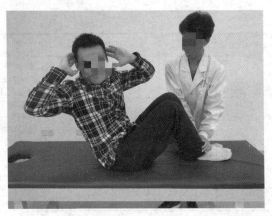

图2-3-77　躯后旋转（腹内斜肌、腹外斜肌）
肌力评定（5级）

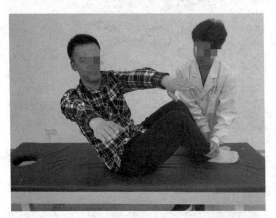

图2-3-78　躯后旋转（腹内斜肌、腹外斜肌）
肌力评定（4级）

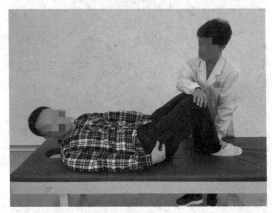

图2-3-79　躯后旋转（腹内斜肌、腹外斜肌）
肌力评定（3级）

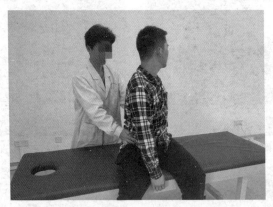

图2-3-80　躯后旋转（腹内斜肌、腹外斜肌）肌力评定（2级）

3. 骨盆的肌力评定　见表2-3-20。

表2-3-20　骨盆侧向倾斜主要肌群的徒手肌力评定

运动	主动肌	神经支配	检查及评定
侧向倾斜	腰方肌	脊神经、$T_{12} \sim L_3$	5级：仰卧位，向头的方向提拉一侧下肢，阻力施于踝部向远端拉，能抗较大阻力（图2-3-81） 4级：体位同上，能抗中等阻力 3级：体位同上，能抗较小阻力 2级：体位同上，无阻力下能拉动一侧腿 1级：体位同上，主动提拉时可在腰部竖脊肌外缘扪到腰方肌收缩

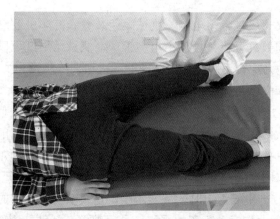

图 2-3-81　骨盆侧向倾斜（腰方肌）肌力评定（5级）

四、仪器评定

当患者局部肌肉或肌群的徒手肌力评定达 3 级以上时，可借助一定的仪器进行肌力评定，从而直接获得肌力的定量指标。接下来简单介绍等长收缩肌力评定和等速收缩肌力评定的方法。

（一）等长收缩肌力评定

采用等长肌肉收缩形式对局部肌肉或肌群进行肌力测试的方法称为等长肌力测试方法。

1. 握力测试　用握力计测定。测试时，受试者站立位或坐位，上肢置于体侧自然下垂，前臂和腕呈中立位，握力计表面朝外，将把手握至适当宽度，用力握 2～3 次，取最大值。手的握力用握力指数来评定，握力指数=握力（kg）/体重（kg）×100，正常值大于 50。

2. 捏力测试　用捏力计测定。测试时，用拇指和其他手指相对，捏压捏力计上的指板，正常值为握力的 30%。

3. 背拉力测试　用拉力计测定。测试时，受试者两膝伸直，将拉力计把手调至膝关节高度，然后做伸腰动作用力上提。背拉力用拉力指数来评定，拉力指数=拉力（kg）/体重（kg）×100，正常值男性为 150～200，女性为 100～150。

4. 四肢各组肌群的肌力测试　使用便携式测力计测试。

（二）等速收缩肌力评定

等速运动的概念是 1967 年美国的工程师 Perrine 和 Hislop 首先提出的，它是指某一肢体在其关节固定的情况下，环绕关节运动，而整个运动过程中肢体速度保持不变的运动方式，又叫"恒定速度运动"（constant velocity training）。实际上，等速运动时，其肌肉收缩是一种等长收缩和等张收缩相混合的方式。

等速肌力测试是在肢体进行等速运动时，测定肌肉的肌力等参数，来判断相关的肌肉、关节等的运动功能的方法。

用等速运动的方法进行的等速肌力测试，由于它是一种全关节的连续动态测试，并且测试过程中肌肉的负荷量是随着肌肉的功能状态可以调节的，因此，不仅可以获得准确的肌力量化数值，又可以反映关节活动范围内各点的肌力情况，而且不易造成过度损伤。

近十来年，等速肌力测试训练仪的种类不断增加，各种类型的更新换代非常快，仪器的功能也突破了单纯的肌力测试和训练，而扩展到肌肉功能的多方面测评，如有的仪器带有同步肌电图描记系统、有的有生物反馈装置、有的甚至可以进行酶学和耗氧量的测试，为临床和科研带来极大方便。目前常用的等速测力仪有 Cybex 系列和 Biodex 系列。

新型的等速测力仪一般包括：电脑、机械限速装置、打印机及座椅和附件四个基本部分。仪器的运行控制和数据分析处理均由电脑管理，测试结果既可以通过电脑屏幕显示，也可以打印输出。附件为配合不同关节、肌肉的测试和训练所设。

等速肌力测试训练仪可测试的参数较多，主要的有以下几个。

1. 力矩 即作用力与力臂的乘积。它是反映肌肉收缩力量的数值，包括峰力矩和平均力矩。峰力矩即肌肉收缩力量的最大值，是目前肌力测定中最常用的一个指标。平均力矩是指多次重复收缩活动的峰力矩的平均值，它可以更好地反映峰力矩的情况。在一次关节的屈、伸活动中，可以同时测出屈肌和伸肌（一组拮抗肌群）的力矩。

2. 最佳用力角度 产生峰力矩时的关节角度，是关节功能正常的一个特异性指标。

3. 肌肉做功量 为力与运动距离的乘积，是反映关节活动能力的一个指标，包括总功和功率两个参数。总功是肌肉收缩所做的全部的功，即力矩曲线下的总面积，是肌肉功能障碍的敏感指标。平均功率是指单位时间所做的功，为一个运动速度的指标，反映肌肉实际做功的能力。

4. 到达峰力矩时间 指肌肉开始收缩至到达峰力矩所用的时间，可作为肌肉爆发力的客观指标。

5. 耐力比和疲劳指数 受试者反复屈伸活动20次，前4次的做功量与末4次之比即为耐力比；肌肉连续收缩后，在连续的力矩曲线上峰力矩值下降，其下降的速度即疲劳的快慢，是反映肌肉耐力的指标。

6. 拮抗肌力矩比（F/E） 屈肌（如动肌）与伸屈（拮抗肌）的力矩之比，反映拮抗肌之间的平衡情况，以及关节稳定性。

7. 峰力矩与体重比 又叫相对峰力矩或重力效应矩，是指最大力矩占体重的百分率，因此更能反映个体情况。

8. 关节活动范围（range of motion，ROM） 即关节一次屈、伸所经过的角度。

此外还有两条重要的曲线：为矩曲线和相应的关节活动曲线，可以直观地反映力矩和关节活动的连续变化。目前较新型号的仪器还可以根据需要给出多种曲线和直方图，十分方便。

本 节 小 结

肌力是指肌肉（或肌群）在肌肉骨骼系统负荷的情况下，肌肉为维持姿势、启动或控制运动而产生一定张力的能力。肌力评定是最常用的评定方法之一。常用的肌力测定方法有徒手肌力评定和器械肌力测定两大类。康复医学工作者在肌力评定过程中，应结合病史、体格检查、神经影像学检查等，可以全面评价肌无力的病因及障碍的程度，客观评价康复治疗、训练的效果等。

（郭洁梅）

第四节　肌张力评定

扫码"练一练"

扫码"学一学"

学习目标

1. **掌握** 肌张力的定义；肌张力异常的类型和主要表现。

2. **熟悉** 肌张力产生的生理机制及作用、分类；肌张力评定的注意事项；肌张力的徒手检查方法；痉挛的评定标准。

3. **了解** 肌张力评定的目的；肌张力的器械检查；肌张力低下的评定标准。

4. 具有良好的临床思维能力、分析解决问题的能力，能与患者及家属进行良好沟通，能运用肌张力徒手评定方法为患者进行肌张力评定。

 案例讨论

【案例】

患者，男，65岁，5年前开始自觉右上肢活动不便，有僵硬感并伴不自主抖动，情绪紧张时症状加重，睡眠时症状消失，1年后左上肢亦出现类似症状，并逐渐出现起身落座动作困难，行走时向前冲，易跌倒，步态幅度小。查体：神清，面具脸，伸舌居中，鼻唇沟对称，四肢肌张力呈齿轮样增高，双侧腱反射正常，四肢肌力均为4级，双手放置时呈搓丸样。

【讨论】

1. 患者的主要康复问题是什么？

2. 应该做哪些评定项目，如何评定？

一、概述

（一）基本概念

肌张力是指肌肉在静息状态下的紧张度，表现为肌肉组织微小而持续的不随意收缩。临床上以被动活动肢体或按压肌肉时所感到的阻力来判断肌张力。肌张力的产生有赖于完整的中枢神经系统和外周神经系统的调节机制，以及肌肉本身的收缩能力、弹性、延展性等。

考点提示 肌张力是指肌肉在静息状态下的紧张度。

（二）肌张力的分类

肌张力是维持身体各种姿势和正常活动的基础。根据身体所处的状态将正常肌张力分为静止性肌张力、姿势性肌张力和运动性肌张力。

1. **静止性肌张力** 是肢体静息状态下，表现出来的肌张力的特征，可通过触摸肌肉的硬度、观察肌肉外观、感觉被动牵伸运动时肢体活动受限的程度及其阻力来判断。

2. **姿势性肌张力** 姿势性肌张力是在变换各种姿势的过程中，表现出来的肌张力特征，可通过观察肌肉的阻力和肌肉的调整状态来判断。

3. **运动性肌张力** 运动性肌张力是在完成某一动作的过程中，所感觉出来的一定弹性和轻度的抵抗感等肌张力特征，可通过检查相应关节在被动运动中的阻力来判断。

（三）肌张力异常的类型

1. **肌张力增高（hypertonic）** 肌张力高于正常水平，被动运动相关肢体时抵抗明显增强。肌张力增高分为痉挛和僵硬。

（1）痉挛（spasticity）　痉挛是由牵张反射高兴奋性所致的，是以速度依赖的紧张性牵张反射增强伴腱反射亢进为特征的运动障碍。在快速被动活动痉挛患者的相关肢体时能够明显感受肌肉的抵抗。

1）巴宾斯基征反射　巴宾斯基反射阳性为痉挛性肌张力过强的特征性伴随表现。

2）折刀样反射　被动牵伸痉挛肌时，初始产生的较高阻力随之被突然的抑制发动而中断，造成痉挛肢体的阻力突然下降，产生类似折刀样的现象。

3）阵挛　以固定频率发生的拮抗剂周期性痉挛亢进。在持续牵伸痉挛肌时发生，踝阵挛是最常见的表现，身体的其他部位也发生。

4）去脑强直和去皮质强直　两者均由于牵张反射弧的改变所致，是痉挛严重的形式。

（2）僵硬（rigidity）　僵硬是主动肌和拮抗肌阻力一致性增加，使得身体相应部位活动不便和固定不动的现象。

2. 肌张力低下（flaccidity）　又称为肌张力弛缓，是指肌张力低于正常静息水平，被动运动相关肢体时抵抗明显减弱甚至消失。

3. 肌张力紊乱　又称肌张力障碍，是一种以肌张力损害，持续和扭曲的不自主运动为特征的运动功能亢进性障碍。

 知识链接

肌张力产生的生理机制

正常人体的骨骼肌被动移动或牵伸时，产生一定的肌张力，本质是紧张性牵张反射。外周和中枢神经系统调节机制以及肌肉本身的收缩能力、弹性、延展性，都可以引起肌张力的变化。正常肌张力的产生与以下两方面有关。

1. 正常人体骨骼肌受重力的作用，发生牵拉，刺激其梭内肌的螺旋感受器反射性引起梭外肌轻度收缩，形成一定的肌张力。

2. γ运动神经元在高位中枢影响下，有少量的冲动传到梭内肌，梭内肌收缩，刺激螺旋感受器，把冲动传导脊髓，通过α神经元及传出纤维使梭外肌收缩产生一定肌张力。

二、评定方法

（一）肌张力评定的目的

肌张力评定对物理治疗师和作业治疗师了解病变部位、制订治疗计划、选择治疗方法具有重要作用。

1. 依据评定结果确定病变部位，预测康复疗效。

2. 根据肌张力的表现特点制订康复计划。

3. 及时治疗，避免并发症的发生。

（二）肌张力评定的注意事项

1. 选择恰当的评定时间和评定环境。

2. 取得充分的医患合作。

3. 实施正确的检查方法。

4. 进行全面的结果分析。

（三）肌张力的常用评定方法

肌张力评定是肌肉功能评定的重要内容，在康复临床实践中有着十分重要的意义。常用的评定方法包括徒手评定和器械检查，徒手评定可进行定性、半定量评定，器械检查可进行定量评定，临床上应根据设备条件进行选择。

1. 徒手评定

（1）采集病史　通过采集患者的发病史，了解肌张力异常发生的频率与程度、受累的肌肉与数目、现在发作的程度与以往的比较情况、引发的原因等。患者的病史在一定程度上可以帮助判断肌张力异常的原因、发展规律。

（2）视诊　是最初的临床检查项目，是评定者通过观察患者肢体或躯体异常的姿态而做出初步判断。如刻板样运动常表明患者有肌张力异常，不自主的波动运动表明患者有肌张力紊乱，而主动运动的减弱或完全丧失则表明患者有肌张力低下。

（3）触诊　在患者完全静止、放松相关肢体的情况下触摸受检肌群有助于判断肌张力情况。肌张力增高时肌腹丰满、弹性增高、触之较硬或坚硬；肌张力低下时肌肉松弛、弹性减弱、触之软弱。

（4）反射检查　应特别注意检查患者腱反射是否正常，有无亢进或减弱现象，如肱二头肌腱反射、肱三头肌腱反射等。肌张力增高伴腱反射亢进，肌张力低下常伴腱反射减弱或消失。

（5）被动关节活动范围检查法（passive range of motion，PROM）　是一种快速评定痉挛的徒手评定方法，操作方法与被动关节运动相似，但最好从被评定的肌肉处于最短的位置开始，运动速度较快。检查中评定者通过体会患者肢体被动运动过程中的运动范围和对运动的抵抗来判断肌张力情况。

1）上肢被动运动检查

肩关节外展：患者肘关节屈曲 90°，使上肢置于身体侧面。评定者握住患者手腕和肘关节做肩关节外展动作（图 2－4－1）。

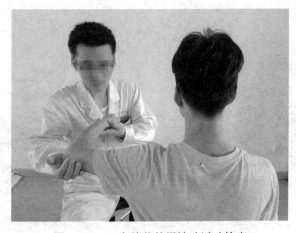

图 2－4－1　肩关节外展被动活动检查

肘关节屈伸：患者仰卧位，上肢伸展放置于身体侧面。评定者一手固定患者上臂，另一手握住前臂，做肘关节屈伸动作（图 2－4－2）。

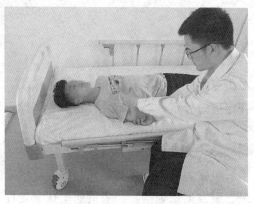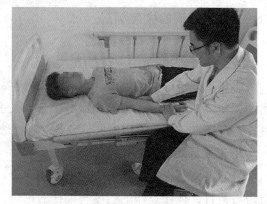

a. 屈曲   b. 伸展

图2-4-2　肘关节屈伸被动活动检查

前臂旋前、旋后：患者屈肘，上肢放置于身体侧面。评定者一手固定患者肘部，另一手握住腕关节，做前臂旋前、旋后动作（图2-4-3）。

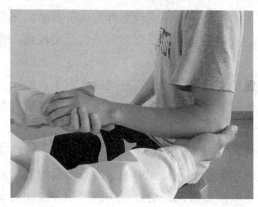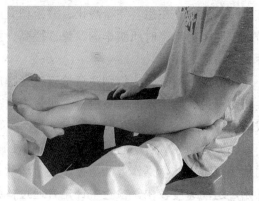

a. 旋前   b. 旋后

图2-4-3　前臂旋前、旋后被动活动检查

腕关节掌屈、背屈：患者屈肘，上肢放置于身体侧面。评定者一手固定患者前臂，另一手握住其手掌，做腕关节的掌屈、背屈动作（图2-4-4）。

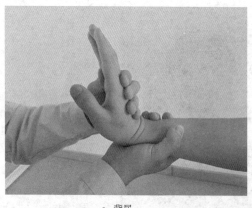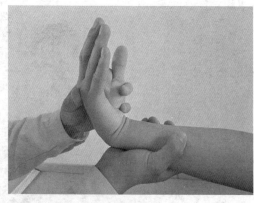

a. 背屈   b. 掌屈

图2-4-4　腕关节背屈、掌屈的被动活动检查

2）下肢被动运动检查

髋、膝关节屈伸：患者仰卧位，下肢呈伸展位。评定者一手握住患者踝关节，另一手放在患者髌骨部，做髋、膝关节屈伸动作（图2-4-5）。

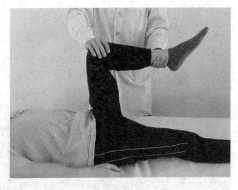
a. 屈曲

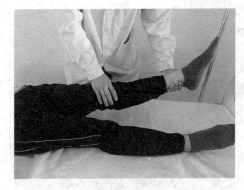
b. 伸展

图2-4-5 髋关节屈曲、伸展的被动活动检查

髋关节内收、外展：患者仰卧位，下肢伸展。评定者一手握持患者踝关节，另一手放在患者的膝部，做髋关节内收、外展动作（图2-4-6）。

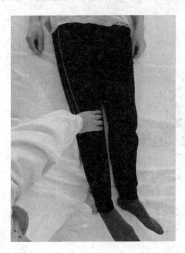
a. 内收

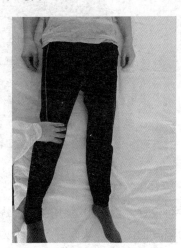
b. 外展

图2-4-6 髋关节内收、外展被动活动检查

踝关节背屈、跖屈：患者仰卧位，髋、膝关节屈曲，评定者一手握持患者小腿下段，另一手置于手掌部，做踝关节背屈、跖屈动作（图2-4-7）。

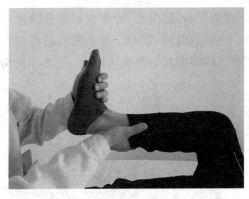
a. 背屈

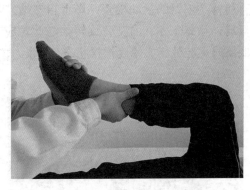
b. 跖屈

图2-4-7 踝关节背屈、跖屈被动活动检查

3）躯干被动运动检查 颈屈伸、侧屈、旋转：患者无枕仰卧位，使颈部探出床边。评定者双手扶持患者头部，做颈部的屈伸、侧屈、旋转动作（图2-4-8）。

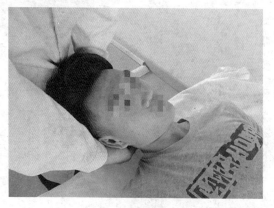
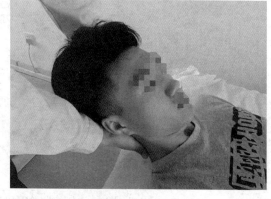

a. 颈侧屈   b. 颈前屈

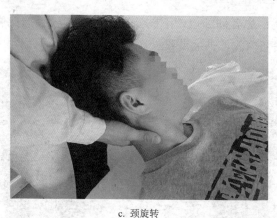

c. 颈旋转

图2-4-8　颈侧屈、前屈、旋转被动活动检查

（6）摆动检查　以关节为中心，做快速摆动运动，使主动肌和拮抗肌交互快速收缩，观察其摆动幅度的大小，从而评定肌张力。肌张力低下时摆动幅度增大，肌张力增高时摆动幅度减小。

1）上肢的摆动检查

手的摆动检查：患者肘屈曲，上肢置于身体侧面。评定者一手固定患者上臂，另一手把持患者的前臂，急速地摆动前臂，观察手的摆动过程。肌张力低下时，腕和手指屈、伸过度。肌张力增高时，腕关节振幅变小，手指屈、伸度变小（图2-4-9）。

前臂、上臂的摆动检查：患者自然站立，上肢垂于身体侧面。评定者双手分别置于患者双肩，让躯干左、右交替旋转，与此对应上肢前、后摆动，观察上肢的摆动过程。肌张力低下时上肢处于大幅度摇摆状态，肌张力增高时摆动幅度减小并快速停止（图2-4-10）。

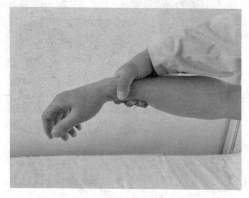
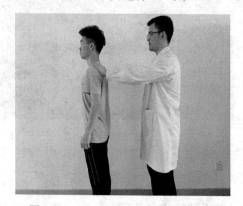

图2-4-9　手的摆动检查   图2-4-10　前臂、上臂的摆动检查

2）下肢的摆动检查 患者坐位，使足离开地面。评定者握住患者的足抬起小腿做伸膝动作，然后放下使小腿摆动。观察下肢摆动至停止的过程。肌张力低下时摆动持续延长，肌张力增高时摆动幅度减小并快速停止（图2-4-11）。

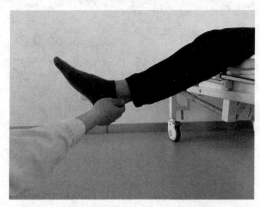
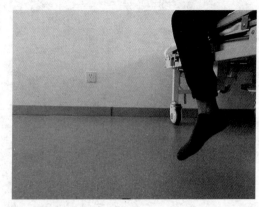

图2-4-11 下肢的摆动检查

（7）伸展性检查 是指肌肉缓慢伸展而达到的最大伸展度。评定时需双侧进行对比，如果一侧肢体伸展相同部位伸展程度相比出现过伸展，提示肌张力低下。

1）腕关节屈伸 患者仰卧位，屈肘，前臂垂于床面。评定者握住患者的手指远端使腕关节和手指同时做屈、伸动作（图2-4-12）。

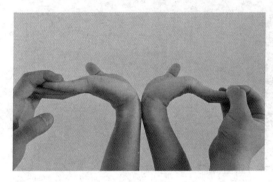
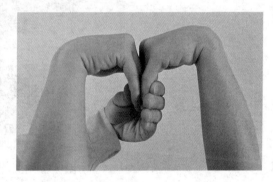

a. 屈曲   b. 伸展

图2-4-12 腕关节屈伸检查

2）肘关节屈伸 患者仰卧位，上肢置于身体侧面。评定者握住患者的前臂远端做肘关节的屈、伸动作（图2-4-13）。

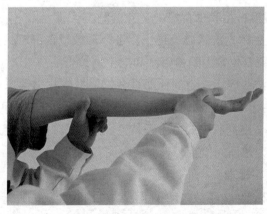

图2-4-13 肘关节屈伸

3）踝关节背屈、跖屈　患者仰卧位，下肢伸展。评定者握住患者足部远端，做踝关节强背屈、跖屈动作（图2-4-14）。

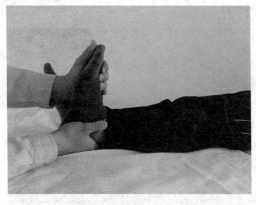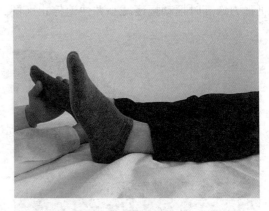

a. 背屈　　　　　　　　　　　　　　　　　　　　　b. 跖屈

图2-4-14　踝关节背屈、跖屈检查

4）膝关节屈曲　患者俯卧位，评定者握住患者的足背，使膝关节屈曲同时做足跖屈动作（图2-4-15）。

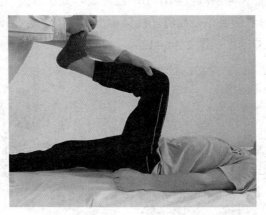

图2-4-15　膝关节屈曲检查

（8）姿势性肌张力检查　令患者变换姿势和体位，根据抵抗情况来判断肌张力情况。

1）正常姿势肌张力　反应迅速，姿势调整立即完成。

2）痉挛或僵硬　过度抵抗，姿势调整迟缓。

3）肌张力低下　关节过伸展。

4）肌张力紊乱　过度抵抗和抵抗消失交替出现。

2. 器械检查　在徒手评定的基础上进一步进行器械检查可对肌张力进行更为准确的定量评定。常用的器械检查有生物力学检查法和电生理检查法。

（1）生物力学检查法　应用一定的仪器设备，根据生物力学原理对肌张力进行检查并获得量化指标的方法，主要用于痉挛的评定。钟摆试验较为常用，可在普通的装置上进行。

（2）电生理检查法　根据肌肉的电生理特性，对肌张力进行检查并获得准确的定量指标的方法。可用于肌张力增高的检查。表面肌电图较为常用。

3. 肌张力异常的评定标准

（1）肌痉挛的评定标准　包括被动关节活动范围检查法、肌张力的神经科分级法、改良Ashworth分级法、Penn分级法和Clonus分级法等。其中改良Ashworth分级法更为常用。

被动关节活动范围检查法：评定者握持患者相关肢体做快速被动活动，根据阻力情况评定痉挛程度。具体评定标准见表2-4-1。

表2-4-1　痉挛的被动关节活动范围检查法评定标准

痉挛程度	评定标准
轻度	在被动关节活动范围后1/4时出现阻力
中度	在被动活动关节范围的1/2时出现阻力
重度	在被动关节活动范围的前1/4时出现阻力，使被动关节活动难以完成

改良Ashworth分级法评定标准：具体评定标准见表2-4-2。

表2-4-2　改良Ashworth分级法评定标准

分级	评定标准
0	无肌张力增高
1	肌张力略微增加：受累部分被动屈伸时，在关节活动范围的末时呈现最小的阻力，或出现突然的卡住和释放
1+	肌张力轻度增加：在关节活动范围后50%范围内出现突然卡住，然后在关节活动范围后50%均呈最小阻力
2	肌张力较明显地增加：通过关节活动范围的大部分时，肌张力均较明显地增加，但受累部分仍能较容易地被动移动
3	肌张力严重增加：被动活动困难
4	僵直：受累部分被动屈伸时呈现僵直状态，不能活动

Penn分级法和Clonus分级法评定标准：Penn分级法是以自发性肌痉挛发作频度来划分痉挛严重程度的评定方法，具体见表2-4-3。Clonus分级法是以踝阵挛持续时间来进行评定分级的评定方法，具体见表2-4-4。临床上这两种方法应用相对较少。

表2-4-3　Penn分级法评定标准

痉挛级别	评定标准
0级	无痉挛
1级	刺激肢体时，诱发轻度痉挛
2级	痉挛偶有发作，<1次/小时
3级	痉挛经常发作，>1次/小时
4级	痉挛频繁发作，>10次/小时

表2-4-4　Clonus分级法评定标准

痉挛级别	评定标准
0级	无踝阵挛
1级	踝阵挛持续1~4s
2级	踝阵挛持续5~9s
3级	踝阵挛持续10~14s
4级	踝阵挛持续≥15s

（2）肌张力低下的评定标准　根据严重程度，肌张力低下分为轻度、中重度两级，可通过被动运动检查和徒手肌力检查进行。对于上肢肌张力低下，还可采用上肢下落试验评定。评定者通过上肢突然下落时的"卡住"感，来评定患者自主本体感觉反应的强度。肌张力正常的上肢可表现为瞬间下落，然后"卡住"并保持姿势。而肌张力低下的上肢则表

现为下落迅速，肌张力增高的上肢表现为下落迟缓和抵抗，见表2-4-5。

表2-4-5　肌张力低下的评定标准

肌张力低下级别	评定标准
轻度	肌张力降低，肌力下降，肢体放在可下垂的位置并放下，肢体只有短暂抗重力的能力，随即落下。能完成一定的功能性动作
中度到重度	肌张力明显下降或消失，手法肌力检查为0级或1级，将肢体放在抗重力肢位，肢体迅速落下，不能维持规定肢位。不能完成功能性动作

扫码"练一练"

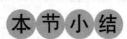

本 节 小 结

　　肌张力是维持身体各种姿势和正常活动的基础，肌张力的正常与否主要取决于外周和中枢神经系统的支配情况。中枢和外周神经系统疾病及损伤常导致肌张力异常。因此，肌张力的评定是神经系统疾病及损伤后运动功能评定的重要组成部分。康复医学工作者在肌张力评定过程中，应结合病史、体格检查、神经影像学检查等，可以全面评价肌张力异常的病因及障碍的程度，客观评价康复治疗、训练的效果等。

（郭洁梅）

第五节　感觉功能评定

扫码"学一学"

学习目标

　　1. **掌握**　感觉检查的方法；疼痛的评定方法。

　　2. **熟悉**　躯体感觉的分类及体表感觉的节段分布；感觉障碍的临床分类和分型；疼痛的分类；疼痛评定的目的。

　　3. **了解**　感觉感受器的分类；感觉传导通路。

　　4. 具有良好的临床思维能力、分析解决问题的能力，能与患者及家属进行良好沟通，能运用感觉评定及疼痛评定方法为患者进行评定。

 案例讨论

【案例】

　　患者，男，20岁。5天前通宵上网，靠在右手臂上睡着后发现右手腕和手指不能背伸，且上臂明显疼痛，患者感到右手拇指背侧和前臂桡侧麻木。查体：右手伸腕肌肌力1级，手指伸肌肌力1级，肱二头肌肌肉力量弱，肱三头肌和上臂其他肌肉力量正常，拇指外展肌力正常，前臂桡侧区感觉减退，反射正常。肌电图检查：右小指展肌、指总伸肌、肱桡肌可见失神经电位；右指总伸肌MUP未检出，右食指固有伸肌MUP减少，余肌MUP可检出；右桡神经指总伸肌支CMAP波幅降低；余测各周围神经MCV、SCV及F波大致正常。结论：右上臂桡神经部分性损伤。

【讨论】
1. 说出该患者主要功能障碍部位。
2. 请问该患者需要做哪些感觉评定？

感觉是人脑对直接作用于感受器的客观事物的个别属性的反映，是以神经系统为解剖学基础，个别属性有大小、形状、颜色、质地、温度、味道、气味、声音等。通常将感觉分为特殊感觉和一般感觉两大类，一般感觉即躯体感觉，是康复评定中最重要的部分。根据感受器对于刺激的反应或感受器所在的部位不同，躯体感觉又分为浅感觉、深感觉和复合感觉，躯体感觉受损将影响患者的躯体运动功能和日常生活活动能力。因此，康复医生和治疗师必须熟练掌握感觉功能评定的具体操作方法，并能够依据评定结果指导制订康复治疗计划。

一、感觉的解剖生理学基础

（一）感觉感受器的分类

感受器（sensory receptor）是指分布于人和动物体的体表或组织内部的一些感受机体内外环境变化的结构和装置，是感觉神经元周围突起的末梢。它能接受刺激，并把刺激转化为神经冲动，由感觉纤维传入中枢引起感觉，并进一步出现随意或不随意运动。一种感受器只能感受某种特定的刺激（如冷或热），所以感受器的构造是多种多样的。它们具有共同生理特征：①每一种感受器均有其适宜刺激；②均有发生兴奋所需的最低刺激强度；③均为换能器；④均有适应现象。

1. 按感受器在身体上分布的部位和接受刺激的来源分类

（1）外感受器　分布于皮肤、黏膜、视器和听器等处，感受外界环境的刺激，如触、压、切割、温度、光和声等物理刺激和化学刺激，包括光感受器、听感受器、味感受器、嗅感觉器等。

（2）内感受器　分布于内脏和心血管等处，感受机体内在的物理和化学刺激，如渗透压、压力、温度、离子和化合物浓度等，包括心血管壁的机械和化学感受器，以及胃肠道、输尿管、膀胱、体腔壁内的和肠系膜根部的各类感受器。

（3）本体感受器　分布于骨骼肌肌腹、肌腱、关节囊、韧带和内耳的位觉器等处，感受机体运动和平衡变化时所产生的刺激。

人体主要感觉类型和相应感受器见表2-5-1。

表2-5-1　人体主要感觉类型和相应的感受器

感觉类型	感受器名称	感觉类型	感受器名称
视觉	视杆和视锥细胞	关节位置和运动觉	神经末梢
听觉	螺旋器内毛细胞	肌肉长度	肌梭内神经末梢
嗅觉	嗅神经元	肌肉张力	腱梭内神经末梢
味觉	味感受细胞	动脉血压	神经末梢
旋转加速度	壶腹嵴毛细胞	肺扩张	神经末梢
直线加速度	椭圆囊和球囊毛细胞	头部血液温度	下丘脑某些神经元

续表

感觉类型	感受器名称	感觉类型	感受器名称
触-压觉	神经末梢	动脉氧分压	神经末梢
热觉	神经末梢	脑脊液 pH	延髓腹外侧面感受器
冷觉	神经末梢	血浆葡萄糖	下丘脑某些细胞
痛觉	游离神经末梢	血浆渗透压	下丘脑前部某些细胞

注：前 11 项通常能引起明确的主观感觉，其余的感受器一般只向中枢提供内外环境中某些因素改变的信息，因而引起各种调节性反应，但这时在主观意识上并不产生特定的感觉。

2. 按所接受刺激的特点分类

（1）机械感受器　包括位于皮肤内、肠系膜根部、口唇、外生殖器等部的触、压感受器和位于心血管壁内、肺泡及支气管壁内、各空腔内脏壁内的牵张（或牵拉）感受器。

（2）温度感受器　包括温热感受器及冷感受器两种，遍布于皮肤及口腔、生殖器官等部的黏膜内。

（3）声感受器　在大多数高等动物已发展为结构复杂的听觉器官，其组成部分除接受声波振荡的内耳螺旋器外，还有增强声压的中耳和集音的外耳。

（4）光感受器　是动物（甚至某些植物）的最主要的感受器，甚至原生动物，如眼虫就有了感光的眼点。它的光感受器的主要组成部分是感光细胞，绝大部分动物的光感受器还具备多层结构的视网膜。

（5）化学感受器　主要分布于鼻黏膜、口腔黏膜、尿道黏膜、眼结合膜等处，主要感受空气和水中所含的化学刺激物，如钠、氢以及一些挥发性油类。

（6）平衡感受器　如鱼类身体两侧部的侧线，鸟类及哺乳类高度发展的内耳平衡器官。

（7）痛感受器　也叫损伤性刺激感受器，广泛地分布在皮肤、角膜、结合膜、口腔黏膜等处的游离神经末梢，还有分布于胸膜、腹膜及骨膜等部的神经末梢，多无特殊结构。

（8）渗透压感受器　位于下丘脑的视上核及室旁核内，详细结构至今还未弄清，它对体液中渗透压的变化非常敏感，当血浆渗透压降低时，它所分泌的抗利尿激素减少，反之则分泌增加，从而调节尿中排出的水分，维持体液的正常渗透压。

（二）感觉传导通路

各种感觉的传导途径都是由三级神经元相互连接构成的，其中第二级神经元发出的神经纤维交叉到对侧，然后上行至中枢，所以感觉中枢对外周感受器的支配是对侧性的。

1. 本体感觉和精细触觉的传导通路　第一级神经元是脊神经节细胞，其周围突分布于肌肉、肌腱、关节和皮肤的一些感受器，来自第四胸节以下的中枢突形成薄束，传导躯干下部和下肢的本体感觉和精细触觉，来自第四胸节以上者形成楔束，传导躯干上部和上肢的本体感觉和精细触觉。薄束和楔束向上分别止于薄束核和楔束核，此二核发出的神经纤维在中央管的腹侧交叉到对侧上行形成内侧丘系，进入腹后外侧核，从此处发出第三级神经纤维，经内囊后脚主要投射到中央后回和中央旁小叶及中央前回。在皮质上的定位是传导上肢和躯干的信息分别在中央后回的中部和上部，而下肢的在中央旁小叶的后部（图 2-5-1）。若此通路在脊髓受损，患者闭目时不能确定同侧各关节的位置和运动方向，两点辨别觉丧失等。

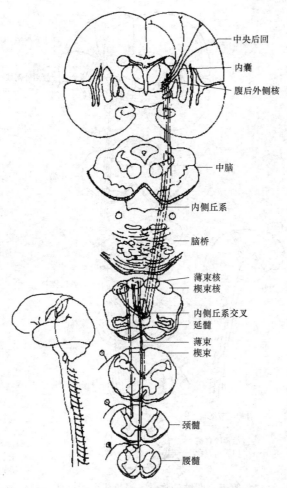

中央后回
内囊
腹后外侧核
中脑
内侧丘系
脑桥
薄束核
楔束核
内侧丘系交叉
延髓
薄束
楔束
颈髓
腰髓

图 2-5-1 本体感觉和精细触觉传导通路

头面部的本体感觉和精细触觉大概经三叉神经、三叉神经中脑核向上传导，但路径尚不清楚。

2. 痛觉、温度觉和粗触觉的传导通路

（1）躯干、四肢的痛、温度、触（粗）觉的传导通路 第一级神经元是脊神经节细胞，周围突分布于皮肤内的感受器，中枢突进入脊髓后先止于胶状质。第二级神经元是脊髓后角的缘层和后角固有核，其树突伸入胶状质中接受痛、温度觉冲动，发出的第二级纤维交叉前上行一节，然后在对侧外侧索前部及前索上行，构成脊髓丘脑束，止于背侧丘脑的腹后外侧核。此处发出第三级纤维经内囊后脚，投射到中央后回和中央旁小叶（图 2-5-2）。皮质的定位与本体感觉的相似。此通路受损，对侧半躯干、四肢浅感觉障碍，若损伤脊髓的脊髓丘脑束，则伤面对侧水平一、二节以下痛、温度觉丧失。

（2）头面部的痛、温度、触（粗）觉的传导通路 第一级神经是三叉神经节细胞，其周围突分布于头面部皮肤以及口、鼻腔黏膜的感受器，中枢突进入脑桥后止于三叉神经脊束核和三叉神经脑桥核，此处发出的第二级纤维交叉到对侧组成三叉丘系上行，止于背侧丘脑的腹后内侧核，自此核发出的第三级纤维经内囊后脚投射到中央后回下部（图 2-5-3）。此通路中三叉丘系或以上的部分损伤，对侧头面部出现浅感觉障碍，若损伤三叉神经脊束，则浅感觉障碍在同侧。

77

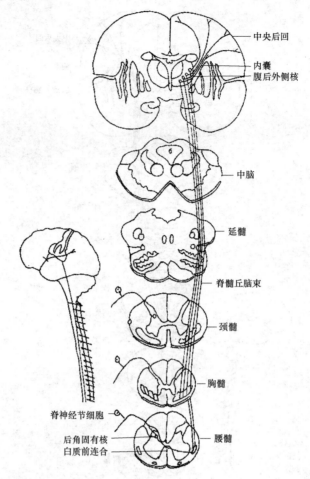

中央后回
内囊
腹后外侧核
中脑
延髓
脊髓丘脑束
颈髓
胸髓
脊神经节细胞
后角固有核
白质前连合
腰髓

图 2-5-2 躯干、四肢的痛觉、温度觉、触（粗）觉传导通路

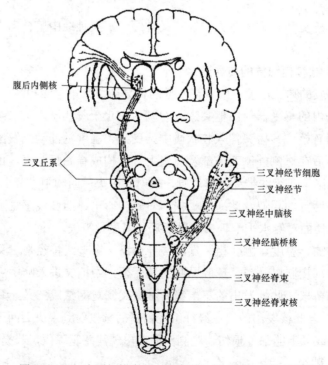

腹后内侧核
三叉丘系
三叉神经节细胞
三叉神经节
三叉神经中脑核
三叉神经脑桥核
三叉神经脊束
三叉神经脊束核

图 2-5-3 头面部的痛觉、温度觉、触（粗）觉传导通路

考点提示 本体感觉、痛觉、温度觉和触觉的传导通路由三级神经元组成。

二、感觉障碍的临床分类和分型

（一）周围性感觉障碍

周围性感觉障碍时，障碍出现在周围神经的支配区内，其特征是各种感觉多有障碍，而且常合并运动、肌营养和反射障碍，依据上述特点和障碍出现的区域，可作出判断。

（二）根性或节段性感觉障碍

障碍出现的区域随病变根或节段的不同而异，常伴有根刺激性痛或脊髓节段损伤引起的中枢性痛。由于节段分布有其独特的特征，故常可据之推出病变根或节段的所在（表2-5-2）。

表2-5-2 根性或节段性感觉障碍

感觉障碍部位	反映的根或节段	感觉障碍部位	反映的根或节段
枕、颈	$C_{1\sim3}$	脐	T_{10}
肩胛	C_4	腹股沟	$T_{12}\sim L_1$
手、前臂、上臂桡侧	$C_{5\sim7}$	下肢前面	$L_{1\sim5}$
手、前臂、上臂尺侧	$C_8\sim T_2$	下肢后面	$S_{1\sim3}$
拇指	C_6	脚趾内侧	L_4
小指	C_8	小趾	S_1
乳线	T_5	踵	S_2
肋弓下缘	T_7	臀、会阴、肛门、生殖器	$S_3\sim C_1$

上述感觉障碍的评定结果可用感觉指数来表示。感觉指数评分（sensory index score，SIS）的方法：选用图2-5-4中的28个点，分别检查两侧各点的痛觉和轻触觉，记于表2-5-3中，根据评分标准进行评分。每侧每点每种感觉最高为2分，两种感觉共4分，4×28=112分，左、右两侧共2×112=224分，分数越高表示感觉越接近正常。

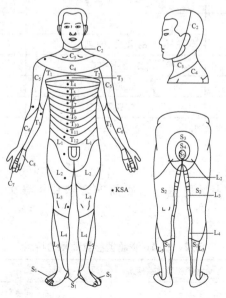

图2-5-4 关键感觉点图

表2-5-3 感觉指数评分

左		关键感觉点	右	
痛觉（针刺）	轻触		痛觉	轻触
2、1、0	2、1、0		2、1、0	2、1、0
		C_2 枕骨粗隆两侧		
		C_3 锁骨上窝		
		C_4 肩锁关节顶部		
		C_5 前肘窝外侧		
		C_6 拇指		
		C_7 中指		
		C_8 小指		
		T_1 前肘窝内侧（尺侧）		
		T_2 腋窝顶部		
		T_3 第3肋间隙		
		T_4 第4肋间隙		
		T_5 第5肋间隙		
		T_7 第7肋间隙		
		T_8 第8肋间隙		
		T_9 第9肋间隙		
		T_{10} 脐		
		T_{11} 第11肋间隙		
		T_{12} 腹股沟韧带中点		
		L_1 T_{12}至L_2距离的一半		
		L_2 股前面中点		
		L_3 股内髁		
		L_4 内踝		
		L_5 足背第3跖趾关节处		
		S_1 外踵		
		S_2 腘窝中线部		
		S_3 坐骨结节		
		S_4 肛周区		
		S_5 肛周区		

评分标准：2分：正常；1分：异常（减退或过敏）；0分：消失。

（三）脊髓型感觉障碍

脊髓型感觉障碍又分为后角型、白质前连合型和传导束型，可依据症状进行评定（表2-5-4）。

表2-5-4 脊髓型感觉障碍的特点

类型	受损部位（疾病）	症状
后角型	后角（脊髓空洞症）	同侧节段性痛觉、温觉障碍
白质前联合型	已交叉的脊髓丘脑侧束（脊髓空洞症）	对称性、节段性痛觉、温觉障碍

续表

类型	受损部位（疾病）	症状
传导束型：		
后索病变	薄束、楔束（脊髓痨、亚急性联合变性）	病侧以下深感觉障碍，共济失调
侧索病变	脊髓丘脑侧束（侧索硬化症等）	病变对侧以下痛觉、温觉障碍
脊髓半切	皮质脊髓束、薄束、楔束、锥体束、脊髓丘脑侧束（脊髓压迫症早期）	病侧以下中枢性瘫及深感觉障碍；病变对侧以下痛觉、温觉障碍

（四）脑干型感觉障碍

脑干型感觉障碍又可分为脑桥中脑型和延髓型。

1. 脑桥中脑型　如病变出现在三叉神经以下，症状如图2-5-5。

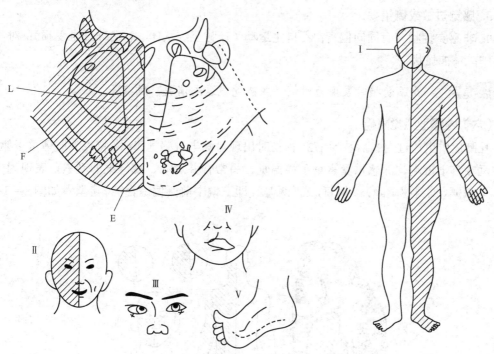

图2-5-5　桥脑损伤的感觉变化和有关改变

L：病灶；F：面神经；E：外展神经

I 为同侧面部和对侧上下肢及躯干出现感觉丧失及瘫痪；II 为同侧面神经核下瘫；

III 为同侧眼不能外展；IV 为对侧舌肌麻痹；V 为病理反射阳性

若病灶高达中脑并高于三叉神经交叉的水平，则不再出现交叉性感觉障碍，而仅出现对侧偏身（包括面部）的感觉缺失。

2. 延髓型　此区损害，水平高时可涉及三叉神经，水平低时可不伴脑神经损害（表2-5-5）。

表2-5-5　延髓型感觉障碍的特点

病变部位	特点	具体症状
I. 延髓上部靠内侧，损伤三叉丘系、脊髓丘脑侧束	半身型痛、温觉障碍	对侧面部、上下肢、躯干痛觉、温觉障碍
II. 延髓一侧的外侧部位，伤及三叉神经脊束及核、脊髓丘脑侧束	交叉性痛、温觉障碍	同侧面部和对侧上、下肢和躯干痛觉、温觉障碍

续表

病变部位	特点	具体症状
Ⅲ．延髓一侧外侧的较小病灶部位，伤及脊髓丘脑侧束	一侧上、下肢和躯干的痛觉、温觉障碍	对侧上下肢、躯干痛觉、温觉障碍
Ⅳ．延髓一侧的前内侧或后内侧部位，伤及内侧丘系、薄束及楔束	一侧上、下肢和躯干的深感觉障碍	对侧或同侧上、下肢和躯干的深感觉障碍

（五）丘脑型感觉障碍

丘脑是各种感觉的汇合之处，受损时出现以下表现。

1. 对侧半身感觉减退或消失　以肢体重于躯干，上肢重于下肢，肢体远端重于近端，深感觉受累重于浅感觉为特征。

2. 脑痛　对侧半身有自发的、难以忍受的剧痛，以定位不准、性质难以形容为特点。

3. 感觉过敏或倒错。

4. 非感觉症状　有同向偏盲；不自主运动（丘脑至纹状体、苍白球纤维受损）；对侧半身水肿；精神症状。

考点提示　丘脑受损时表现为对侧半身感觉减退或消失、脑痛等。

（六）内囊型感觉障碍

丘脑皮质束通过内囊后肢后 1/2，损伤时出现对侧半身感觉障碍，特点为肢体重于躯干、肢体远端重于近端、深感觉受累重于痛温觉，另常合并运动、视纤维的受累，表现为"三偏"，即偏瘫、偏身感觉障碍、偏盲，或"两偏"，即三偏中前两偏综合征。典型者如图 2-5-6。

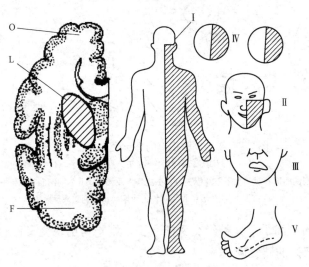

图 2-5-6　内囊型感觉障碍及其有关症状

O：枕叶；L：病灶；F：额叶

Ⅰ为对侧偏身感觉障碍和偏瘫；Ⅱ为对侧面部表情肌的核上瘫；Ⅲ为对侧舌肌麻痹；Ⅳ为对侧同向偏盲；Ⅴ为病理反射

考点提示　内囊型感觉障碍表现为"三偏"或"两偏"。

（七）皮质型感觉障碍

当大脑皮质中央后回有破坏性病变时，即出现此型感觉障碍，其特点为多见于对侧单肢；深感觉和复合感觉障碍比浅感觉明显；中央后回下部病变将引起对侧手掌-口综合征，即手掌及口周浅感觉障碍，手掌中央深感觉障碍，且第1～3指的掌面比邻近部位明显。

 知识拓展

感觉与知觉

人们是依靠感觉与知觉了解周围世界的。从感觉到知觉的连续过程当中，感觉与知觉的两个阶段，在性质上是不同的。感觉是以生理为基础的感觉器官接受外来信息为依据的，而知觉是在感觉的基础上形成的，是由多种感觉器官联合活动的结果，是直接作用于感觉器官的客观事物的整体属性在人脑中的反映。知觉可以分为空间知觉、时间知觉、移动知觉、错觉。错觉是指知觉的结果与实际情况不相符合时有图形错觉、月亮升学、形状和方向错觉、形重错觉、时间错觉。

知觉受到诸多因素的影响，例如学习与经验的影响。其次，受知觉的观点差异影响。第三，受知觉中的动机因素影响。

三、感觉功能评定目的及注意事项

（一）感觉功能评定目的

1. 物理治疗的评定目的 物理治疗师通过感觉功能评定确定如下几项。

（1）感觉障碍的类型、部位和障碍的范围。

（2）感觉损伤对运动功能的影响。

（3）针对感觉障碍的特点，制订相应的治疗计划。

（4）确保患者安全，预防出现继发性损伤，如压疮等。

2. 作业治疗的评定目的 作业治疗师通过感觉功能评定发现和确定如下几项。

（1）躯体感觉损伤的情况即感觉损伤的部位、范围、种类和性质，作出神经损伤的定位诊断。

（2）感觉损伤对日常生活活动的影响。

（3）制订感觉康复计划，包括感觉再教育、继发损伤的预防措施及代偿技术的应用等。

（4）评估疗效，尤其对于周围神经损伤，需要通过连续追踪检查，评估其恢复的情况。

（二）感觉功能评定注意事项

1. 评定室内环境安静、温度适宜，让受检者保持放松、舒适的体位，充分暴露被检查部位。

2. 评定时，受检者必须意识清晰，认知状况良好。

3. 检查前应向受检者说明评定目的和方法，以取得其充分合作。

4. 首次评定与再次评定应由同一检查者完成。

5. 评定时应按脊神经根节段性支配区域进行检查，给予的刺激应是随机的、无规律的。

6. 评定过程中应注意左右和远近端的比较。若发现感觉障碍，应从感觉消失区或减退区移到正常区，若感觉过敏则从正常区移到过敏区。必要时，可在受检者皮肤上画出感觉障碍的界线。

7. 受检者在回答问题时，检查者忌用暗示性提问。

83

8. 应根据各种疾病或感觉障碍特点选择具体的感觉评定方法。

四、躯体感觉功能评定

（一）浅感觉检查

1. 触觉 嘱受检者闭目，检查者用棉签或软毛笔轻触受检者的皮肤或黏膜，询问有无感觉。测试时注意两侧对称部位的比较，刺激的动作要轻，刺激不应过频。检查四肢时，刺激的走向应与长轴平行，检查胸腹部的方向应与肋骨平行。检查顺序为面部、颈部、上肢、躯干、下肢。触觉障碍见于脊髓丘脑前束和后索病变。

2. 痛觉 嘱受检者闭目，分别用大头针的尖端和钝端以同等的力量随机轻刺受检者的皮肤。要求受检者说出具体的感受及部位。对痛觉减退的患者检查要从障碍部位向正常部位逐步移行，而对痛觉过敏的患者要从正常部位向障碍部位逐渐移行；测试时注意两侧对称部位的比较。有障碍时，要记录障碍的类型、部位和范围。痛觉障碍见于脊髓丘脑侧束损害。

3. 温度觉 嘱受检者闭目，用盛有热水（40～50℃）及冷水（5～10℃）的玻璃试管交替触碰受检者的皮肤，让受检者辨别冷热感。选用的试管直径要小，管底面积与皮肤接触面不要过大，接触时间以 2～3 秒为宜。检查时应注意两侧对称部位的比较。温度觉障碍见于脊髓丘脑侧束损害。

4. 压觉 检查者用拇指或指尖用力压在皮肤表面。压力大小应足以使皮肤下陷以刺激深感受器。要求受检者回答是否感到压力。对瘫痪的患者，压觉检查常从有障碍部位到正常的部位。

考点提示 浅感觉检查包括触觉、痛觉、温度觉。

（二）深感觉检查

1. 关节觉 是指对关节所处的角度和运动方向的感觉，其中包括关节对被动运动的运动觉和位置觉，一般两者结合起来检查。

（1）位置觉 嘱受检者闭目，检查者将其肢体移动并停止在某种位置上，让受检者说出肢体所处的位置，或另一侧肢体模仿出相同的位置。

（2）运动觉 嘱受检者闭目，检查者在一个较小的范围里被动活动受检者的肢体，让受检者说出肢体运动的方向。如检查者用示指或拇指轻持受检者的手指或足趾两侧做轻微的被动伸或屈的动作（约 5°）。如感觉不清楚可加大活动幅度或再试较大的关节。让受检者回答肢体活动的方向（"向上"或"向下"），或用对侧肢体进行模仿。受检者在检查者加大关节的被动活动范围后才可辨别肢体位置的变化时，提示存在本体感觉障碍。

2. 震动觉 用每秒震动 128～256 次（Hz）的音叉柄端置于受检者的骨隆起处。检查时常选择的骨隆起部位有：胸骨、锁骨、肩峰、鹰嘴、尺桡骨茎突、腕关节、棘突、髂前上棘、股骨粗隆、腓骨小头及内、外踝等。询问受检者有无震动感，并注意震动感持续的时间，两侧对比。正常人有共鸣性震动感。

关节觉障碍、震动觉障碍均见于脊髓后索损害；本体感觉障碍主要表现为协调障碍，即运动失调；由本体感觉障碍引起的运动失调以脊髓痨、多发性神经炎多见。

考点提示 深感觉检查是测试肌肉、肌腱和关节等深部组织的感觉。

（三）复合感觉检查

复合感觉是大脑综合分析的结果，亦称皮质感觉。由于复合感觉是大脑皮质（顶叶）对各种感觉刺激整合的结果，因此必须在深、浅感觉均正常时，复合感觉检查才有意义。

1. 皮肤定位觉　令受检者闭目，用手指或棉签轻触受检者的某处皮肤，让受检者用指出被触及的部位。正常误差手部小于 3.5mm，躯干部小于 1cm。皮肤定位觉障碍见于皮质病变。

2. 两点辨别觉　令受检者闭目，采用钝脚分规或触觉测量器沿所检查区域长轴轻轻刺激两点皮肤（注意不要引起疼痛），受检者回答感觉到"1 点"或"2 点"。若受检者有两点感觉，再缩小两点的距离，直到受检者感觉为一点时停止，测出此时两点间最小的距离。检查时应注意个体差异，两点必须同时刺激、用力相等，必须两侧对比。正常人全身各部位的数值不同，正常值：口唇为 2～3mm，舌为 1mm，手指为 2mm，手掌为 8～12mm，脚趾为 3～8mm，后背为 40～60mm。当触觉正常而两点辨别觉障碍时则见于额叶病变。

3. 图形觉　令受检者闭目，用铅笔或火柴棒在其皮肤上写数字（如一、二、十等）或画图形（如圆形、方形、三角形等），询问受检者能否感觉并辨认，应双侧对照。图形觉障碍见于丘脑水平以上病变。

4. 实体觉　实体觉检查是测试手对实物的大小、形状、性质的识别能力。检查时令受检者闭目，嘱其用单手触摸日常生活中熟悉的物品，如钢笔、钥匙、硬币、手表等，并说出物体的名称。检查时两手比较，应先测患侧，再测另一手。实体觉功能障碍提示大脑皮质病变。

5. 重量觉　检查分辨重量的能力。检查者将形状、大小相同，但重量逐渐增加的物品逐一放在受检者手上；或双手同时分别放置不同重量的上述检查物品。要求受检者将手中物品重量与前一物品重量比较或双手进行比较后说出谁比谁轻或重。

6. 材质识辨觉　检查区别不同材质的能力。将棉花、羊毛、丝绸等一一放在受检者手中，让其触摸，回答材料的名称（如羊毛）或质地（粗糙、光滑）。

7. 双侧同时刺激　检查同时感受身体两侧、肢体或身体远近端的触觉刺激的能力。检查者同时触压受检者：①身体两侧相同部位；②身体两侧远、近端；③身体同侧远、近端。要求受检者说出感受到几个刺激。受检者仅能感受到近端刺激，而不能感受到远端的刺激称"消失现象"。

> **考点提示**　复合感觉检查包括定位觉、两点辨别觉、图形觉、实体觉等。

五、疼痛评定

（一）概述

1. 基本概念　疼痛是一种与实际或潜在组织损伤有关的不愉快的感觉或情感体验，是迄今尚未被完全理解的外周和中枢神经系统相互影响的复杂过程。从生理学方面，它包括感觉成分和反应成分，是体内外蒙受某种能引起即时或潜在组织损伤的刺激而产生的一种不愉快感觉，常难以限定、解释或描述；从心理学角度，它常带有情绪和经验成分，可能会受焦虑、压抑以及其他精神因素的高度影响。这种内在的主观经验是预防和警告潜在伤害的基础，若刺激去除后疼痛仍继续存在，疼痛则失去了其适应价值而成为导致生理和心里障碍的原因。

2. 疼痛分类 疼痛的分类较为复杂，一般可根据疼痛的部位、病因、发作频率、强度、持续时间和病理进行分类。临床上最常用的分类方法是以疼痛起病缓急、持续时间为依据，将疼痛分为急性疼痛、慢性疼痛、亚急性疼痛和再发性急性疼痛。

（1）急性疼痛 由皮肤、深部结构、内脏的损伤和/或疾病、肌肉或内脏的功能异常产生的有害刺激所诱发。由于有效的治疗和/或疾病损伤的自限性，急性疼痛及其伴随反应通常在数天或数周内消失，普遍可以接受的急性疼痛的时间通常不超过 30 天。如未接受正规治疗或治疗不当，可发展为亚急性或慢性疼痛。

（2）慢性疼痛 是指一种急性疾病过程或一次损伤的疼痛时间超过正常所需的治愈时间的情况。普遍可以接受的慢性疼痛的时间通常为 6 个月以上。对于慢性疼痛的确定，更重要的是其并非与急性疼痛一样是疾病的一个症状，而是其本身就成为了一种疾病，常伴随抑郁，疼痛完全缓解的可能性极小，容易出现药物成瘾。

慢性疼痛与急性疼痛的差别：心理反应不同；产生疼痛之外的各种障碍表现；一旦形成慢性疼痛，完全缓解的可能性极小。

慢性疼痛常产生疼痛之外的 6 大类失能表现：①疼痛组织的代谢改变，如局部血液循环不畅、水肿增加、营养不良、局部肌肉缺血等；②运动控制不良，如运动技巧水平降低、本体感觉水平降低、运动对策功能欠佳；③自主神经功能不良，如自主神经反应不良、交感神经活动性增高、肌张力增高、感觉过敏和刺激过敏等；④中枢神经系统功能不良，如疼痛耐受性、痛阈、内啡肽水平、5-羟色胺水平降低等；⑤自我感受差，如内疚感、羞耻感、自我价值感降低等；⑥心理障碍，如孤独、抑郁、躯体症状化、失眠等。

（3）亚急性疼痛 疼痛持续时间介于急性疼痛和慢性疼痛之间，这一过程也可被视为是疼痛可完全治愈的最后机会。亚急性疼痛在病因学和感受伤害机制方面与急性疼痛极为相似，亚急性疼痛可进一步以疼痛产生后的第 100 天左右为界，在此之前，接受充分的治疗尚可使患者基本恢复正常；在此之后，大部分患者虽然可恢复大部分缺失的功能，但不会完全恢复或仍会存在不适感。

（4）再发性急性疼痛 为间隔较长一段时间后再度发作的"孤立"的疼痛模式，它往往是在慢性病理基础上由外周组织病理的急性发作所致。与慢性疼痛和亚急性疼痛不同，它是不连续的急性发作的再现。持续数周以上的疼痛可能为亚急性疼痛，而在数月或数年中数次有限的发作（例如头痛、脊柱退行性变和关节疾病等）即为典型的再发性急性疼痛。

（二）疼痛评定目的

1. 准确判断疼痛的部位、强度、特性、发展过程，明确疼痛的原因，寻找疼痛与解剖结构之间的联系。

2. 确定疼痛对运动功能和日常生活活动能力的影响。

3. 为选择正确的治疗方法提供依据。

4. 用定量的方法判断治疗效果，通过疼痛定量可以说明治疗后疼痛缓解的程度和变化特点。

（三）疼痛评定方法

疼痛评定是一项基本工作，它始于治疗开始之前，贯穿于整个治疗过程之中，并持续至治疗之后。然而，疼痛评定又是一项复杂工作，因为疼痛是主观感觉，受多种因素影响，如躯体、精神、环境、认知和行为等等，所以评定方法也较多。

1. 一般检查

（1）询问病史 主要询问疼痛的发生和发展情况、疼痛的性质与特点、疼痛与时间的关系、疼痛减轻或加重的因素、有无伴随的症状以及接受治疗的情况。

（2）观察 在接诊过程中仔细观察患者疼痛的行为，如表情、发音、步态、坐姿和某些特定的保护性姿势等，以提供有意义的诊断信息。

（3）体检 主要对神经、肌肉和关节功能进行检查，以明确疼痛的病因。具体检查内容可根据病史确定，必要时可针对性地进行特殊的物理检查，如直腿抬高试验、霍夫曼征等。

（4）功能和心理评定 选择性地对由疼痛导致的功能障碍和心理障碍状况进行量化评定，尤其是慢性疼痛时。

（5）其他检查 包括 X 线、CT、MR 等影像学检查，类风湿因子、抗核抗体、磷酸肌酸激酶、血沉等实验室检查，肌电图等电生理检查。

2. 疼痛评定

（1）疼痛部位评定 一般可应用疼痛示意图等方法，以量化疼痛区域的大小、评定疼痛部位的改变，同时可评定疼痛的强度和性质。常采用人体表面积评分法，此法由 Ransford 等人提出，又称为 45 区体表面积评分法（45 body areas rating scale，BARS-45）。它是由人体正、反两面直观图组成，因而可以应用于有交流障碍的患者。医生或患者均可在人体图上画出疼痛的位置，因而可直接提供患者较为准确的疼痛位置和范围。此法适用于疼痛范围相对较广的患者，如颈痛、腰痛及肌筋膜痛等。

1）评定方法 采用 45 区体表面积图等疼痛示意图及颜色笔等。45 区体表面积图将人体表面分为 45 个区域（前 22，后 23），每一区域标有该区号码（图 2-5-7）。让患者用不同颜色或符号将相应疼痛部位在图中标出。

2）评分标准 涂盖一区为 1 分（每一区不论大小均为 1 分，即便只涂盖了一个区的一小部分也评 1 分），未涂处为 0 分，总评分反映疼痛区域。不同颜色或不同符号表示疼痛强度，如用无色或"－"表示无痛、黄色或"〇"表示轻度疼痛、红色或"□"表示中度疼痛、黑色或"△"表示重度疼痛。最后计算各疼痛区域占整个体表面积的百分比（表 2-5-6）。

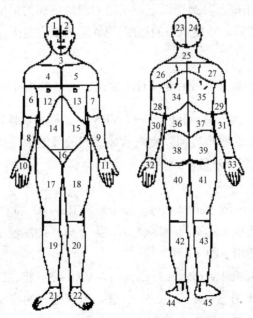

图 2-5-7 45 区体表面积评分法

表 2−5−6　躯体疼痛表面积百分比

疼痛区号码	各占体表面积百分比	疼痛区号码	各占体表面积百分比
25，26，27	0.5	38，39	2.5
4，5，16	1	14，15	3
3，8，9，10，11，30，31，32，33	1.5	19，20，42，43	3.5
1，2，21，22，23，24，44，45	1.75	34，35	4
6，7，12，13，28，29，36，37	2	17，18，40，41	4.75

（2）疼痛强度评定　适用于需要对疼痛的强度及强度变化（如治疗前后的对比）进行评定的患者。量化评定疼痛强度及其变化的方法较多，常用的有视觉模拟评分法（VAS）、口述分级评分法（VRS）、数字评分法（NRS）等。

1）评定方法

Ⅰ.视觉模拟评分法（visual analogue scale，VAS）：也称目测类比评分法（VAS），是用线段的长短来表示疼痛程度的测量方法，是目前临床上最常用的疼痛强度评定方法。适用于需要对疼痛的程度及性质变化（如治疗前后的对比）进行评定的患者；不适用于神志不清或感知直线和准确标定能力差或对描述词理解力差者（图 2−5−8）。

VAS 通常采用 100mm 长的直线（横线或竖线），按毫米划格，两端分别表示"无痛"（0）和"极痛"（100）。被测者根据其感受程度，用笔在直线上标出与其疼痛强度相符合的某点，从"无痛"端至记号之间的距离即为痛觉评分分数。VAS 也可用游动标尺进行评定，游动标尺的正面 0～10 之间为可游动的标尺，背面是从 0 到 10 数字的 VAS 游动标尺（相应长度可精确到毫米），被测者移动游动标尺至自己认定的疼痛位置时，评定者立即在尺的背面看到具体数字。

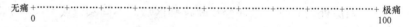

无痛 +⋯⋯⋯+⋯⋯⋯+⋯⋯⋯+⋯⋯⋯+⋯⋯⋯+⋯⋯⋯+⋯⋯⋯+⋯⋯⋯+⋯⋯⋯+ 极痛
0　　　　　　　　　　　　　　　　　　　　　　　　　　　　　　　100

图 2−5−8　视觉模拟评分法

VAS 简单、快速、精确、易操作，它不仅用来测定疼痛的强度，也可以测定疼痛的缓解程度及其他方面，如情感、功能水平的程度。VAS 的缺点是无法对患者之间进行比较，只能对患者治疗前后做评价。

考点提示　VAS 是临床最常用的疼痛评定方法，由一条 100mm 的直线组成。

Ⅱ.口述分级评分法（verbal rating scales，VRS）：又称言语评定量表，是由一系列用于描述疼痛的形容词组成，这些形容词以疼痛从最轻到最强的顺序排列，用于评定疼痛的强度。有 4 级评分法、5 级评分法等。如将疼痛用"无痛""轻微痛""中度痛""重度痛""极重度痛"表示。

4 级评分法（the 4−point verbal rating scales，VRS−4）将疼痛分为四级：①无痛；②轻微疼痛；③中等度疼痛；④剧烈的疼痛。每级 1 分，此法便于病人理解。简单，但不够精确，缺乏灵敏度，适用于临床。

5 级评分法（the 5−point verbal rating scales，VRS−5）将疼痛分为以下几种：①轻微的疼痛（1 分）；②引起不适感的疼痛（2 分）；③具有窘迫感的疼痛（3 分）；④严重的疼痛（4 分）；⑤剧烈的疼痛（5 分）。此法因简单常用于临床。

Ⅲ．数字评分法（numerical rating scale，NRS）：NRS 是用数字计量评测疼痛的幅度或强度。数字范围为 0～10。0 代表"无痛"，10 代表"最痛"，被测者根据个人疼痛的感受在其中的一个数字上做标记。NRS 比 VRS 更为直观，但患者容易受到数字和描述字的干扰，而降低灵敏性和准确性。NRS 常用于下腰痛、类风湿关节炎及癌痛。

2）注意事项　应提醒患者尽量准确标记，以避免患者随意标记。评定者测量直线长度时应避免测量误差。

（3）压力测痛法　用于对疼痛的强度（如痛阈、耐痛阈）进行评定的患者，特别适用于肌肉骨骼系统疼痛的评定。存在末梢神经炎的糖尿病患者、凝血系统疾病、易产生出血倾向的患者则禁用（图 2－5－9）。

1）评定方法　采用压力测痛计进行评定。将压力测痛计放在患者手指关节等处逐渐施加压力，并听取患者反应。记录诱发疼痛出现所需的压力强度，此值为痛阈（即刚出现疼痛所需的压力强度）。继续施加压力至不可耐受时，记录最高疼痛耐受限度所需的压力强度（单位：N 或 kg/cm^2），此值为耐痛阈。

2）注意事项　①测量记录应从压力测痛计加压开始；②评定中施加的压力应保持不变；③测定内脏痛时结果不可靠。

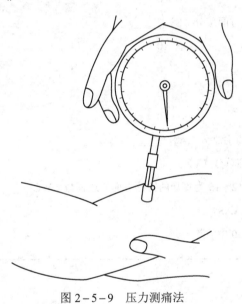

图 2－5－9　压力测痛法

考点提示　压力测痛法适用于肌肉骨骼系统疼痛的评定，测定痛阈。

（4）疼痛特性评定　适用于需要对疼痛特性进行评定的患者及合并存在疼痛心理问题者，常采用多因素疼痛调查问卷评分法。疼痛问卷表是根据疼痛的生理感觉、患者的情感因素和认识成分等多方面因素设计而成，因此能较准确地评定疼痛的性质和强度。其中，麦吉尔 McGill 疼痛问卷（MPQ）和简化 McGill（SF－MPQ）疼痛问卷较为常用。简化 McGill 疼痛问卷（SF－MPQ）是在 MPQ 基础上简化而来，由 11 个感觉类和 4 个情感类对疼痛的描述词以及现时疼痛强度（present pain intensity，PPI）和 VAS 组成。所有描述词可根据个人感受选择"无痛""轻微痛""中度痛"和"重度痛"。简式 McGill 疼痛问卷在临床应用上具有简便、快速等特点。

1）评定方法　采用简式 McGill 疼痛问卷进行评定，问卷内容见表 2－5－7。

表 2-5-7　简式 McGill 疼痛问卷

（一）疼痛分级指数（PRI）

		无痛	轻痛	中痛	极痛
1.	跳痛	0	1	2	3
2.	射穿样痛	0	1	2	3
3.	戳穿样痛	0	1	2	3
4.	锐痛	0	1	2	3
5.	箍紧样痛	0	1	2	3
6.	咬痛	0	1	2	3
7.	烧灼痛	0	1	2	3
8.	酸痛	0	1	2	3
9.	沉重痛	0	1	2	3
10.	触痛	0	1	2	3
11.	劈开样痛	0	1	2	3

以上 11 项相加，得疼痛感觉方面总分（S）＿＿＿＿

		无痛	轻痛	中痛	极痛
12.	耗竭样	0	1	2	3
13.	受病困样	0	1	2	3
14.	害怕样	0	1	2	3
15.	受惩罚样	0	1	2	3

以上 4 项相加，得疼痛情感方面总分（A）＿＿＿＿

从上两项相加（S+A）的疼痛总分（T）＿＿＿＿

（1～11 为疼痛的感觉方面；12～15 为疼痛的情感方面）选词数 NWC：＿＿＿＿

（二）目测类比疼痛评分法（VAS）

长 100cm，定某一点得 1～100 中的某一分

无痛+------+-----+------+------+------+------+------+------+------+------+------+------+------+------+------+------+极痛

（三）现在疼痛状况（PPI）

0	无痛 ＿＿＿＿
1	轻痛 ＿＿＿＿
2	难受 ＿＿＿＿
3	苦难 ＿＿＿＿
4	可怕 ＿＿＿＿
5	极痛 ＿＿＿＿

表 2-5-7 中（一）（二）（三）三项总计分为：S：＿＿＿＿＿；A：＿＿＿＿＿；T：＿＿＿＿＿；VAS：＿＿＿＿＿；PPI：＿＿＿＿＿。

2）注意事项　每词分别以无痛（0 分）、轻痛（1 分）、中等痛（2 分）和极痛"（3 分）的等级记分。被测者根据自己的实际情况打分。评定指标包括感觉类分、情感类分和两者

相加所得疼痛总分；选词数和现有疼痛强度（PPI），采用 6 分法评定即 0～5 分；VAS 分。

（5）疼痛发展过程评定 适用于需要连续记录疼痛相关结果范围（如疼痛严重程度、发作频率、持续时间、药物用法和日常活动对疼痛的效应等）和了解患者行为与疼痛、疼痛与药物用量之间的关系时，尤为癌性疼痛患者镇痛治疗时。采用以日或小时时间间隔的记录疼痛日记方法评定，即疼痛日记评分法。

1）评定方法 采用疼痛日记评分表进行评定，内容为不同的时间段、疼痛有关的活动、使用药物名称及剂量、疼痛强度。由患者或其家属、护士记录每天每时间段（4 小时，或 2 小时，或 1 小时，或 0.5 小时）内与疼痛有关的活动。日记表内注明某时间段内某种活动方式、使用药物的名称及剂量。

2）注意事项 用 0～10 的数字分级表示疼痛强度。睡眠过程按无疼痛（0 分）记分。最好以小时为单位间歇评定，不宜过度频繁使用，以免患者发生过度焦虑和丧失自控能力。

考点提示 简式 McGill 疼痛问卷由感觉、情绪和评价等因素构成。

（6）其他疼痛评定方法

1）疼痛与功能障碍的评定 疼痛与功能障碍关系密切，尤其在慢性疼痛（如慢性腰痛等）时，因此有必要对疼痛及其相应的功能障碍情况进行评定。通常采用专门的、有针对性的评定量表，如 Qswestry 腰痛功能障碍指数。

2）疼痛行为的评定 为一种系统化的行为观察，通过观察患者疼痛时的行为，以提供有关患者与功能直接相关的失能的量化数据。方法为应用录像或有关量表（如疼痛行为记录评分表等）观察或自评标准活动（如坐、立、行、卧姿等）中一系列明显的、出现与疼痛直接相关的行为（如痛苦的脸部表情、支撑动作、保护性运动、抓擦、叹息等）。缺点主要是操作复杂、耗时较长、指标较为局限。

3）小儿疼痛的评定 对小儿的疼痛性质和强度的客观评定具有相当的难度，一般可采用行为评估法、生理学疼痛测试法、推测式方法、直接自报法以及间距分级评分法等方法。

本 节 小 结

感觉是人脑对直接作用于感受器的客观事物的个别属性的反映，感觉功能评定可分为浅感觉检查、深感觉检查和复合感觉检查。

疼痛是临床常见症状，对疼痛的评估是一项基本工作，疼痛的评定方法有很多。康复医学中最常用的是视觉模拟评分法（VAS）、简式 McGill 疼痛问卷和压力测痛法。本章介绍的疼痛评定方法各有利弊，各有适用范围，可以根据需要选用，也可以在此基础上研究更好的评定方法，应用于疼痛治疗的临床和研究。

（刘红旗）

第六节 神经反射及发育性反射评定

学习目标

1. **掌握** 神经反射的定义、分类；发育性反射评定的定义；常用的发育性反射评定方法。

扫码"练一练"

扫码"学一学"

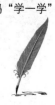

2. **熟悉** 各种生理反射及病理反射的检查方法；发育评定的影响因素。

3. **了解** 浅反射和深反射的传导通路。

4. 具有良好的临床思维能力、分析解决问题的能力，能与患者及家属进行良好沟通，能运用神经反射及发育性反射评定方法为患者进行评定。

 案例讨论

【案例】

患儿，男，3岁，确诊为儿麻。主要表现为左下肢踝背伸不能；右下肢伸膝无力，不能单腿站立；坐位时躯干不稳，行走时左足下垂。徒手肌力检查显示，屈髋：左侧4级，右侧5级；伸髋：左侧3级，右侧4级；髋外展：左侧2级，右侧3级；伸膝：左侧3级，右侧2级；屈膝：左侧4级，右侧4级；踝背伸：左侧1级，右侧2级；踝跖屈：左侧4级，右侧4级。

【讨论】

1. 神经反射检查可能出现哪些阳性体征？

2. 该患儿可做哪些发育评定项目？

一、神经反射检查

（一）定义

1. 神经反射 是指在中枢神经系统参与下，机体对内外环境刺激所作的规律性应答反应。内外环境的刺激是启动一个反射的条件，而这种反应的实现必须有中枢神经系统的参与。反射是人类一切神经活动的基本形式，是随意运动的基础。神经反射包括生理反射和病理反射，根据刺激的部位，又可将生理反射分为浅反射和深反射。

2. 反射弧 一切神经反射都必须通过反射弧来完成，反射弧包括感受器、传入神经元、中枢、传出神经元和效应器五个部分（图2-6-1）。反射弧中任何一个环节有病变都可影响反射，使其减弱或消失；反射又受高级神经中枢控制，如锥体束以上病变，可使反射活动失去抑制而出现反射亢进。

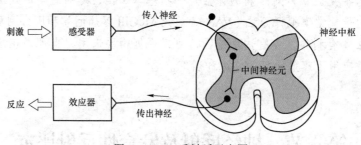

图2-6-1 反射弧示意图

3. 神经反射检查 是通过反射的改变或病理反射的出现判断神经系统损害的部位和性质的方法。反射检查是物理治疗评定与作业治疗评定的重要内容。

（二）神经反射检查的目的

因为每个反射弧都通过固定的脊髓节段和周围神经，所以通过神经反射检查有助于判断神经系统损害的部位，为临床诊断提供依据。

（三）神经反射检查的方法

神经反射检查内容包括浅反射检查、深反射检查和病理反射检查等。

1. 浅反射检查 是刺激皮肤、黏膜或角膜等引起的反应。

（1）角膜反射 嘱受检查向内上方注视，检查者用细棉签纤维由角膜外缘向内轻触受检查角膜。正常时，被刺激侧眼睑迅速闭合，称为直接角膜反射；同时对侧眼睛也出现眼睑闭合反应，称为间接角膜反射。直接与间接角膜反射均消失见于三叉神经病变（传入障碍）；直接反射消失，间接反射存在，见于患侧面神经瘫痪（传出障碍）；深昏迷患者角膜反射消失。

（2）腹壁反射 受检查取仰卧位，双下肢稍屈曲使腹壁放松，然后用钝头竹签分别沿肋缘下（胸髓7～8节）、脐平（胸髓9～10节）及腹股沟上（胸髓11～12节）的方向，由外向内轻划两侧腹壁皮肤，分别称为上、中、下腹壁反射。临床意义：①正常反应是在受刺激的局部可见腹肌收缩。②上部反射消失见于胸髓7～8节病损，中部反射消失见于胸髓9～10节病损，下部反射消失见于胸髓11～12节病损。③双侧上、中、下三部反射均消失见于昏迷或急腹症患者。④肥胖者、老年人及经产妇由于腹壁过于松弛，也会出现腹壁反射的减弱或消失。

（3）提睾反射 用钝头竹签由下向上轻划大腿内侧上方皮肤，可以引起同侧提睾肌收缩，使睾丸上提。双侧反射消失见于腰髓1～2节病损；一侧反射减弱或消失见于锥体束损害；局部病变如腹股沟疝、阴囊水肿等也可影响提睾反射。

（4）跖反射 嘱受检查仰卧，下肢伸直，检查者以手持受检查踝部，用钝头竹签由足跟向前划足底外侧，至小趾跖关节处转向大趾侧。正常反应为足趾向跖面屈曲（即Babinski征阴性）。反射减弱或消失为骶髓1～2节病损。

（5）肛门反射 用钝头竹签轻划受检查肛门周围皮肤，可引起肛门外括约肌收缩。反射减弱或消失见于骶髓4～5节病损或马尾神经损伤等。

2. 深反射检查 是刺激骨膜、肌腱经深部感受器完成的反射，又称腱反射，包括肱二头肌反射、肱三头肌反射、桡骨膜反射、膝腱反射、跟腱反射等。

（1）肱二头肌反射 嘱受检查屈肘，前臂稍内旋。检查者左手托起受检查肘部，以左手拇指置于其肱二头肌腱上，然后右手持叩诊锤叩击左手拇指。正常反应为肱二头肌收缩引起前臂快速屈曲。反射中枢在颈髓5～6节。

（2）肱三头肌反射 嘱受检查外展前臂、肘部屈曲，检查者以左手托住其前臂，右手以叩诊锤直接叩击尺骨鹰嘴上方的肱三头肌肌腱。正常反应为肱三头肌收缩，前臂稍伸展。反射中枢在颈髓6～7节。

（3）桡骨膜反射 受检查前臂置于半屈半旋前位，检查者以左手轻托住其前臂，并使腕关节自然下垂，然后以叩诊锤轻叩桡骨茎突，可引起肱桡肌收缩，发生屈肘和前臂旋前动作。反射中枢在颈髓5～6节。

（4）膝腱反射 受检查取仰卧位，检查者以左手托起其双下肢，使膝关节屈曲呈120°左右；或受检查坐位，小腿自然悬垂与大腿成90°。检查者用右手持叩诊锤，轻叩髌骨下方的股四头肌腱。正常反应为股四头肌收缩，小腿伸展。反射中枢在腰髓2～4节。

（5）跟腱反射　又称踝反射。受检查仰卧位，髋、膝关节稍屈曲，下肢呈外旋外展位。检查者左手握住其足前部，轻向外上方用力，使足部背屈呈直角，右手持叩诊锤叩击跟腱；或让受检查双膝跪于椅上，双足悬于椅座外，用叩诊锤直接叩击跟腱。正常反应为腓肠肌收缩，足向跖面屈曲。反射中枢在骶髓1～2节。

深反射的临床意义：①深反射减弱或消失是下运动神经元损害的重要体征，为相应脊髓节段或所属脊神经的病变，表示反射弧的抑制或中断。多为器质性病变，常见于末梢神经炎、神经根炎、脊髓灰质炎、脑或脊髓休克状态等；②深反射亢进是上运动神经元损害的重要体征，大脑皮质通过锥体束抑制脊髓，故当锥体束受损时出现深反射亢进。常见于脑出血、脑梗死、脑肿瘤等。深反射亢进的患者可出现阵挛等体征，以往以为是病理反射，现认为是反射增强的结果。

（6）阵挛　在锥体束以上病变，深反射亢进时，用一持续力量使被检查的肌肉处于紧张状态，则该深反射涉及的肌肉就会发生节律性收缩，称为阵挛。常见有髌阵挛和踝阵挛两种。

1）髌阵挛　受检查仰卧，下肢伸直，检查者用拇指与示指夹住髌骨上缘，突然用力向远端快速连续推动数次后维持推力。附着在髌骨上缘的股四头肌肌腱被拉长，当膝反射增高时引起该肌收缩，肌腱继续拉长。阳性反应为股四头肌发生节律性收缩，使髌骨出现连续上下有节律的颤动。意义与深反射亢进征相同，见于锥体束损害。

2）踝阵挛　受检查仰卧，髋关节与膝关节稍屈，检查者一手持受检查小腿，另一手持其足掌前端，突然用力使踝关节背屈并维持不松。阳性表现为腓肠肌与比目鱼肌发生节律性收缩，使踝关节呈节律性交替伸屈运动，意义同上。

3. 病理反射检查　指锥体束损害时，大脑失去了对脑干和脊髓的抑制功能而出现的异常反射，也称锥体束征。1岁半以内的婴幼儿因为神经系统发育尚未成熟，也可出现这种反射，不属于病理性。

（1）Babinski 征　受检查仰卧，下肢伸直，检查者手持受检查踝部，用钝头竹签沿足底外侧缘由后向前划至小趾跟部转向踇趾侧。正常反应为呈跖屈曲；阳性反应为踇趾背伸，其余四趾呈扇形展开。

（2）Chaddock 征　受检查仰卧，下肢伸直，足跟着床。检查者用手握住受检查一侧踝部，另一手用钝头竹签自足背外踝下方，由后向前轻划皮肤至小趾跟部转向内侧。阳性表现同 Babinski 征。

（3）Oppenheim 征　检查者用拇指及示指沿受检查胫骨前缘用力由上向下滑压，阳性表现同 Babinski 征。

（4）Gordon 征　检查者用拇指及其余四指以适当力量捏压腓肠肌，阳性表现同 Babinski 征。

（5）Gonda 征　检查者向跖面紧压受检查足外侧两趾背面，数秒钟后突然放松，阳性表现同 Babinski 征。

以上5种检查，方法虽然不同，但阳性表现一致，临床意义相同，其中 Babinski 征是最典型的病理反射。

临床意义：阳性提示锥体束病损（如脑出血、脑肿瘤等）。一侧阳性，提示同侧锥体束损伤或高位中枢的损伤，还需做运动感觉等检查，以定性定位评估病变位置。两侧阳性，提示下运动神经元传导通路病变，双侧失去上位中枢抑制。

（6）Hoffmann 征　检查者左手持受检查腕部，右手以示指及中指轻夹受检查中指，并稍向上提使腕部处于轻度过伸位，然后以拇指迅速弹刮受检查中指指甲，由于中指深屈肌受到牵引而引起拇指及其余三指的轻微掌屈反应，称为 Hoffmann 征阳性。此征为上肢锥体束征，一般较多见于颈髓病变。也有认为是深反射亢进的表现，反射中枢为颈髓 7～胸髓 1 节。

（四）结果记录与分析

1. 结果记录

（1）浅反射　正常为"+"，减弱为"±"，消失为"－"。

（2）深反射　反射强度通常分为以下几级。

0 或 "－"：反射消失。

1+：肌肉收缩存在，但无相应关节活动，为反射减弱。

2+：肌肉收缩并导致关节活动，为正常反射。

3+：反射增强，可为正常或病理状况。

4+：反射亢进并伴有阵挛，为病理状况。

（3）病理反射　阳性为"+"，可疑为"±"，阴性为"－"。

2. 结果分析

（1）锥体束损害　Babinski 征等阳性，深反射亢进，腹壁反射等减弱。

（2）周围神经病变　深、浅反射均减弱或消失，Babinski 征等病理反射阴性。

（3）神经官能症　双侧深反射亢进，腹壁反射活跃，跖反射阴性，Babinski 征等病理反射阴性。

二、发育性反射评定

（一）概述

1. 基本概念　发育性反射与深浅反射不同，是指某些反射与人体的运动发育过程密切相关，只有在某一个水平的反射出现后才能完成与之相应的运动动作，故将这类反射称之为发育性反射。

2. 反射的出现与消失　人类在胎儿期、出生时及出生后在一定时期内会陆续出现脊髓、脑干以及大脑皮质水平的反射，脊髓和某些脑干水平的原始反射的出现标志着运动发育的开始，由于反射的出现提示了中枢神经系统的发育，而运动的发育决定了中枢神经系统发育的成熟程度。这些原始反射的消失则标志着中枢神经系统发育分化的完成，标志着获得新的运动技能的开始。因为新的运动能力的获得必须首先抑制原始反射，中枢神经系统发育分化成熟及髓鞘化过程的完成，使得神经兴奋的泛化性朝向特异性方向发展，表现出神经兴奋的抑制现象。正因为这种抑制现象的存在，为人类有机会学习并获得新的动作和运动技能奠定了基础。

原始反射在婴儿发育的一定阶段内出现是正常的，但是，如果超出这个阶段，就属于病理性的。病理性原始反射的持续，会阻碍正常运动的发育，从而导致姿势障碍和运动障碍。临床上通过观察原始反射存在与否来早期判断脑性瘫痪儿童的运动障碍。成年人如果再现发育性反射提示正常运动和姿势的自由选择受到了抑制。由此可见，发育性反射与中枢神经系统疾病所致的运动功能障碍有着密切的关系，故在中枢神经系统疾病的康复评估中有着重要的意义。

3. 发育性反射的分类　根据反射发育的水平，将发育性反射分为脊髓水平的反射、脑干水平的反射、中脑水平及大脑皮质水平的反应。

（1）脊髓水平的反射　一般在妊娠 28 周～出生后 2 个月内出现并且存在，包括屈肌收缩反射、伸肌伸张反射、交叉性伸展、拥抱反射、抓握反射等。

（2）脑干水平的反射　大部分脑干水平的反射在出生时出现并且维持至出生后 4 个月，包括非对称性紧张性颈反射、对称性紧张性颈反射、紧张性迷路反射、联合反应、阳性支持反射、阴性支持反射等。

（3）中脑水平的反应　大部分中脑水平的反射在出生时或出生后 4～6 个月出现并且维持终生，包括各种调整反应。

（4）大脑皮质水平的反应　大脑皮质水平的反射在出生后 4～21 个月出现并终生存在。皮质水平的反射包括保护性伸展反应和各种平衡反应。

考点提示　发育性反射包括脊髓水平反射、脑干水平反射、中脑水平及大脑皮质水平的反应。

4. 发育性反射评定目的

（1）判断中枢神经系统的发育状况　妊娠期的胎儿或婴儿出生时如果脑受到损害，反射或反应的发育就会出现异常。发育性反射异常提示中枢神经系统成熟迟滞、神经反射发育迟滞。因此，通过检查可以对婴幼儿的发育状况作出判断。

（2）判断中枢神经系统的损伤情况　成年人在各种原因导致的中枢神经系统损害时，原始反射又复出现，如脑卒中后偏瘫患者出现对称性或非对称性紧张性颈反射及联合反应等。Brunnstrom 认为在正常运动发育过程中，脊髓和脑干水平的反射因受到较高位中枢的抑制而不被表现。因此，脊髓和脑干水平的反射是正常发育过程中早期的必然阶段。脑卒中发生后，患者出现发育"倒退"，上述原始反射由于脑损伤导致脱抑制而被释放出来。因此，认识和检查原始反射有助于判断中枢神经系统损伤的阶段。

📋 知识链接

反射与反射弧

反射是神经系统对各器官系统进行调节的基本方式，是实现机能调节的基本方式。反射活动的结构基础是反射弧，反射弧中任何一个部位损坏，反射就不能实现。高等动物和人的反射有两种：一种是在系统发育过程中形成并遗传下来，因而生来就有的先天性反射，称非条件反射，它是由于直接刺激感受器而引起的，通过大脑皮质下各中枢完成的反射。另一种是条件反射，是动物个体在生活过程中适应环境变化，在非条件反射基础上逐渐形成的后天性反射，它是由信号刺激引起，在大脑皮质的参与下形成的。根据结构基础的不同，又可把反射分为简单和复杂的两种。最简单的反射是单突触反射。复杂的反射，是神经中枢分布较广，靠联络神经元组成复杂的链锁。由于突触在结构与功能上的特性，决定了反射弧上冲动的传导只能由感受器传向效应器。

（3）为制订康复治疗方案提供依据　根据检查结果确定脑瘫患儿的发育水平，制订出抑制应该消失的原始反射，易化应该出现的反射的康复训练方案。以头的控制训练为例：头的控制是患儿维持坐位和进行各种运动的基础。正常婴儿在出生后1～2个月时，俯卧位的迷路性调整反应和视觉性调整反应即为阳性。此时小儿可在俯卧位的状态下抬头并在45°维持。如患儿以上两种反应呈阴性，应对其进行俯卧位视觉调整反应易化训练。

考点提示 ▶ 发育性反射评定有助于判断中枢神经系统的发育状况及损伤情况。

（二）发育性反射的评定方法

1. 脊髓水平的反射

（1）基本概念　脊髓反射是脑桥下1/3的前庭外侧核传导的运动反射，它可协调肢体肌肉出现完全的屈曲或伸展动作模式。脊髓水平的反射包括屈肌收缩反射、伸肌伸张反射、交叉性伸展反射、莫勒反射、抓握反射等。脊髓水平反射的反应最容易用肉眼观察到，是运动反应的一部分，具有典型的表现。

脊髓水平的反射多在母亲妊娠28周时出现，出生后两个月以内反射存在，两个月后消失为正常。如果两个月以后仍继续存在，提示中枢神经系统成熟迟滞、神经反射发育迟滞。

（2）评定方法

1）屈肌收缩反射

检查方法：受检查取仰卧位，头呈中立位，双下肢伸展，刺激一侧足底，受到刺激的下肢出现失去控制的屈曲反射，足趾伸展，踝关节背屈（图2-6-2）。

出现时间：妊娠28周。

消失时间：出生后1～2个月。

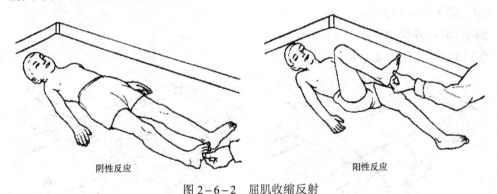

阴性反应　　　　　　阳性反应

图2-6-2　屈肌收缩反射

2）伸肌伸张反射

检查方法：受检查取仰卧位，头呈中立位，一侧下肢伸展，另一侧下肢屈曲，刺激屈曲侧的足底，被刺激的下肢出现失去控制地呈伸展位（图2-6-3）。

出现时间：妊娠28周。

消失时间：出生后2个月。

3）交叉性伸展反射①

检查方法：受检查取仰卧位，头呈中立位，一侧下肢屈曲，另一侧下肢伸展，将伸展位的下肢做屈曲动作，伸展位的下肢一屈曲，屈曲位的下肢立即伸展（图2-6-4）。

出现时间：妊娠28周。

消失时间：出生后2个月。

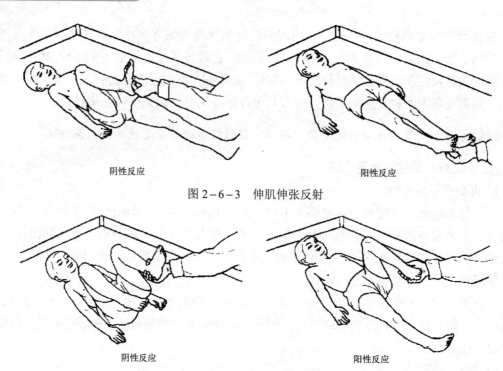

阴性反应　　　　　　　　　　阳性反应

图 2-6-3　伸肌伸张反射

阴性反应　　　　　　　　　　阳性反应

图 2-6-4　交叉性伸展反射①

4）交叉性伸展反射②

检查方法：受检查者取仰卧位，头呈中立位，两侧下肢伸展，检查者在受检查者一侧下肢大腿内侧给予轻轻叩打刺激，对侧下肢表现出内收、内旋、踝关节跖屈（典型的剪刀状体位）（图 2-6-5）。

出现时间：妊娠 28 周。

消失时间：出生后 4 个月。

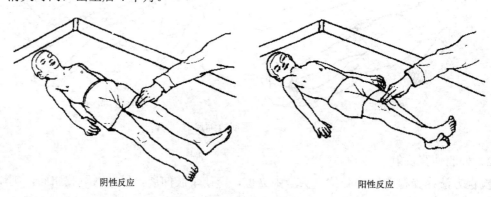

阴性反应　　　　　　　　　　阳性反应

图 2-6-5　交叉性伸展反射②

5）拥抱反射　又称莫勒反射（Moro reflex）。

检查方法：受检查者取半卧位，检查者一手置于受检查者颈后部，将受检查者头部和躯干突然向后放下，下肢外展外旋，伸展（或屈曲），各手指伸展并外展，吓哭后双上肢屈曲、内收并于胸前交叉（图 2-6-6）。

出现时间：妊娠 28 周。

消失时间：出生后 4 个月。

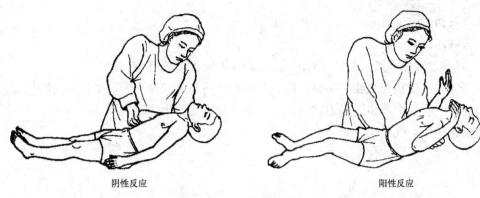

阴性反应　　　　　　　　　　阳性反应

图 2-6-6　拥抱反射

6）抓握反射

检查方法：受检查取卧位，检查者对其手掌或脚掌持续加压，手指或足趾屈曲。

出现时间：手掌抓握，出生时；足趾跖屈，妊娠 28 周。

消失时间：手掌抓握，出生后 4～6 个月；足趾跖屈，出生后 9 个月。

考点提示 ▶ 脊髓水平反射多在母亲妊娠 28 周时出现，出生后 2 个月消失。

2. 脑干水平的反射

（1）基本概念　脑干水平反射是通过前庭外侧核到位于基底神经节下方的红核之间的区域传导的、静止的姿势反射。它是肌肉张力的调整反应，而不是用肉眼能够观察到的运动反应。全身肌张力随着头部与身体位置关系变化以及体位变化而发生变化。事实上，脑干水平的反射几乎不产生运动，它主要是通过调整肌张力对姿势产生影响，故又将脑干水平的反射称为"调整反射"。

脑干水平的反射在正常小儿出生时出现，根据反射的不同，维持 4 个月至 8、9 岁不等。反射在该消失的月（年）龄消失为正常；如超过应当消失的月（年）龄反射仍存在，提示中枢神经系统发育迟滞，如脑瘫患儿。中枢神经系统损伤导致肢体偏瘫的成年患者也可再现脑干水平的姿势反射。

（2）评定方法

1）非对称性紧张性颈反射（asymmetrical tonic neck，ATNR）

检查方法：受检查取仰卧位，头呈中立位，上、下肢伸展，检查者将受检查头部转向一侧，头部转向侧的上、下肢伸展，或伸肌张力增高；另一侧的上、下肢屈曲，或屈肌张力增高，犹如"拉弓射箭"或"击剑"姿势（图 2-6-7）。

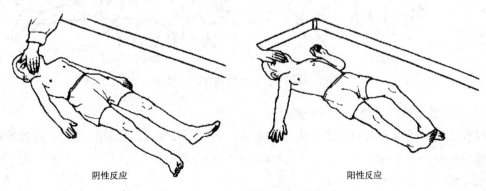

阴性反应　　　　　　　　　　　　阳性反应

图 2-6-7　非对称性紧张性颈反射

出现时间：出生时。

消失时间：4～6个月。

2）对称性紧张性颈反射①（symmetrical tonic neck①，STNR）

检查方法：受检查取膝手卧位，或趴在检查者的腿上（检查者取坐位），使受检查头部尽量前屈，上肢屈曲或屈肌张力增高，下肢伸展或伸肌张力增高（图2-6-8）。

出现时间：4～6个月。

消失时间：8～12个月。

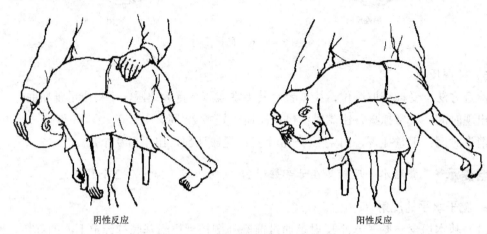

阴性反应　　　　　　　　　　　　　　阳性反应

图2-6-8　对称性紧张性颈反射①

3）对称性紧张性颈反射②（symmetrical tonic neck②，STNR）

检查方法：受检查取膝手卧位，或趴在检查者的腿上，使受检查头部尽量后伸，两上肢伸展或伸肌张力增高，两下肢屈曲或屈肌张力增高（图2-6-9）。

出现时间：4～6个月。

消失时间：8～12个月。

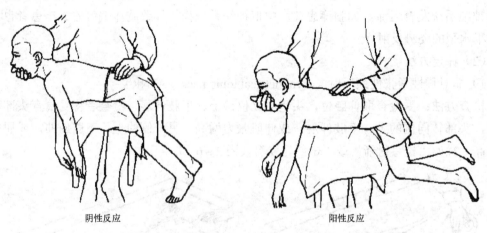

阴性反应　　　　　　　　　　　　　　阳性反应

图2-6-9　对称性紧张性颈反射②

4）对称性紧张性迷路反射——仰卧位

检查方法：受检查取仰卧位，头呈中立位，上、下肢伸展，保持仰卧位，四肢伸展，伸肌张力增高（图2-6-10）。

出现时间：出生时。

消失时间：4～6个月。

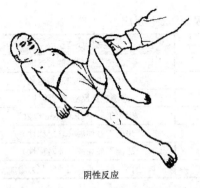
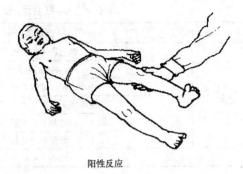

阴性反应　　　　　　　　　　　　　　　阳性反应

图 2-6-10　对称性紧张性迷路反射——仰卧位

5）对称性紧张性迷路反射——俯卧位

检查方法：受检查取俯卧位，头呈中立位，上、下肢伸展，保持俯卧位，四肢屈曲，屈肌张力增高；或不能完成头部后仰，肩后伸，躯干及上、下肢伸展动作（图 2-6-11）。

出现时间：出生时。

消失时间：4～6 个月。

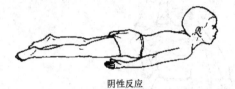
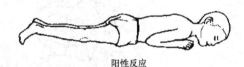

阴性反应　　　　　　　　　　　　　　　阳性反应

图 2-6-11　对称性紧张性迷路反射——俯卧位

6）联合反应　　联合反应是指当身体某一部位进行抗阻力运动或主动用力时，没有主动运动的患侧肌群所产生的反应。

检查方法：受检查取仰卧位，身体任何部位进行抗阻力运动（检查脑瘫患儿时，令患儿一只手用力握拳），对侧肢体出现同样的动作或身体的其他部位肌张力明显增高（图 2-6-12）。

出现时间：出生时～3 个月。

消失时间：8～9 岁。

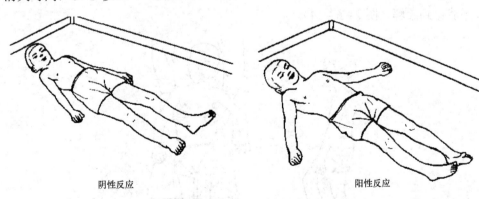

阴性反应　　　　　　　　　　　　　　　阳性反应

图 2-6-12　联合反应

偏瘫患者处于弛缓阶段或痉挛的早期阶段时可诱发出联合反应。诱发联合反应的方法见表 2-6-1。

表2-6-1 联合反应的诱发方法及患侧肢体反应

联合反应		诱发方法	患侧肢体反应
对侧性联合反应	上肢	抵抗健侧肩关节上抬或肘关节屈曲	患侧上肢屈肌联带运动
		肩关节抗阻力水平内收	患侧上肢伸肌联带运动
		健侧紧握拳	患侧抓握反应（对称性）
	下肢	健侧髋关节抗阻力水平内收或外展	相同的运动（Raimiste 现象）
		健侧下肢抗阻力屈曲	患侧下肢伸展（非对称性）
		健侧下肢抗阻力伸展	患侧下肢屈曲（非对称性）
同侧联合反应		患侧下肢抗阻力屈曲	患侧上肢屈肌收缩或肌张力增加

7）阳性支持反射

检查方法：让受检查保持立位，前脚掌着地跳数次，下肢伸肌张力增高，僵硬伸展（拮抗收缩），甚至引起膝反张；踝关节跖屈（图2-6-13）。

出现时间：出生时。

消失时间：8个月。

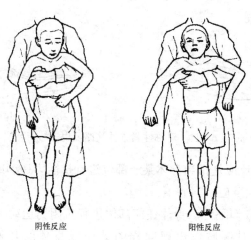

阴性反应   阳性反应

图 2-6-13 阳性支持反射

8）阴性支持反射

检查方法：让受检查保持立位，以体重负荷作为刺激，阳性支持反射所产生的伸肌张力增高不能得到缓解（图2-6-14）。

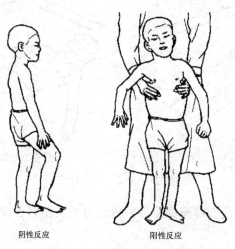

阴性反应   阳性反应

图 2-6-14 阴性支持反射

出现时间：出生时。

消失时间：8个月。

脑干水平反射主要通过调整肌张力对姿势产生影响，出生时出现，维持4个月至8、9岁不等。

3. 中脑水平的反应

（1）基本概念 中脑水平的反应包括各种调整反应，是在红核上方的中脑整合的，不包括大脑皮质。这些调整反应用于维持头保持正常直立位（即面部与地面垂直，口呈水平位）或维持头与躯干的正常对线关系。它们是出生后第一批发育的反射，到10~12个月时达到最大效应。当皮质控制增加时，它们逐渐改变并受到抑制，到5岁末时消失。它们的组合动作使得儿童能够翻身、起坐、手膝位起立和手足支撑俯卧。调整反应消失或终生存在实际上反映了姿势调整发育的成熟过程。检查过程中应重点观察受检查当体位被改变后为恢复正常对线和头的位置所做的自动调整表现。

（2）评定方法

1）颈部调整反应（neck righting acting on the body，NOB）

检查方法：受检查取仰卧位，头中立位，上、下肢伸展，头部主动或被动向一侧旋转，整个身体随着头部的旋转向相同方向旋转（图2-6-15）。

出现时间：出生后~6个月。

消失时间：出生6个月后。

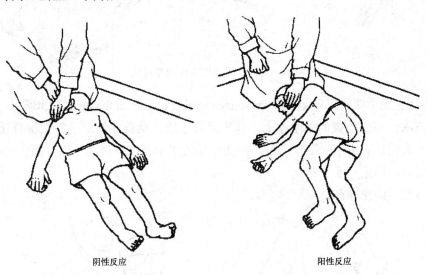

阴性反应　　　　　　阳性反应

图2-6-15 颈部调整反应

2）躯干旋转调整反应（body righting acting on the body，BOB）

检查方法：受检查取仰卧位，头中立位，上、下肢伸展，头部主动或被动向一侧旋转，身体分节旋转，即头部先旋转，接着两肩旋转，最后骨盆旋转（图2-6-16）。

出现时间：4~6个月。

消失时间：出生18个月后。

3）头部迷路性调整反应①（labyrinthine righting acting on the head，LR①）

检查方法：将受检查的眼睛蒙上，体位呈俯卧位，检查者用双手将受检查托起维持俯卧位，受检查主动将头抬起至正常位，即面部与地面垂直，口呈水平位（图2-6-17）。

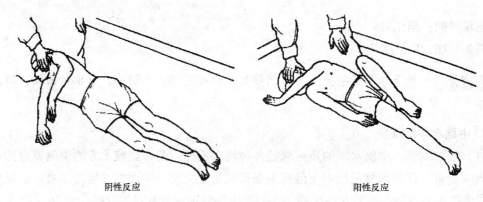

阴性反应　　　　　　　　　　阳性反应

图 2-6-16　躯干旋转调整反应

出现时间：出生时～2 个月。

消失时间：终生存在。

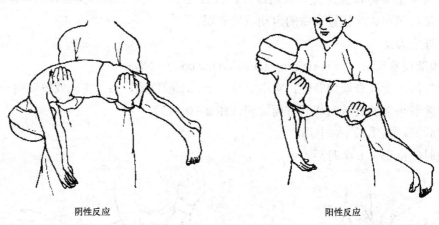

阴性反应　　　　　　　　　　阳性反应

图 2-6-17　头部迷路性调整反应①

4）头部迷路性调整反应②（labyrinthine righting acting on the head，LR②）

检查方法：将受检查的眼睛蒙上，体位呈仰卧位，检查者用双手将受检查托起维持仰卧位，受检查主动将头抬起至正常位，即面部与地面垂直，口呈水平位（图 2-6-18）。

出现时间：出生后 6 个月。

消失时间：终生存在。

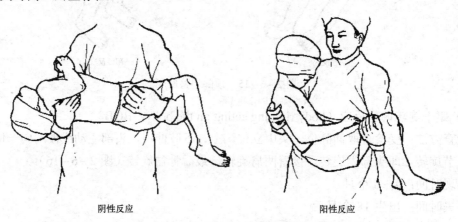

阴性反应　　　　　　　　　　阳性反应

图 2-6-18　头部迷路性调整反应②

5）头部迷路性调整反应③（labyrinthine righting acting on the head，LR③）

检查方法：将受检查的眼睛蒙上，抱住受检查骨盆处，使受检查向右侧倾斜，受检查主动将头调整至正常位，即面部与地面垂直，口呈水平位（图2-6-19）。

出现时间：出生后6～8个月。

消失时间：终生存在。

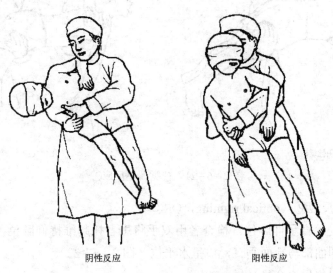

阴性反应　　　　　　　　阳性反应

图2-6-19　头部迷路性调整反应③

6）头部迷路性调整反应④（labyrinthine righting acting on the head，LR④）

检查方法：将受检查的眼睛蒙上，抱住受检查骨盆处，使受检查向左侧倾斜，受检查主动将头调整至正常位，即面部与地面垂直，口呈水平位（图2-6-20）。

出现时间：出生后6～8个月。

消失时间：终生存在。

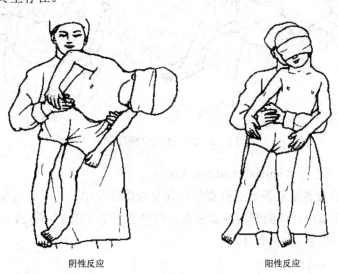

阴性反应　　　　　　　　阳性反应

图2-6-20　头部迷路性调整反应④

7）视觉调整反应①（optical righting，OR①）

检查方法：受检查呈俯卧位，检查者用双手将患者托起维持俯卧位，受检查主动将头抬起至正常位，即面部与地面垂直，口呈水平位（图2-6-21）。

出现时间：出生时～2个月。

消失时间：终生存在。

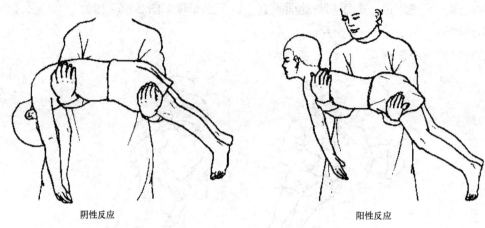

阴性反应　　　　　　　　　　　　　阳性反应

图2-6-21　视觉调整反应①

8）视觉调整反应②（optical righting，OR②）

检查方法：受检查呈仰卧位，检查者用双手将患者托起维持仰卧位，受检查主动将头抬起至正常位，即面部与地面垂直，口呈水平位（图2-6-22）。

出现时间：出生后6个月。

消失时间：终生存在。

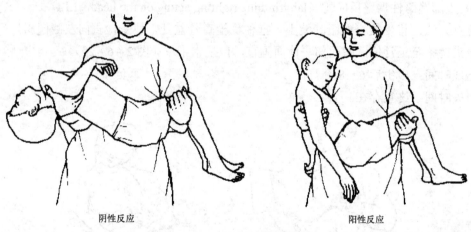

阴性反应　　　　　　　　　　　　　阳性反应

图2-6-22　视觉调整反应②

9）视觉调整反应③（optical righting，OR③）

检查方法：检查者用双手抱受检查骨盆处并维持在空中，将受检查斜向右侧，受检查主动将头抬起至正常位，即面部与地面垂直，口呈水平位（图2-6-23）。

出现时间：出生后6～8个月。

消失时间：终生存在。

10）视觉调整反应④（optical righting，OR④）

检查方法：检查者用双手抱受检查骨盆处并维持在空中，将受检查斜向左侧，受检查主动将头抬起至正常位，即面部与地面垂直，口呈水平位（图2-6-24）。

出现时间：出生后6～8个月。

消失时间：终生存在。

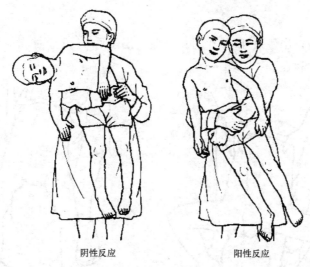

阴性反应   阳性反应

图2-6-23 视觉调整反应③

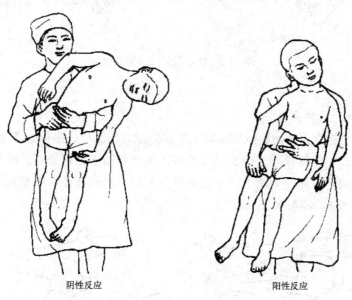

阴性反应   阳性反应

图2-6-24 视觉调整反应④

考点提示 ▶ 中脑水平的各种调整反应用于维持头于正常直立位或维持头与躯干的正常对线关系。

4. 大脑皮质水平的反应

（1）基本概念 大脑皮质水平的反应包括保护性伸展反应和平衡反应。保护性伸展反应对重心超出支持面时引起的位移刺激达到稳定和支持身体的目的。平衡反应指当身体重心或支持面发生变化时为了维持平衡所作出的应对反应，这些反应需要正常的肌张力作为保证。随着平衡反应的成熟，运动发育进入了两足动物的阶段，身体为了适应重心的变化而出现一系列的调整，因此，平衡反应是人站立和行走的重要条件之一，平衡反应状况可以通过活动的支持面和随意运动或破坏受检查的体位而获得。

（2）评定方法

1）保护性伸展反应

检查方法：受检查取坐位、跪位、站立位或倒立位（降落伞反应），通过主动或被动地移动身体使身体重心超出支撑面，双上肢或双下肢立即伸展并外展以支持和保护身体不摔倒（图2-6-25）。

出现时间：上肢，出生后4～6个月；下肢，出生后6～9个月。

消失时间：终生存在。

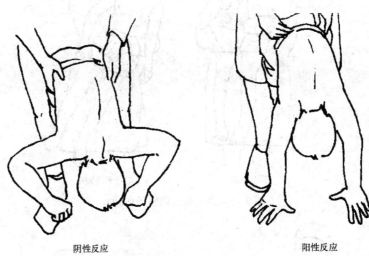

阴性反应　　　　　　　　　　　阳性反应

图2-6-25　保护性伸展反应

2）平衡反应

Ⅰ.平衡反应——倾斜反应

检查方法：受检查于平衡板或体操球上呈仰卧位、俯卧位、坐位、膝手卧位或站立位，通过倾斜平衡板或移动体操球来改变身体重心，头部和躯干出现调整，即平衡板翘起（上斜）的一侧躯干向上弯曲，同侧上、下肢伸展并外展；对侧肢体（平衡板下斜侧）出现保护性伸展反应（图2-6-26）。

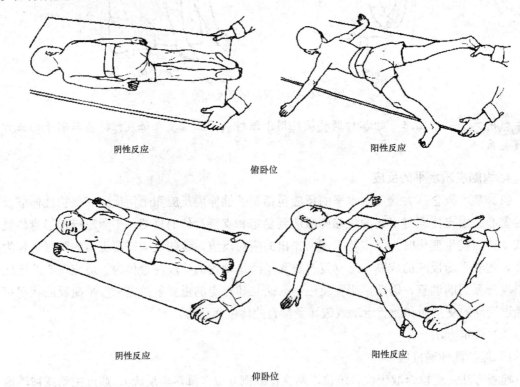

阴性反应　　　　　　　　　　　阳性反应

俯卧位

阴性反应　　　　　　　　　　　阳性反应

仰卧位

图2-6-26　平衡反应——倾斜反应

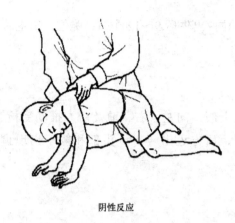

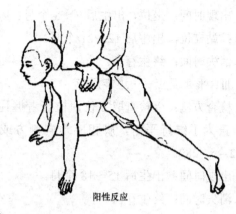

阴性反应   阳性反应

膝手卧位

图 2-6-26 平衡反应——倾斜反应（续）

出现时间：俯卧位，出生后 6 个月；仰卧位和坐位，出生后 7～8 个月；膝手卧位，出生后 9～12 个月；站立位，出生后 12～21 个月。

消失时间：终生存在。

Ⅱ. 平衡反应——姿势固定

检查方法：受检查呈坐位、膝手卧位、跪位或站立位，通过外力（检查者推被检者躯干或将上肢向一侧牵拉）或随意运动来改变重心与支持面的位置关系。推受检查时，头、躯干向受力侧屈曲，受力侧上、下肢伸展、外展；对侧可见保护性伸展反应。牵拉一侧上肢时，被牵拉肢体的对侧出现上述平衡反应即躯干侧弯，上下肢伸展、外展（图 2-6-27）。

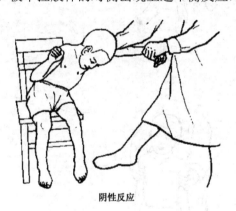

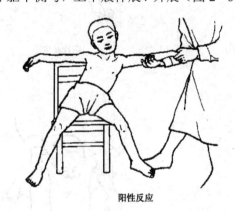

阴性反应   阳性反应

坐位

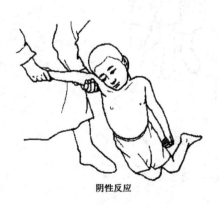

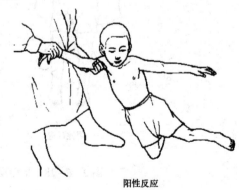

阴性反应   阳性反应

跪位

图 2-6-27 平衡反应——姿势固定

出现时间：坐位，出生后7～8个月；膝手卧位，出生后9～12个月；跪位，出生后15个月；站立位，出生后12～21个月。

消失时间：终生存在。

Ⅲ. 平衡反应——迈步反应

检查方法：受检查取立位，检查者握住其双上肢，向左、右、前及后方推动受检查，受检查为了维持平衡，脚相应地向侧方或前方、后方迈出一步，头部和躯干出现调整（图2-6-28）。

出现时间：出生后15～18个月。

消失时间：终生存在。

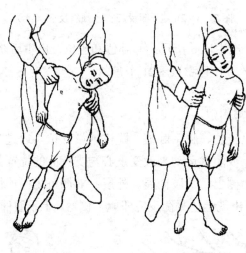

阴性反应　　　　　　　阳性反应

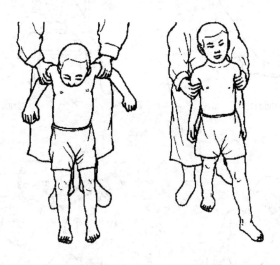

阴性反应　　　　　　　阳性反应

图2-6-28　平衡反应——迈步反应

110

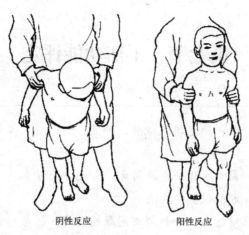

阴性反应　　　　　阳性反应

图2-6-28 平衡反应——迈步反应（续）

考点提示 小儿出生后大脑皮质水平的反应不出现或不充分说明发育迟缓或发育异常。

（三）评定注意事项

1. 采取正确的检查体位，检查时注意特异性感觉刺激的部位、强度和时间。

2. 检查中仔细观察受检查对刺激的反应。

3. 在进行脑干水平反射的检查时，除了用肉眼观察外，还需触诊以发现和体会肉眼观察不到的肌张力变化。

4. 注意反射和反应出现、消失的时间。

5. 发育性反射的系统评定应当与功能性活动的评定相结合，并注意反射对运动功能的影响。

（四）评定结果的记录

采用"阳性反应"或"阴性反应"记录检查结果。无论原始反射还是脑干或大脑皮质水平的反应，阳性反应均为正常发育阶段所应有的反应；阴性反应则为病理情况，可以是原始反射在应该消失的时间未消失，也可以是较高水平的反应在该出现时未出现或遭到破坏。受检查对刺激的反应强度（引起反应的速度和变化和程度）以及质量也应注意记录。

本 节 小 结

扫码"练一练"

神经反射是通过反射弧完成的，反射弧中任何一部分病变，都可使反射活动减弱或消失；反射活动受高级中枢控制，当锥体束以上病变时，反射活动失去抑制从而出现反射亢进；锥体束病损时，失去了对脑干和脊髓的抑制功能而释放出病理反射。

发育性反射自胎儿期、出生时及出生后的两年内陆续出现，原始反射出现最早。反射发育的水平愈高，出现时间愈晚。随着中枢神经系统的发育成熟，有些原始反射经整合而被抑制，较高水平的反射则持续终生。因此，儿童或成人脊髓和脑干水平的反射持续存在或再现均为异常，而中脑或大脑皮质水平的反射推迟出现、不出现或消失也为异常。

（刘红旗）

扫码"学一学"

第七节 平衡功能评定

学习目标 ⫴⫴⫴

1. **掌握** 平衡、支持面、稳定极限概念；评定目的；适应证和禁忌证；维持平衡的生理机制；评定注意事项。

2. **熟悉** 平衡分类；影响人体平衡的因素；Berg平衡量表。

3. **了解** 平衡反应评定；仪器评定法。

4. 具有良好的临床思维能力、分析解决问题的能力，能与患者及家属进行良好沟通，能运用平衡功能评定方法为患者进行平衡能力评定。

🧰 案例讨论

【案例】

患者，女，78岁，因站立、行走不稳入院。经头颅CT检查显示小脑大面积萎缩。患者走路犹如喝醉酒，动作反应较不灵活，动作的流畅性丧失，静止站立时，身体会前后摇晃，行走时左右摇晃，容易撞到墙上或门框上。

【讨论】

1. 患者的主要康复问题是什么？

2. 应该做哪些评定项目？如何评定？

一、概述

（一）基本概念

1. 平衡 平衡（balance，equilibrium）是指人体在不同环境和情况下维持身体稳定的能力，是完成各项日常生活活动的基本保证。人体在坐、站以及进行日常生活活动和其他运动中，均需要保持良好姿势控制和稳定性。正常情况下，为了保持平衡，身体重心（center of gravity，COG）必须垂直地落在支持面的范围内，当COG偏离稳定位置时，即会通过自发的、无意识的或反射性的活动，以恢复重心稳定的能力，这种能力就称为平衡功能。

2. 支持面 支持面是指人体在各种体位下（卧、坐、站立、行走）保持平衡所依靠的接触面。人体站立时的支撑面为两足及两足之间的面积。支持面的大小、稳定性和质地均影响身体平衡。当COG落在支持面内，人体就保持平衡，反之，重心落在支持面之外时就失去平衡（图2-7-1）。

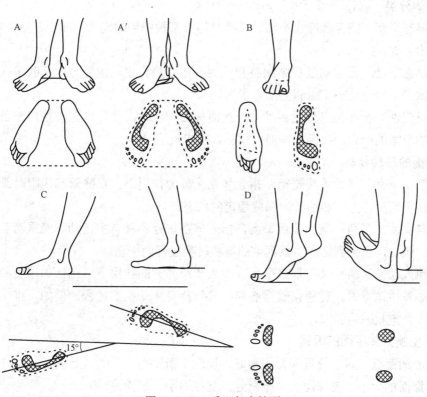

图 2-7-1 重心与支持面

考点提示 支持面是指人体在各种体位下保持平衡所依靠的接触面。

3. 稳定极限 稳定极限（limit of stability，LOS）是指正常人站立时身体可倾斜的最大角度，或在能够保持平衡的范围内倾斜时与垂直线形成的最大角度（图 2-7-2），是判断平衡功能的重要指标之一。在稳定极限范围内，身体重心（COG）可安全地移动而不需要借助挪动脚步或外部支持来防止跌倒。稳定极限的大小取决于支持面的大小和性质。正常人双足自然分开站在地面上时，前后方向最大摆动角度为 12.50°，左右方向最大摆动角度为 16°。

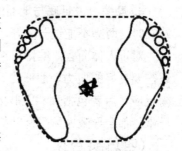

图 2-7-2 稳定极限

考点提示 稳定极限（LOS）是指人体在前后左右各方向内能保持自身平衡的最大倾斜活动范围。

4. 平衡反应 平衡反应是指当人体重心或支持面发生变化时，为了维持平衡所作出的应对反应，是人体为恢复被破坏的平衡作出的保护性反应。平衡反应成为人体维持特定的姿势和运动的基本条件。平衡反应状况可以通过活动的支持面和随意运动或破坏受检者的体位而获得。

5. 平衡功能评定 是指依照特定的方法或程序对人体的平衡功能进行定量或/和定性的描述和分析的过程，以评定人体维持身体稳定性的过程称平衡功能评定，包括静态评定和动态评定。

（二）平衡功能分类

1. 平衡分类 人体平衡可以分为以下三大类。

（1）静态平衡 指身体静止不动时维持身体于某种姿势的能力，如坐、站、单腿站立、站在平衡木上等。

（2）动态平衡 指运动过程中调整和控制身体姿势稳定性的能力，反映了人体随意运动控制的水平。分自动态平衡和他动态平衡。

（3）反应性平衡 当身体受到外力干扰而失去平衡时人体作出保护性调整反应以维持或建立新的平衡的能力，如保护性伸展反应、跨步反应等。

2. 平衡的三种状态

（1）静态平衡 又称Ⅰ级平衡，指人体在无外力作用下，在睁眼和闭眼时维持某姿势稳定的过程。例如，坐位和站位时保持稳定的状态。

（2）自我动态平衡 又称Ⅱ级平衡，指人体在进行各种自主运动时能重新获得稳定状态的能力。例如，由坐到站或由站到坐的姿势转换过程的平衡。

（3）他人动态平衡 又称Ⅲ级平衡，指人体在外力的作用下（包括加速度和减速度）当身体重心发生改变时，迅速调整重心和姿势保持身体平衡的过程。例如，推、拉等产生反应，恢复稳定状态的能力。

（三）影响人体平衡的因素

1. 重心的高低 重心位置低，平衡好；反之平衡就差。

2. 支撑面的大小 支撑面大，平衡好；支撑面小，平衡差。

3. 稳定角 指重力作用线与重心到支撑面边缘相应点连线的夹角。稳定角大，平衡就好；反之平衡就差。

4. 摩擦力 足底与地面的摩擦力也是影响平衡的因素之一。如在摩擦力很小的冰面上站立时，两脚不能过分分开，因此时支撑面越宽，对平衡越不利。

对于人体而言，维持正常的平衡功能需要良好的前庭功能和中枢神经系统的整合功能，还需要良好的肌力、肌张力、视觉和本体感觉；维持人体平衡的生理基础是翻正反应和平衡反应，后者包括颈、上肢的防护性伸展反应和下肢的节段跳跃反应。上述任何因素出现异常，都会导致人体平衡功能障碍。

（四）评定目的

1. 判断有无平衡功能障碍以及障碍的严重程度。

2. 分析平衡功能障碍的相关因素。

3. 指导制定康复治疗方案。

4. 预测发生跌倒的风险。

5. 评定康复训练疗效。

考点提示 ▶ 针对平衡功能障碍特点，指导制定康复治疗方案。

（五）适应证和禁忌证

1. 适应证

（1）中枢神经系统损害 脑血管意外、颅脑外伤、帕金森病、脑肿瘤、脑瘫、小脑疾患、脊髓损伤、多发性硬化等。

（2）前庭功能损害 如眩晕症等。

（3）肌肉骨骼系统疾病或损伤。

（4）老年人。

（5）特殊职业人群。

2. 禁忌证　下肢骨折未愈合；不能负重站立；严重的心肺疾患；发热、急性炎症；不能主动合作者。

考点提示　下肢骨折未愈合、严重心肺疾患不宜进行平衡评定。

二、维持平衡的生理机制

人体平衡的维持需要三个环节的参与：感觉输入、中枢整合、运动控制。感觉包括躯体感觉、视觉和前庭觉，在维持平衡的过程中各自起到了重要作用。

（一）感觉输入

人体站立时身体所处位置与地球引力及周围环境的关系通过视觉、躯体感觉、前庭觉的传入而被感知。适当的感觉输入，特别是躯体、前庭和视觉信息对平衡的维持和调节具有前馈和反馈的作用。

1. 躯体感觉　平衡的躯体感觉包括皮肤感觉（触、压觉）和分布于肌肉、关节及肌腱等处本体感觉（运动觉、位置觉、震动觉）。在维持身体平衡和姿势的过程中与支持面相接触的皮肤触、压觉感受器向大脑皮质传递有关体重的分布情况和身体重心的位置；分布于肌肉、关节及肌腱等处的本体感受器（螺旋状感觉神经末梢）收集随支持面的变化（面积、硬度、稳定性和表面平整度）而出现的有关身体各部位的空间定位和运动方向的信息，经深感觉传导通路向上传递。正常人站立在固定的支持面上时，足底皮肤的触、压觉和踝关节的本体感觉输入起主导作用，当足底皮肤和下肢本体感觉输入完全消失时，人体失去感受支持面情况的能力，姿势的稳定性立刻受到严重影响，此时，闭目站立时身体倾斜、摇晃，甚至容易跌倒。

2. 视觉系统　由视网膜收集经视通路传入视中枢，提供周围环境及身体运动和方向的信息。视觉信息影响站立时身体的稳定性，在视环境静止不动的情况下，视觉系统能准确感受环境中物体的运动以及眼睛和头部相对于环境的定位的信息。当躯体感觉被干扰或破坏时，视觉系统通过颈部肌肉收缩使头保持向上直立位和保持水平视线来使身体保持或恢复到直立位，从而获得新的平衡。如果去除或阻断视觉输入（如闭眼或戴眼罩），姿势的稳定性将较睁眼站立时显著下降，这也是视觉障碍者及老年人平衡能力降低的原因之一。

3. 前庭系统　前庭系统包括三个半规管、椭圆囊和球囊。半规管内的壶腹嵴为运动位置感受器，感受头部在三维空间中的旋转运动的角速度变化所引起的刺激；前庭迷路内的椭圆囊斑、球囊斑感受头在静止时的地心引力和头的直线加速度运动刺激。通过头的调整反应改变颈部肌肉张力来保持头的直立位置。躯体感觉和视觉系统正常时，前庭冲动控制COG 的作用很小。当躯体感觉和视觉信息输入均不存在（被阻断）或输入不准确而发生冲突时，前庭系统的感觉输入在维持平衡的过程中才变得至关重要。

（二）中枢整合

三种感觉信息在包括脊髓、前庭核、内侧纵束、脑干网状结构、小脑及大脑皮质等多级平衡觉神经中枢中进行整合加工，并形成产生运动的方案。当体位或姿势变化时，为了判断人体重心的准确位置和支持面情况，中枢神经系统将三种感觉信息进行整合，迅速判

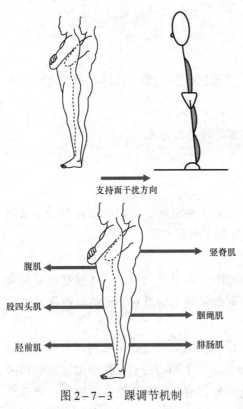

图 2-7-3 踝调节机制

断何种感觉所提供的信息是有用的,何种感觉所提供的信息是相互冲突的,从中选择出提供准确定位信息的感觉输入,放弃错误的感觉输入。

(三)运动控制

中枢神经系统在对多种感觉信息进行分析整合后下达运动指令,运动系统以不同的协同运动模式控制姿势变化,将身体重心调整到原来的范围内或重新建立新的平衡。当平衡发生变化时,人体通过三种调节机制或姿势性协同运动模式来应变,包括踝调节机制、髋调节机制及跨步调节机制。

1. 踝调节机制 是指人体站在一个比较坚固和较大的支持面上,受到一个较小的外界干扰(如较小的推力)时,身体重心以踝关节为轴进行前后转动或摆动(类似钟摆运动),以调整重心,保持身体的稳定性(图 2-7-3)。

2. 髋调节机制 正常人站立在较小的支持面上(小于双足面积),受到一个较大的外界干扰时,稳定性明显降低,身体前后摆动幅度增大。为了减少身体摆动,使身体重心重新回到双足范围内,人体通过髋关节的屈伸活动来调整身体重心和保持平衡(图 2-7-4)。

3. 跨步调节机制 当外力干扰过大,使身体的摇摆进一步增加,重心超出其稳定极限,髋调节机制不能应答平衡的变化时,人体启动跨步调节机制,自动地向用力方向快速跨出或跳跃一步,来重新建立身体重心支撑点,使身体重新确定能实现稳定站立的支持面,避免摔倒(图 2-7-5)。

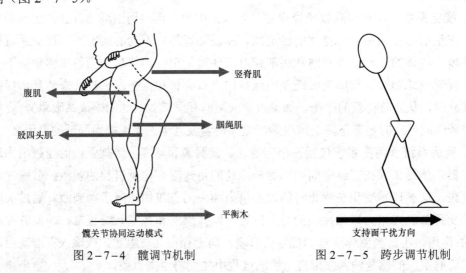

图 2-7-4 髋调节机制　　　　　图 2-7-5 跨步调节机制

考点提示 躯体感觉、视觉、前庭觉、中枢整合和运动控制在维持人体平衡过程中起着重要作用。

考点提示 人体通过踝、髋调节和跨步调节机制或姿势性协同运动模式应对平衡变化。

知识链接

平衡功能障碍的常见原因

1. 肌力和耐力的低下 当人体的平衡状态变化时，全身能做出及时的、相应的保护性反应，便可维持身体的稳定，不致跌倒而导致损伤。上肢肌力低下的患者，不能做出相应的保护性反应，如上肢的保护性支撑，坐位平衡将很难维持；躯干和下肢肌力低下，将大大影响患者的平衡功能；下肢肌力若不够，负重能力下降，患者的立位平衡将不能维持，没有立位平衡的存在，就谈不上步行平衡的建立。

2. 关节的活动度下降和软组织挛缩 平衡的维持除了需要适当的肌力外，肢体关节活动范围、软组织柔韧性也是非常重要的。如脑卒中患者，由于下肢伸肌痉挛，引起髋膝踝关节的屈曲受限，长时间还会导致踝关节周围软组织的挛缩，从而引起踝关节的背屈受限，甚至内翻畸形等，将大大影响患者行走及身体平衡的功能。

3. 中枢神经系统功能的障碍 中枢神经系统损伤的患者，如脑卒中、脑外伤、脑肿瘤等，维持平衡功能的三个因素均有可能受到损害而导致平衡失调，从而保持姿势、调整姿势及维持动态稳定的功能均下降。

三、平衡功能评定方法

平衡功能评定分主观评定和客观评定两个方面。主观评定以临床观察和量表评定为主，客观评定需借助平衡测试仪等设备进行评定。

1. 临床观察 观察受检者在休息状态下的静态平衡功能和活动状态下的动态平衡功能，如三级分法、Semans 评定法等。

（1）在静止状态下能否保持平衡 例如：睁、闭眼坐，睁、闭眼站立（即 Rombcrg 征），双足靠拢站，足跟对足尖站，单足交替站等。

（2）在运动状态下能否保持平衡 例如：坐、站立时移动身体，在不同条件下行走，包括足跟着地走、足尖着地走、直线走、走标记物、侧方走、倒退走、环行走等。

2. 量表评定 利用量表评定受检者的静态和动态平衡。属于主观评定后的记录方法，优点是不需要专门的设备，结果量化，评分简单，应用方便，临床使用广。信度和效度较好的量表有 Fugl－Meyer 平衡反应测试、Lindmark 平衡反应测试、Berg 平衡量表测试、MAS 平衡测试和 Semans 平衡障碍分级等。

3. 仪器评定 采用平衡测量仪评定受检者的静态和动态平衡功能。平衡测试系统是近来发展起来的定量评定平衡能力的一种测试方法，这类仪器采用高精度的压力传感器和电子计算机技术，整个系统由受力平台（即压力传感器）、显示器、电子计算机和专用软件构成。通过系统控制和分离各种感觉信息的输入，来评定躯体感觉、视觉、前庭系统对于平衡及姿势控制的作用与影响，其结果以数据及图的形式显示，故也称计算机动态姿势图（computerized dynamic posturgraphy，CDP）。平衡测量仪的测试项目主要包括以下几种。

（1）静态平衡测试 在睁眼、闭眼、外界视动光的刺激下，测定人体重心平衡状态，主要参数包括重心位置、重心移动路径总长度和平均移动速度、左右向（X 轴向）和前后向（Y 轴向）重心移动平均速度、重心摆动功率谱和睁眼、闭眼重心参数比值等。

（2）动态平衡测试　被测试者以躯体运动反应跟踪计算机荧光屏上的视觉目标，保持重心平衡；或者，在被测试者无意识的状态下，支持面突然发生移动（如前后水平方向，前上后上倾斜），了解机体感觉和运动器官对外界环境变化的反应以及大脑感知觉的综合能力。

应该说每一种评定方法都有各自的优点和缺点：临床观察简单易懂，易于操作，只是过于粗略，灵敏性低，缺乏量化。但由于应用简便，可以对具有平衡功能障碍的患者进行粗略的筛选，所以至今在临床上仍广为应用；量表评定通常予以量化，便于对照，却又操作相对烦琐；仪器评定结果直观，数据充分，但是必须依赖昂贵的平衡测试仪才能进行操作。总之，进行平衡功能评定时，应根据评定的对象、评定的目的、所具有的条件以及评定者的知识结构等综合因素来选择具体的评定方法。

四、临床常用平衡评定方法

（一）平衡反应评定

平衡反应检查可以在不同的体位进行（如跪位、坐位或站立位），检查者破坏受检者原有姿势的稳定性，然后观察受检者的反应，阳性反应为正常。检查既可以在一个静止、稳定的表面上进行，也可以在一个活动的表面（如平衡板或大治疗球）上进行。正常人对于破坏平衡的典型反应为调整姿势，使头部向上直立和保持水平视线以恢复正位姿势，获得新的平衡；如果破坏过大，则会引起保护性上肢伸展或跨步反应。

1. 跪位平衡反应

检查体位：受检者跪位。

检查方法：检查者将受检者上肢向一侧牵拉，使之倾斜。

阳性反应：受检者头部和躯干出现向中线的调整，被牵拉的一侧出现保护性反应，对侧上下肢伸展并外展（见图 2−6−27）。

阴性反应：受检者头部和躯干未出现向中线的调整，被牵拉的一侧和对侧上下肢未出现上述反应或仅身体的某一部分出现阳性反应（见图 2−6−27）。

2. 坐位平衡反应

检查体位：受检者坐在椅子上。

检查方法：检查者将患者上肢向一侧牵拉。

阳性反应：患者头部和躯干出现向中线的调整，被牵拉的一侧出现保护性反应，对侧上下肢伸展并外展（见图 2−6−27）。

阴性反应：患者头部和躯干未出现向中线的调整，被牵拉的一侧和对侧上下肢未出现上述反应或仅身体的某一部分出现阳性反应（见图 2−6−27）。

3. 站立位平衡反应

（1）Romberg 征　双足并拢直立，观察在睁、闭眼时身体摇摆的情况，又称为"闭目直立检查法"。

（2）单腿直立检查法　受检者单腿直立，观察其睁、闭眼情况下维持平衡的时间长短，最长维持时间为 30 秒。

（3）强化 Romberg 检查法　受检者两足一前一后、足尖接足跟直立，观察其睁、闭眼时身体的摇摆，最长维持时间为 60 秒。

4. 迈步反应

检查体位：受检者站立位，检查者握住其上肢。

检查方法：检查者向左、右、前、后方向推动受检者身体。

阳性反应：为了保持平衡，受检者脚快速向侧方、前方、后方跨出一步，头部和躯干出现调整（见图2-6-27）。

阴性反应：受检者不能为保持平衡而快速跨步，头部和躯干不出现调整（见图2-6-27）。

5. 活动 评定在活动状态下能否保持平衡。例如：坐位、站立位时移动身体；在不同条件下行走，包括脚跟碰脚趾、足跟行走、足尖行走、走直线、侧方走、倒退走、走圆圈、绕过障碍物行走等等。

（二）Berg 平衡量表

Berg 平衡量表（Berg balance scale，BBS）由 Katherine Berg 于1989年首先报道，随后，国外学者经过大量的信度和效度的研究后，对 BBS 予以充分的肯定。该量表为综合功能评定量表，它通过观察多种功能活动来评价受检者重心主动转移的能力，既可以评定受检者在静态和动态下的平衡功能，也可以用来预测正常情况下摔倒的可能性。Berg 平衡量表作为一个标准化的评定方法，已广泛应用于临床各种疾病，也是评定脑卒中患者平衡功能最常用的评定量表之一。

1. 评定工具 量表、秒表、尺子、椅子、小板凳和台阶，椅子的高度要适当。

2. 评定内容 见表2-7-1。

表2-7-1 Berg 平衡量表

检查序号	评定内容	分数
1	从坐位站起	4
2	无支持站立	4
3	无支持坐位	4
4	从站立位坐下	4
5	转移	4
6	闭目站立	4
7	双脚并拢站立	4
8	站立位上肢向前伸展并向前移动	4
9	从地面拾起物品	4
10	站立位转身向后看	4
11	转身360°	4
12	站立位将一只脚放在凳子上	4
13	两脚一前一后站立	4
14	单腿站立	4

3. 评分标准 Berg 平衡量表包含14个评定项目，根据受检者完成动作的质量，将每个评定项目分为0～4五个等级予以记分。4分表示能够正常完成所测试的动作，0分表示不能完成或需要中等或大量帮助才能完成。最高分为56分，最低分为0分。需要20分钟完成。

考点提示 Berg 量表共分为14项，每项分为0～4分5个等级。

（1）从坐位站起

4分　不用手扶能够独立地站起并保持稳定。

3分　用手扶着能够独立地站起。

2分　几次尝试后自己用手扶着站起。

1分　需要他人小量帮助才能站起或保持稳定。

0分　需要他人中等量或最大量的帮助才能站起或保持稳定。

（2）无支持站立

4分　能够安全站立2分钟。

3分　在监视下能够站立2分钟。

2分　在无支持的条件下能够站立30秒。

1分　需要若干次尝试才能无支持站立达30秒。

0分　无帮助时不能站立30秒。

（3）无支持坐位（双脚着地或放在凳子上）

4分　能够安全地保持坐位2分钟。

3分　在监视下能够保持坐位2分钟。

2分　能坐30秒。

1分　能坐10秒。

0分　无靠背支持，不能坐10秒。

（4）从站立位坐下

4分　最小量用手帮助安全地坐下。

3分　借助于双手能够控制身体的下降。

2分　用小腿的后部顶住椅子来控制身体的下降。

1分　独立地坐，但不能控制身体的下降。

0分　需要他人帮助坐下。

（5）转移

4分　稍用手扶着就能够安全地转移。

3分　绝对需要用手扶着才能够安全地转移。

2分　需要口头提示或监视才能够转移。

1分　需要一个人的帮助。

0分　为了安全，需要两个人的帮助或监视。

（6）闭目站立

4分　能够安全地站立10秒。

3分　监视下能够安全地站立10秒。

2分　能站立3秒。

1分　闭眼不能达3秒钟，但站立稳定。

0分　为了不摔倒而需要两个人的帮助。

（7）双脚并拢站立

4分　能够独立地将双脚并拢并安全站立1分钟。

3分　能够独立地将双脚并拢并在监视下站立1分钟。

2分　能够独立地将双脚并拢，但不能保持30秒。

1分　需要别人帮助将双脚并拢，但能够双脚并拢站15秒。

0分　需要别人帮助将双脚并拢，双脚并拢站立不能保持15秒。

（8）站立位时上肢向前伸展并向前移动　上肢向前伸展达水平位，检查者将一把尺子放在指尖末端，手指不要触及尺子。测量的距离是被测试者身体从垂直位到最大前倾位时手指向前移动的距离。

4分　能够向前伸出＞25cm。

3分　能够安全地向前伸出＞12cm。

2分　能够安全地向前伸出＞5cm。

1分　上肢可以向前伸出，但需要监视。

0分　在向前伸展时失去平衡或需要外部支持。

（9）站立位时从地面拾起物品

4分　能够安全轻易地从地面拾起物品。

3分　能够将物品拾起，但需要监视。

2分　伸手向下达2～5cm且独立地保持平衡，但不能将物品拾起。

1分　试着伸手向下拾物品的动作时需要监视，但仍不能将物品拾起。

0分　不能试着做伸手向下拾物品的动作，或需要帮助免于失去平衡或摔倒。

（10）站立位转身向后看

4分　从左右侧向后看，重心转移良好。

3分　仅能从一侧向后看，另一侧重心转移较差。

2分　仅能转向侧面，但身体的平衡可以维持。

1分　转身时需要监视。

0分　需要帮助以防失去平衡或摔倒。

（11）转身360°

4分　在≤4秒的时间内，安全地转身360°。

3分　在≤4秒的时间内，仅能从一个方向安全地转身360°。

2分　能够安全地转身360°但动作缓慢。

1分　需要密切监视或口头提示。

0分　转身时需要帮助。

（12）站立时将一只脚放在凳子上

4分　能够安全且独立地站立并将一只脚放在凳子上，在20秒内完成8次。

3分　能够独立地站，完成8次＞20秒。

2分　无需辅助工具在监视下能够完成4次。

1分　需要少量帮助能够完成＞2次。

0分　需要帮助以防止摔倒或完全不能做。

（13）两脚一前一后站立

4分　能够独立地将双脚一前一后地排列（无距离）并保持30秒。

3分　能够独立地将一只脚放在另一只脚的前方（有距离）并保持30秒。

2分　能独立地迈一小步并保持30秒。

1分　向前迈步需要帮助，但能够保持15秒。

0分　迈步或站立时失去平衡。

121

（14）单腿站立

4 分　能够独立抬腿并保持＞10 秒。

3 分　能够独立抬腿并保持 5～10 秒。

2 分　能够独立抬腿并保持 3 秒。

1 分　试图抬腿，不能保持 3 秒，但可维持独立站立。

0 分　不能抬腿或需要帮助以防摔倒。

4. 结果分析　平衡与步行能力关系密切。Berg 量表评分结果为：0～20 分，提示平衡功能差，患者需乘坐轮椅；21～40 分，提示有一定的平衡能力，患者可在辅助下步行；41～56 分，说明平衡功能较好，患者可独立步行；小于 40 分，表明有摔倒的危险。

考点提示　最高 56 分，最低 0 分，分数越高平衡能力越强。

（三）静态姿势图

1. 基本原理　静态站立是以小量的自主姿势摆动为特征，它与身体对线、肌肉张力及姿势张力有关。感觉系统的三个组成部分视觉、前庭和躯体感觉（本体感觉、皮肤和关节）均参与静态站立的平衡控制。静态姿势图是定量评定静态站立的平衡功能。该仪器由高精度压力传感器、计算机及软件组成。压力传感器装有机械的和电动的转换器，能感受人体重力（压力重心和阻力重心）的移动情况，传感信号经处理得到人体姿势控制的评价参数。

2. 测试方法　受试者脱鞋按特定位置站立于传感器平台上，双手自然垂放于身体两侧，两眼平视前方 3m 远的目标。分别测试双脚分开站立时睁眼、闭眼站立姿势的平衡情况。每项测试时间为 30 秒，每种姿势测试后放松、休息，测试时尽量保持周围环境安静。

测试结束可以得到如下测试参数：左右及前后方向上的摆动频率、平均负重点、左右及前后方向上的平均摆幅、重心移动轨迹的总长度、重心移动轨迹占据的总面积及 Romberg 指数。

3. 临床应用　定量评定有姿势控制功能障碍患者；定量监测平衡功能疾病的发展；确定康复或药物治疗方案的有效性；早期发现由持续药物治疗引起的姿势稳定性丧失。

（四）动态姿势图

1. 基本原理　通过运用视觉、前庭和躯体感觉的输入和对不准确的信息进行抑制或代偿来测试人体维持平衡能力的一项检查。姿势的平衡要求身体的重心位于感觉环境条件中稳定性限度内的支持面上，则需要准确地感觉输入和适当的运动控制相结合。当身体发生移位时，迅速的平衡运动控制是通过自动的姿势反应产生，这种反应不是由意志控制的。

2. 测试方法　受试者站在计算机控制的可运动的压力传感器上，面对三面可运动的可见的围栏，支持面和视觉刺激可与身体摆动成比例的旋转，因此，根据身体重心移动的方向提供不准确的视觉和躯体感觉输入。

3. 临床对平衡控制的感觉相关作用的测试　受测者在下面六种感觉条件下站立 30 秒，记录摔倒的次数和测定身体摆动的增加。

（1）睁眼，支持面稳定，视野稳定（所有三个感觉系统提供有关身体位置的准确信息）（图 2－7－6a）。

（2）闭眼，支持面稳定（仅提供躯体感觉和前庭信息）（图 2－7－6b）。

（3）睁眼，支持面稳定，视野摆动（不准确的视觉信息），但准确的躯体感觉和前庭信息（图 2－7－6c）。

（4）睁眼，支持面摆动，视野稳定（不准确的躯体感觉和前庭信息）（图 2－7－6d）。

（5）闭眼，支持面摆动（无视觉，不准确的躯体感觉信息，所以前庭信息必须应用）（图2-7-6e）。

（6）睁眼，支持面摆动，视野摆动（只有前庭系统提供准确的信息）（图2-7-6f）。

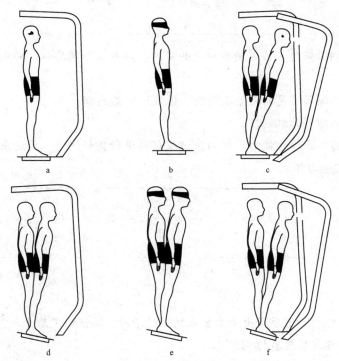

图2-7-6 对平衡控制的感觉相关作用的测试（a～f）

五、评定注意事项

1. 测试时保持环境安静，不要说话或提示。
2. 下肢骨折未愈合、严重心血管疾病患者不宜进行平衡功能评定。
3. 受试者不能安全独立完成要求动作时，要注意予以保护以免摔倒，必要时给予帮助。
4. 对于不能站立的患者，可评定其坐位平衡功能。
5. 采用仪器评定时，直立60秒困难者可进行30秒测试。

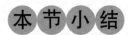

本 节 小 结

平衡功能是人体维持姿势、进行各种活动的基础，中枢和外周神经系统、前庭系统、肌肉骨骼系统的病变及发育障碍均可导致平衡功能损害。康复医学工作者在平衡功能的评定过程中，应结合病史、体格检查、神经影像学检查等，可以全面评价平衡功能障碍者的病因、性质及障碍的程度，并以此为依据制定出针对性的康复治疗计划。

（张绍岚）

扫码"练一练"

第八节 协调功能评定

学习目标

1. **掌握** 协调的概念；协调功能评定的目的，适应证和禁忌证；协调功能评定的常用方法。

2. **熟悉** 协调障碍常见的类型及表现，适应证和禁忌证。

3. **了解** 协调障碍的机制。

4. 具有良好的临床思维能力，能与患者及家属进行良好沟通，能运用协调功能评定方法为患者进行协调能力评定。

案例讨论

【案例】

患者，男，48岁，因脑干大面积出血送医院治疗，病情稳定后介入康复治疗，患者神志清醒，初步观察发现有协调障碍。

【讨论】

1. 患者的主要康复问题是什么？

2. 应该做哪些评定项目？如何评定？

一、概述

（一）协调

1. 协调的定义 协调（coordination）是指人体多组肌群共同参与并相互配合，进行平稳、准确、良好控制的运动能力。协调运动的特征为适当的速度、距离、方向、节奏、力量及达到正确的目标。协调是完成精细动作技能动作的必要条件。协调运动需要健全的中枢神经系统、感觉系统和运动系统。

2. 协调运动产生的机制 协调运动的产生由小脑、基底节和脊髓后索三个神经支配区域参与和调控，主要用于维持肌张力、协调的运动和姿势平衡。

小脑的功能主要是反射性地维持肌肉张力、姿势的平衡和运动的协调。基底节是位于大脑皮质深部的一组核团，包括尾状核、豆状核和苍白球三个主要的核团。基底节对复杂的运动和姿势控制方面起着重要的作用。脊髓后索对运动的协调和姿势的保持起重要的作用。该部位的功能是对肌肉、关节等神经末梢传入的本体感觉信息的收集，再输入大脑。本体感觉的输入包括姿势的感觉和运动觉。这些部位的损伤将导致协调运动障碍。

（二）协调障碍

1. 协调障碍的定义 协调运动的产生需要有功能完整的深感觉、前庭、小脑和锥体外

124

系的参与，协调障碍是指以笨拙的、不平衡的和不准确的运动为特点的异常运动。协调功能障碍又称为共济失调（dystaxia）。

2. 协调障碍产生的因素 协调性运动障碍是由于中枢神经系统不同部位（小脑、基底核、脊髓后索）的病变所致。其中小脑对协调运动起着重要的作用，每当大脑皮质发出随意运动的命令时，小脑便产生了制动作用。当大脑和小脑发生病变时，四肢协调动作和行走时的身体平衡发生障碍，前庭迷路系统，本体感觉与视觉的异常也可造成协调性运动障碍；协调性运动障碍还包括不随意运动造成的运动异常。

3. 协调障碍常见类型 根据中枢神经的不同病变部位，共济失调分为小脑共济失调、基底节共济失调、脊髓后索共济失调3种。

（1）小脑共济失调 小脑主要功能是维持身体的平衡、调节肌张力和调节随意运动。因小脑病变部位的不同可出现不同类型的小脑共济失调。小脑半球损害导致同侧肢体的共济失调。患者由于对运动速度、力量和距离的控制障碍而产生辨距不良和意向震颤，上肢较重，运动越接近目标震颤越明显，并有轮替运动异常，字越写越大（大写征）；在下肢则表现为行走时的酩酊步态。

（2）基底节共济失调 此类病变的受试者主要是肌张力发生改变和随意运动功能障碍，表现为震颤、肌张力过高或低下、随意运动减少或不自主运动增多。

1）震颤 震颤是一种最明显易见的过度运动症，出现四肢、头部、颚、嘴唇等部位以各种振幅和周期进行振动的现象，这在小脑病受试者和震颤麻痹综合征中可以看到。另外，还有尚未明确原因的原发性震颤和正常人在紧张和疲劳时引起的生理性震颤等。

2）舞蹈病 舞蹈病是在短时间内引起的急速而无目的的、不规则的运动。

3）手足徐动症 手足徐动症是一种四肢末端缓慢的、不规则的、弯曲的、扭转似的运动。

4）抽搐 抽搐是一种躯干和接近躯干的四肢肌肉急骤的大幅度运动，可见到激烈振臂的运动，很多情况发生在一侧。

5）肌张力障碍症 肌张力障碍症是一种躯干和接近躯干的四肢部分肌肉不断痉挛的状态，是一种畸形的肌异常紧张症。

（3）脊髓后索共济失调 脊髓后索病变造成深感觉障碍，此类受试者不能辨别肢体的位置和运动方向，行走时动作粗大，迈步不知远近，落地不知深浅，踩棉花感，并需要视觉补偿，常目视地面行走，在黑暗处则难以行走。检查时会发现震动觉、关节位置缺失，闭目难立（Romberg）征阳性。

考点提示 共济失调的常见类型。

4. 协调障碍常见表现

（1）协同不良 指在运动中主动肌、协同肌、拮抗肌的协同不佳而导致失去了对躯干、四肢和言语肌的正常控制。

（2）辨距不良 是指由于小脑丧失将来自周围的运动信息和来自大脑的运动命令相比较并发出修正信号的能力引起，由于难于判断运动的距离、速度、力量和范围，结果不是越过靶就是达不到它。

（3）眼震 眼震多属小脑病变继发脑干损害，影响到前庭神经核所致。

（4）意向震颤 中脑结合臂病变使主动肌和拮抗肌不能协调地完成有目的的动作。手和手指的精细动作受累，在随意运动中当接近靶时颤动更明显。

（5）失平衡　小脑、前庭、迷路损害均可引起。平衡反应延迟、加剧或不恰当，影响坐、站和走路。

二、协调功能评定的适应证和禁忌证

（一）适应证

1. 小脑性共济失调　小脑疾病、乙醇中毒或巴比妥中毒。

2. 感觉性共济失调　脊髓疾病。

3. 各种以震颤为主要症状的疾病　帕金森病、老年动脉硬化、慢性肝病、甲状腺功能亢进。

4. 舞蹈样运动　儿童的脑风湿病变。

5. 手足徐动　脑性瘫痪、脑基底核变性（脑炎或中毒）等。

6. 手足搐搦　低钙血症和碱中毒。

7. 运动徐缓　进行性肌营养不良症。

（二）禁忌证

1. 严重的心血管疾病。

2. 意识障碍、认知障碍或不能主动配合者。

三、协调功能评定目的与评定内容

协调功能评定是评定肌肉或肌群共同完成一种作业或功能活动的能力。

（一）协调功能评定目的

1. 判断有无协调功能障碍，评估肌肉或肌群共同完成一种作业或功能活动的能力。

2. 帮助了解协调障碍的程度、类型及引起协调障碍的原因。

3. 为康复计划的制定与实施提供客观依据。

4. 对训练疗效进行评估。

5. 协助研制协调评定与训练的新设备。

（二）协调功能评定内容

在协调功能评定时，应依次检测以下内容：

1. 完成动作的时间是否正常。

2. 运动是否可准确、直接、交替进行。

3. 加快速度是否影响运动质量。

4. 进行活动时有无身体无关的运动。

5. 不考虑自己运动时是否影响运动的质量。

6. 静止与运动时的姿势比较。

四、协调功能评定方法

协调功能评定方法主要是通过观察受试者在维持各种体位和姿势以及完成指定动作时有无异常，能否达到平衡、准确和控制性。常用的评定方法有观察法和协调试验。

（一）观察法

1. 协调功能正常的依据正常协调运动的人群应该具有以下特征：

（1）运动方式的多样性。

（2）具有良好的平衡反应能力。

（3）当固定身体的某一部位时，具有能使身体的其他部位完成平滑、顺畅运动的能力。

（4）观察被测试对象在各种体位和姿势下的启动和停止动作是否准确、运动是否平滑、顺畅，有无震颤。如让受试者从俯卧位翻身至仰卧位，或从俯卧位起身至侧坐位，然后进展至四点跪位、双膝跪位、单膝跪位、立位等。

2. 观察受试者的日常生活活动并通过与健康人比较，判断受试者是否存在协调功能障碍。

（二）协调试验

协调试验分平衡性协调试验与非平衡性协调试验两类。

1. 平衡性协调试验 平衡性协调试验是评估身体在直立位时的姿势、平衡以及静和动的成分。

（1）试验方法

1）双足站立，正常舒适位。

2）双足站立，两足并拢站立。

3）双足站立，一足在另一足前方。

4）单足站立。

5）站立位，上肢交替地放在身旁、头上方或腰部。

6）在保护下出其不意地让受试者失去平衡。

7）弯腰，返回直立位。

8）身体侧弯。

9）直线走，一足跟在另一足尖之前。

10）侧方走和倒退走。

11）正步走。

12）变换速度走。

13）突然停止后再走。

14）环形走和变换方向走。

15）足跟或足尖着地走。

16）站立位睁眼和闭眼。

（2）评分标准

4分：能完成活动。

3分：能完成活动，需要较少帮助。

2分：能完成活动，要较大帮助。

1分：不能完成活动。

2. 非平衡性协调试验 非平衡性协调试验是评估身体不在直立位时静止和运动的成分。

（1）试验方法

1）指鼻试验 受试者肩关节外展90°，肘关节伸直，先用自己的示指头触及自己鼻尖，再去接触检查者的示指。检查者通过改变自己示指的位置，来评定受试者在不同平面内完成该试验的能力，见图2-8-1（a～c）。

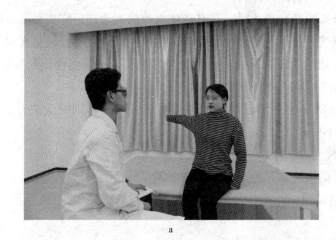

a

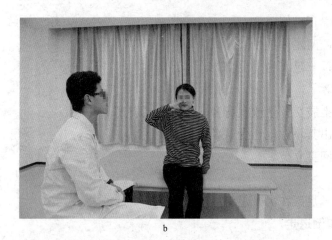

b

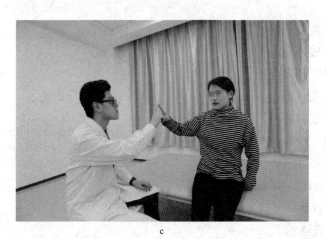

c

图 2-8-1　指鼻试验

2）指-指试验　检查者与受试者相对而坐，将示指放在受试者面前，让其示指去触及检查者的示指。检查者通过改变示指的位置，来评定受试者对方向、距离改变的应变能力，见图 2-8-2。

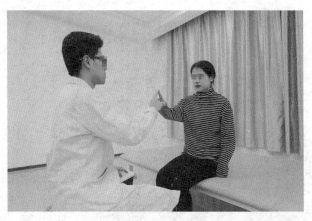

图2-8-2　指-指试验

3）拇指对指试验　让受试者用拇指头依次触及其他手指头，并逐步增加对指速度，见图2-8-3。

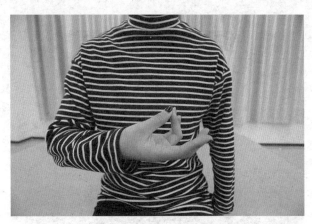

图2-8-3　拇指对指试验

4）示指对指试验　让受试者双肩外展90°，肘伸直，然后双手靠近，用一手示指触及另一手示指头，见图2-8-4（a、b）。

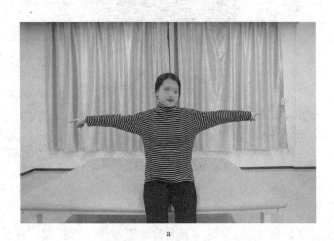

a

图2-8-4　示指对指试验

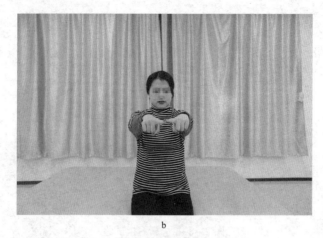

图 2-8-4　食指对指试验（续）

5）拍膝试验　受试者一侧用手掌，对侧握拳拍膝；或一侧手掌在同侧膝盖上作前后移动，对侧握拳在膝盖上作上下运动，并双手交替做上述动作，见图 2-8-5（a、b）。

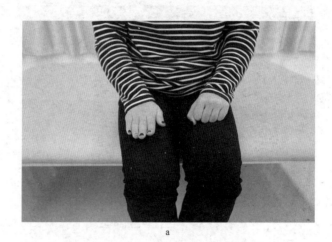

a

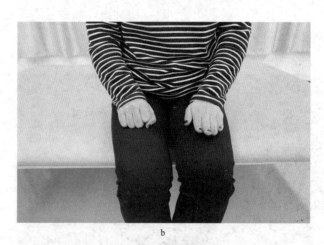

b

图 2-8-5　拍膝试验

6）前臂旋转试验（轮替试验）　受试者上臂靠近躯干，肘屈曲，双手张开，一手向上，一手向下，掌心交替地向上和向下，速度逐步增加，见图 2-8-6（a、b）。

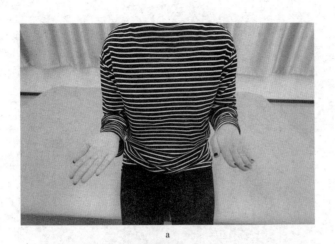

a

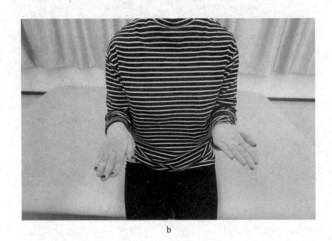

b

图2-8-6 前臂旋转试验

7）趾-指试验 受试者仰卧，然后用脚趾触及检查者手指，后者可改变方向和距离，见图2-8-7。

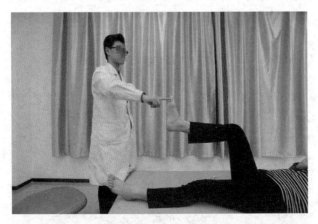

图2-8-7 趾-指试验

8）跟-膝-胫试验 受试者仰卧，抬起一侧下肢，先将足跟放在对侧下肢的膝盖上，再沿着胫骨前缘向下推移，见图2-8-8（a、b）。

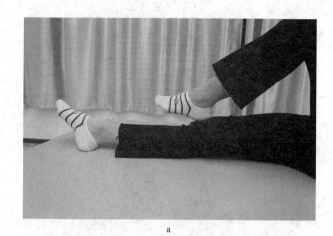

a

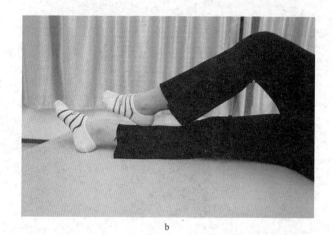

b

图 2-8-8 跟-膝-胫试验

9）绘圆或横"8"字试验 受试者用上肢或下肢在空气中绘一圆或横"8"字。测评下肢时取仰卧位。

10）拍地试验 受试者足跟触地脚尖抬起做拍地动作，可以双脚同时或分别做，见图 2-8-9（a、b）。

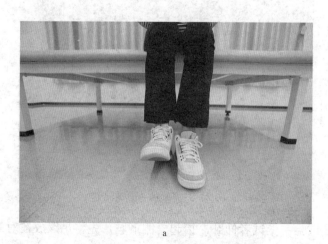

a

图 2-8-9 拍地试验

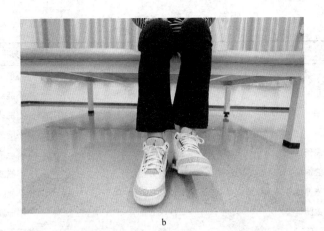

b

图2-8-9 拍地试验（续）

（2）评分标准

4分：正常完成活动。

3分：轻度障碍，能完成指定的活动，但速度和熟练程度比正常稍差。

2分：中度障碍，能完成指定的活动，但协调缺陷明显，动作慢，笨拙，不稳定。

1分：重度障碍，只能发起运动而不能完成。

0分：不能完成活动。

考点提示 ▶ 非平衡性协调试验的评定方法。

（三）上下肢协调性试验

1. 记录一定时间内连续完成某一单纯动作的次数，或完成一定次数所需要的时间。

（1）上肢 ①按动计数器，计30秒内所按动的次数，或计按动20次所需时间；②1分钟内能抓取盒中玻璃球数或抓取10个所需时间；③1分钟内在穿孔板上能竖起小棒或抓取10个所需时间。

（2）下肢 ①闭眼，足尖靠拢站立的时间；②睁眼，单足站立的时间；③睁眼，步行10m的时间（前进、后退、横行）；④闭眼，步行5m的时间（前进、后退、横行）。

2. 观察进行复杂动作时的失误次数或完成动作的方法

（1）上肢 ①在复杂的图形上用铅笔在其空隙中画线；②反复做对受试者来说是复杂的动作，观察其正确度；③高高叠起积木。

（2）下肢 ①以50~100cm距离立起瓶子，令绕瓶子步行，计算被碰倒的瓶数；②在宽为20m的步行线内，睁眼步行，计算足出线的次数。

（四）上田协调试验

上田协调试验适用于躯干下肢协调功能障碍者，见表2-8-1。

表2-8-1 上田协调试验

评定项目	1分（分数）	只供参考不判分
翻身	能	能或不能抓住某固定物
坐起	能	能或不能抓住某固定物
保持坐位	稳定	不能或一推即不稳
保持手膝位	稳定	一推即不稳
手膝位	做以下动	不能

续表

评定项目		1分（分数）	只供参考不判分
举起患侧手		3秒以上能	不能或3秒以下能
抬起患侧足		3秒以上能	不能或3秒以下能
举起健侧手		3秒以上能	不能或3秒以下能
抬起健侧足		3秒以上能	不能或3秒以下能
抬起患侧手及患侧足		3秒以上能	不能或3秒以下能
抬起患侧手及健侧足		3秒以上能	不能或3秒以下能
抬起健侧手及患侧足		3秒以上能	不能或3秒以下能
抬起健侧手及健侧足		3秒以上能	不能或3秒以下能
由椅坐位起立		能	能或不能抓住某固定物
取跪立位		能	能或不能抓住某固定物
保持跪立位		稳定	不能或一推即不稳
膝行		能	能或不能抓住某固定物
跪立位	将一侧膝抬起	患肢能	患肢能或不能抓住某固定物
		健肢能	健肢能或不能抓住某固定物
保持一侧跪位		患肢稳定	患肢不能或一推即不稳
		健肢稳定	健肢不能或一推即不稳
由一侧跪位起立		患肢能	患肢不可
		健肢能	健肢不可
保持立位		能	不可
单腿站立		患侧可（秒）	患侧不可
		健侧可（秒）	健侧不可
单腿跳		健侧可	健侧不可
		患侧可	患侧不可
共计			

注：以总分数评定。

五、评定注意事项

1. 检查前向受试者详细说明检查目的和方法，取得其配合。

2. 检查时注意观察受试者在完成指定动作中是否直接、精确，时间是否正常；在动作完成过程中有无辨距不良、震颤或僵硬；增加速度或闭眼时有无异常。

3. 注意双侧对比。

本 节 小 结

协调是指人体多组肌群共同参与并相互配合，进行平稳、准确、良好控制的运动能力。通过本节的学习，重点掌握协调障碍常见的评定方法，熟悉协调障碍常见的类型及表现并了解协调障碍的机制。最后结合患者病史、体格检查、影像学检查，全面评价协调障碍的病因、性质及障碍程度，并以此为依据制订出具有针对性的康复治疗方案并评价康复治疗效果。

（祝芳芳）

扫码"练一练"

第九节　步行功能评定

扫码"学一学"

学习目标

1. **掌握**　步行功能评定的适应证与禁忌证；步行周期。
2. **熟悉**　正常步态时间、空间参数；步行周期的运动学特征；异常步态的表现。
3. **了解**　步行能力评定分级；步行功能分类；步行周期中的动力学特征。
4. 具有良好的临床思维能力、分析解决问题的能力，能与患者及家属进行良好沟通，能运用步行功能评定方法对患者进行步行的评定。

案例讨论

【案例】

患者，女，60岁，脑出血后遗症。目前患者患侧下肢髋关节内收内旋，膝关节伸直，踝关节跖屈，内翻。步行时过度依赖健侧下肢负重，摆动时出现屈膝不足，髋关节处于外展外旋位，表现为拖曳步态。

【讨论】

分析该患者的步行周期的特点，步长和步速的特点。

一、概述

步行是人类生存的基础，是伴随着发育过程不断实践而习得的一种能力，是人类与其他动物区别的关键特征之一。步行的基本功能是从某一地方安全、有效地移动到另一地方。

步态是人体在行走时的姿态，是步行的行为特征，体现行走的方式或模式。是人类通过髋、膝、踝、足趾的一系列连续活动，身体沿着一定方向移动的过程。正常步态有赖于中枢神经系统、周围神经系统以及骨骼肌肉系统的协调工作。

（一）步行功能评定的适应证

适用于神经系统和骨骼运动系统的病变或损伤影响行走功能的患者，如脑外伤或脑卒中引起的偏瘫、帕金森病、小脑疾患、脑瘫、截肢后安装假肢、髋关节置换术后等。

（二）步行功能评定的禁忌证

步行功能评定的禁忌证包括：站立平衡功能障碍者，下肢骨折未愈合者，各种原因所致的关节不稳，严重心肺功能障碍者。

（三）步行功能评定前准备

1. 与患者沟通　评定前要向患者说明评定目的和方法，以取得患者的充分合作。

2. 评定物品准备　评定量表，步态系统观察表，以及步行通道、秒表、皮尺、滑石粉或墨汁。

二、步行能力评定

（一）步行能力评定方法

步行能力评定是通过对受检者步行能力、步行状态以及对步行能力进行宏观分级，大致了解受检者能否在不同环境下步行的评定方式。常采用步行能力分级量表（表2-9-1）和步行功能分类量表（表2-9-2）对受检者进行相应的评估。

表2-9-1　Hoffer步行能力分级

分级	评定标准
Ⅰ级：不能步行	完全不能步行
Ⅱ级：非功能性步行	借助于膝-踝-足矫形器（KAFO）、手杖等能在室内行走，又称治疗性步行
Ⅲ级：家庭性步行	借助于踝-足矫形器（AFO）、手杖等能在室内行走自如，但在室外不能长时间行走
Ⅳ级：社区性步行	借助于AFO、手杖或独立可在室外和社区内行走、散步、去公园、去诊所、购物等活动，但时间不能持久，如需要离开社区长时间步行仍需坐轮椅
时间	
分级	
评定者	

表2-9-2　Holden步行功能分类

级别	表现
0级：无功能	患者不能行走或需要轮椅或2人协助才能行走
Ⅰ级：需大量持续性的帮助	需要使用双拐或1个人连续不断地搀扶才能行走或保持平衡
Ⅱ级：需少量帮助	能行走但平衡不佳，不安全，需1人在旁给予持续或间断的接触身体的帮助或需要使用膝-踝-足矫形器（KAFO）、踝-足矫形器（AFO）、单拐、手杖等以保持平衡和保证安全
Ⅲ级：需监护或语言指导	能行走，但不正常或不够安全，需要1人监护或用言语指导，但不接触身体
Ⅳ级：平地上独立	在平地上能独立步行，但在上下斜坡、在不平的地面上行走或上下楼梯时仍有困难，需他人帮助或监护
Ⅴ级：完全独立	在任何地方都能独立行走
时间			
级别			
评定者			

（二）步行能力评定注意事项

1. 嘱受检者尽量放松，以平时正常的感觉完成评定。

2. 目测观察时，不仅要观察患侧下肢，亦要观察对侧下肢，以便比较。

3. 行走时受检者衣着尽量少，充分暴露下肢，以便准确观察。

4. 注意疼痛对步态的影响。

5. 目测观察属定性分析，有一定的局限性，必要时进一步采用定量分析。

三、步态分析

（一）概述

1. 步行周期　步行周期（gait cycle）是指在自然步态下，一侧下肢足跟着地至该侧下肢足跟再次着地的时间过程（图 2-9-1）。每一个步行周期根据下肢在步行周期所处的位置可以分为支撑相（站立相）和摆动相（迈步相）。

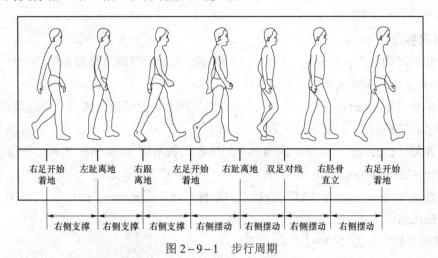

| 右足开始着地 | 左趾离地 | 右跟离地 | 左足开始着地 | 右趾离地 | 双足对线 | 右胫骨直立 | 右足开始着地 |

| 右侧支撑 | 右侧支撑 | 右侧支撑 | 右侧摆动 | 右侧摆动 | 右侧摆动 | 右侧摆动 |

图 2-9-1 步行周期

（1）支撑相 是指足底与地面接触的时期，在步行周期占 60%。包括单支撑相和双支撑相。单支撑相是一侧下肢着地，对侧下肢完全离地的时间，此时段占步行周期的 40%。双支撑相是双侧下肢同时与地面接触的时间，此时段占步行周期的 20%。双支撑相在一个步行周期中会出现两次，双支撑相存在的时间越长，步行速度越慢，反之则越快。当双支撑相消失时，步行就变为跑步，也就是说步行与跑步的根本区别是是否存在双支撑相。

考点提示 支撑相是指足底与地面接触的时期，在步行周期占 60%。包括单支撑相和双支撑相。

支撑相根据美国 RLA 分级法，支撑相分解为 5 期：

1）首次着地期 一侧下肢运动减速，使该侧足跟与地面接触，即为该侧下肢的首次着地期。进入步行周期中的第一个双支撑相。

2）承重反应期 首次着地后，该侧下肢由足跟着地到全足底着地，重心从足跟转移到足底的过程，为承重反应期。

3）支撑中期 对侧下肢离地致使身体完全位于该侧支撑下肢的上方的过程，为支撑中期。

4）支撑末期 该侧支撑下肢足跟离地到对侧下肢足跟着地的这段过程，为支撑末期。进入步行周期中的第二个双支撑相。

5）摆动前期 对侧下肢足跟着地到该侧足完全离地前的过程，为摆动前期。该期提示即将进入单支撑相。

考点提示 摆动相是指下肢离开地面在空中摆动，与地面无任何接触时间，为单支撑相。

（2）摆动相 是指下肢离开地面在空中摆动，与地面无任何接触时间，为单支撑相。主要反映了下肢在空中摆动的过程与动作。分为三期。

1）摆动初期 该侧支撑下肢离地后加速向前摆动，此时屈膝到达最大的阶段，为摆动初期。

2）摆动中期 该侧摆动下肢由最大屈膝位向前继续摆动直至该侧小腿与地面垂直的过

程，为摆动中期。

3）摆动末期 该侧与地面垂直的小腿向前减速摆动直至该侧足跟再次着地的过程，为摆动末期。

2. 时间参数

（1）步长时间（step time） 行走时，一侧足跟着地至对侧足跟着地的平均时间，通常用秒（s）来表示。正常成年人约为 0.5 秒。

（2）步行周期（gait cycle） 行走时，从一侧足跟着地至该侧足跟再次着地所用的时间，通常用秒（s）来表示。正常成年人为 1～1.32 秒。

（3）步频（cadence） 单位时间内行走的步数，通常用 steps/min 表示。正常成年人的步频为 95～125steps/min。

（4）步速（velocity） 单位时间内行走的距离，通常用 m/min 表示。正常成年人的步速为 65～95m/min。

3. 空间参数 见图 2-9-2。

（1）步长（step length） 行走时，一侧足跟着地至对侧足跟着地所行进的距离，通常用 cm 来表示。步长与身高成正比，身高越高，步长越长。正常成年人的步长是 55～85cm。

（2）步幅（stride length） 行走时，一侧足跟着地至该侧足跟再次着地所进行的跨步长，通常用 cm 表示，即为步长的两倍。正常成年人的步幅是 110～170cm。

（3）步宽（stride width） 行走时，双侧足中线之间的距离，通常用 cm 来表示。正常成年人的步宽为 4.5～11.5cm。

（4）足角（foot angle） 行走时，人体前进方向与两侧足底中线所形成的夹角，通常用°（度）来表示。正常成年人约为 6.75°。

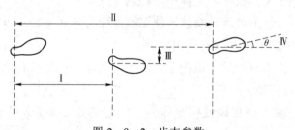

图 2-9-2 步态参数
Ⅰ. 步长；Ⅱ. 步幅；Ⅲ. 步宽；Ⅳ. 足角

4. 运动学参数 人体在正常步行周期中，重要关节活动和肌肉都参与其中（表 2-9-3～表 2-9-5）。

表 2-9-3 支撑相中下肢各关节的变化

关节	首次着地	承重反应	支撑中期	支撑末期	摆动前期
骨盆	旋前 5°	旋前 5°	中立位	旋后 5°	旋后 5°
髋关节	屈曲 30°	屈曲 30°	屈曲 0°～30°	过伸 0°～10°	过伸 0°～10°
膝关节	中立位	屈曲 0°～15°	屈曲 5°～15°	屈曲 5°	屈曲 5°～35°
踝关节	中立位	跖屈 0°～15°	跖屈 15°～背屈 10°	背屈 0°～10°	跖屈 0°～20°

表 2-9-4 摆动相中下肢各关节的变化

关节	摆动初期	摆动中期	摆动末期
骨盆	旋后 5°	中立位	旋前 5°
髋关节	屈曲 0°~20°	屈曲 20°~30°	屈曲 30°
膝关节	屈曲 35°~60°	屈曲 30°~60°	屈曲 0°~30°
踝关节	跖屈 10°~20°	跖屈 0°~10°	中立位

表 2-9-5 步行周期中各主要肌肉的作用

肌肉群	步行周期	作用
竖脊肌	首次着地期和支撑末期	确保行走时躯干直立
臀大肌	摆动相末期、首次着地至支撑相期	稳定骨盆、控制躯干向前、维持髋关节伸展位
髂腰肌	足离地至摆动相早期	保证髋关节屈曲，下肢向前摆动
股四头肌	摆动相末期、首次着地至支撑相中期 足离地至摆动早期	提拉下肢进入摆动相，促使下肢向前摆动动
缝匠肌	支撑相末期、摆动相初期 摆动相末期、支撑相初期	屈膝屈髋 膝关节旋内
腘绳肌	摆动相中期，首次着地至承重反应期	协助臀大肌伸髋，稳定骨盆，防止躯干前倾
胫前肌	首次着地至承重反应 足离地至再次首次着地	控制踝关节跖屈 保证足趾能够离开地面
小腿三头肌	支撑相初期、中期、末期	固定踝关节有膝关节，防止身体前倾

5. 动力学参数 引起运动的力的参数。

（1）地反应力 人在站立、行走及奔跑过程中足底触及地面而产生的大小相等、方向相反即作用于足底的力，人体借助于地反应力推动自身前进。地反应力可以垂直分力、前后分力和侧向分力（表2-9-6）。

表 2-9-6 地反应力的分类及意义

分类	意义
垂直分力	反映行走过程中支撑下肢的负重和离地能力
前后分力	反映支撑腿的驱动与制动能力
侧向分力	反映侧方负重能力与稳定性

（2）关节力矩 一个关节发生转动的力为关节力矩，主要是肌肉作用的结果。力矩是肌肉、韧带和摩擦力作用的最终结果，在正常步态中，关节角度并不达到其运动范围的终点，摩擦力也非常小。因此，当主动肌与拮抗肌肌肉力量失衡时，维持正常关节运动的力矩将发生改变。关节力矩包括伸展力矩、屈曲力矩和支持力矩。

（3）身体重心的加速度 人体重心位于第二骶骨前缘，两髋关节中央。直线运动时该中心是身体摆动幅度最小的部位。行走时人体重心不仅在水平方向，而且在垂直方向上不断改变着位置和速度。其中身体重心在垂直方向的速度变化与各关节及其活动肌肉的力学状况有密切关系。

6. 肌电活动参数 步态肌电活动参数主要为步行过程中下肢各肌肉的电活动，揭示肌肉活动与步态关系的肌肉电生理活动，是临床步态分析必不可少的环节。目前多采用表面电极记录步行时有关肌肉的电活动。表面肌电原始信号作为最直接的形式可显示肌电活动的发生和静息情况，原始肌电信号的密集程度和幅度在一定程度上可反映收缩的幅度或力量，密集程度和幅度越高，表面肌电信号越强，则收缩越强。

7. 能量参数 能量参数包括能量代谢参数和机械能消耗参数。

（1）能量代谢参数 是指步行中的能量代谢，可以在步态分析过程中同时用气体分析仪测量及分析气体中含氧量的变化，以此来计算步行中的能量消耗量，用以衡量步行效率，但不能查明行走时具体的异常机制。

（2）机械能消耗参数 可以应用动能、势能及其转换技术来计算在一个步态周期中身体不同部位的能量消耗（产能及耗能），可查明行走异常时耗能高的特定部位和特定时期，有助于研究步态异常机理，选择恰当的治疗方法。

（二）目测分析

目测分析指由检查者用肉眼观察受试者的行走过程，根据所得的印象或按照一定的观察项目逐项评定，并作出定性分析的结果。此法优点是不需要特殊设备和仪器，操作简单。缺点是有主观意识在其中，可靠性差。分析内容如下：

1. 病史采集 目的是判断功能障碍依据。步态分析前要仔细询问现病史、既往史、手术史、损伤、神经病变等。有助于分析诱发步态异常和改善步态的相关因素。

2. 体格检查 是判断步态障碍的基础，特别是神经系统和骨关节系统的检查。重点检查肌力、肌张力、关节活动度、感觉、病理反射、肿胀、压痛、皮肤溃疡、前庭功能等。

3. 步态观察 观察步行节奏、步行的对称性、流畅性，身体重心的偏移、躯干在行走中的趋向性，上肢摆动，下肢诸关节的姿态与角度，行走中的神态表情，辅助装置的作用等。

表2-9-7 目测分析法观察要点

	步态内容	步态临床观察要点		
1	步行周期	时相是否合理	左右是否对称	行进是否稳定流畅
2	步行节律	节奏是否匀称	速率是否合理	时相是否流畅
3	疼痛	是否干扰步行	部位、性质、程度与步行障碍的关系	发作时间与步行障碍的关系
4	肩、臂	塌陷或抬高	前后退缩	肩活动过度或不足
5	躯干	前屈或侧屈	扭转	摆动过度或不足
6	骨盆	前后倾斜	左右抬高	旋转或转
7	膝关节	摆动相是否可屈曲	支撑相是否可伸直	关节是否稳定
8	踝关节	摆动相是否可背屈和跖屈	是否足下垂、足内翻或足外翻	关节是否稳定
9	足	是否足跟着地	是否足趾离地	是否稳定
10	足接触面	是否全部着地	两足间距是否合理	是否稳定

观察注意事项：

（1）观察顺序 ①由远端到近端，即按足趾、踝、膝、髋、骨盆及躯干的顺序观察；②先观察矢状面，再从冠状面观察患者的行走的特征；③观察一个具体关节或部位时，应将首次着地作为评定的起点，按照步行周期发生的顺序进行仔细观察。

（2）观察重点 承重期、单支撑相、摆动腿向前迈进。

（3）观察场地面积 6m×8m，场地内光线充足。

步行分析记录表见表2-9-8。

表2-9-8　步行分析记录表

关节		支撑相				摆动相			
		首次	承重	中期	末期	摆动前期	早期	中期	末期
躯干	前屈								
	后伸								
	侧弯（左右）								
	过度旋转（向同侧）								
	过度旋转（向对侧）								
骨盆	一侧抬高								
	后倾								
	前倾								
	旋前不足								
	旋后不足								
	过度旋前								
	过度旋后								
	同侧下降								
	对侧下降								
髋关节	屈曲：受限								
	消失								
	过度								
	伸展不充分								
	后撤								
	外旋								
	内旋								
	内收								
	外展								
膝关节	屈曲：受限								
	消失								
	过度								
	伸展不充分								
	不稳定								
	过伸展								
	膝反张								
	内翻								
	外翻								
	对侧膝过度屈曲								
踝关节	前脚掌着地								
	全足底着地								
	足拍击地面								
	过度跖屈								

关节	支撑相				摆动相			
	首次	承重	中期	末期	摆动前期	早期	中期	末期
踝关节　过度背屈								
内翻								
外翻								
足跟离地								
无足跟离地								
足趾或前脚掌拖地								
对侧前脚掌踮起								
过度伸展（上翘）								
伸展不充分								
过度屈曲								

（三）定量分析

1. 足印法 是一种简便、定量、客观而实用的临床研究方法。是步态分析法中最早期和最简易的方法之一（图 2-9-3）。

（1）所需的设备 绘画颜料、白纸、秒表、剪刀、卷尺、量角器。

（2）场地准备 测试场地面积至少 6m×8m，场地内光线要充足。

（3）操作程序 ①让受检查者尽可能少穿衣服，以便作清晰的观察。受检者赤脚，在其足底涂上滑石粉。两眼平视前方，以自然行走方式走过准备好的步道。②受试者在行走若干步后，从一侧足跟着地时开始计时。③走完全程后于同一侧足跟着地时停止计时。④记录及计算平均步行周期时间。⑤测量行走距离。⑥测量左右步长，判断步态是否对称；测量跨步长；测量步宽；计算步频；计算步行速度。

（4）结果判定 ①步长：自然步速时，正常人为 50～80cm，左、右步长基本相等，它反映步态的对称性与稳定性。②跨步长：正常人跨步长是步长的两倍，为 100～160cm。③步宽：步宽反映行走时身体的稳定性，正常人为 5～10cm。④步频：步频的快慢反映步态的节奏性。⑤步行速度：步行速度与跨步长和步频相关，跨步长增加、步频加快、步行速度亦加快，反之亦然。

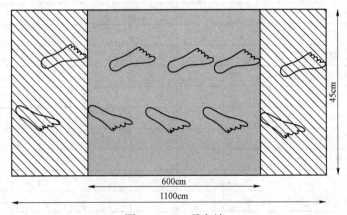

图 2-9-3 足印法

2. 足开关和电子步态垫　足底开关（类似鞋垫）捕捉足和地面接触点，足底开关通过电缆与系在腰间的记录仪连接，记录仪记录行走中足底开关的变化，可准确得出各种时间参数的数据。

参数：步速、步频、跨步长、步行周期时间、左右下肢支撑相和摆动相时间，单支撑期和双支撑期时间。

3. 步态分析系统　通常由以下四部分组成（图2-9-4）。

（1）摄像系统　在同一空间、分布在不同位置的一组带有红外线发射源的红外摄像机，以及能粘贴在待测部位（一般为关节部位）的红外反光标记点。

（2）测力台　用于测量行走时地面支撑反应力。

（3）肌电遥测系统　用于观察动态肌电图。

（4）计算机处理系统　调控以上三组装置同步运行并对观察结果进行分析处理的计算机及其外围设备。

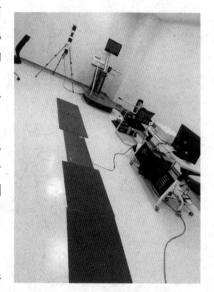

图2-9-4　时间参数测量仪

这种三维步态分析系统可以提供多方面的参数和图形，可进行深入细致的分析，作出全面的结论，特别适用于科研工作，但因价格高昂，目前沿未普及应用。

（四）常见异常步态分析

1. 中枢神经系统损伤所致的异常步态

（1）偏瘫步态　偏瘫患者由于中枢神经系统损伤引起肌张力和运动控制的变化从而导致异常步态。常表现为股四头肌痉挛所致膝关节屈曲困难，小腿三头肌痉挛导致足下垂，胫后肌痉挛而致足内翻。多见以下三种步态。

1）划圈步态　多数患者可见摆动相时骨盆代偿性抬高，髋关节外展外旋，患侧下肢向外侧划弧迈步的姿态，称为划圈步态（图2-9-5）。

2）膝过伸步态　在支撑相，由于足下垂，限制胫骨前向运动，因此往往采用膝过伸的姿态代偿。

3）拖行步态　由于患肢的支撑力降低，患者一般通过缩短患肢的支撑时间来代偿。部分患者还可以采用侧身，健腿在前，患腿在后，患足在地面拖行的步态。

（2）脑瘫步态　脑瘫根据神经系统损伤有不同分型，最常见的是痉挛型和共济失调型。痉挛型常见剪刀样步态，共济失调型则多见蹒跚步态。

1）剪刀步态　患者小腿肌肉痉挛导致足下垂和足外翻或内翻，股内收肌痉挛导致摆动时内收肌肌张力过高，足尖往往落在另一侧足的前面或外侧，交叉进行，而呈剪刀样。

2）蹒跚步态　患者由于肌张力的不稳定，步行时通常通过增加足间距来增加支撑相稳定性，通过增加步频来控制躯干的前后稳定性，通过上身和上肢摆动的协助，来保持步行时的平衡，因此落地沉重，速度快慢不一，呈蹒跚状。

3）舞蹈步态　双下肢大关节的快速、无目的、不对称的运动，多见于四肢张力增高的患者。行走时，双上肢屈曲，不协调抖动，双下肢跳跃，呈舞蹈状。

（3）帕金森步态　帕金森病患者由于基底节病变而表现出双侧运动控制障碍和功能障碍，以面部、躯干、上下肢肌肉运动缺乏、僵硬为特征。患者行走时，躯干前倾，双上肢缺乏摆动，步幅短小，越走越快，呈前冲步态或慌张步态（图2-9-6）。

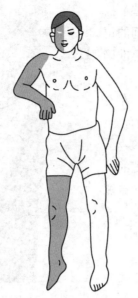

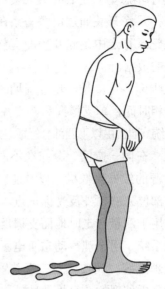

图 2-9-5 划圈步态　　　　　　图 2-9-6 慌张步态

2. 周围神经损伤所致的异常步态

（1）臀大肌步态　臀大肌是主要的伸髋及脊柱稳定肌。当臀下神经受损时，臀大肌无力，髋关节后伸和外旋受限。行走时，表现为挺胸、凸腹、躯干后仰、过度的伸髋、膝绷紧、重力线落在髋后、躯干前后摆动显著增加、类似鹅走路的姿态，又称鹅步（图 2-9-7）。

（2）臀中肌步态　臀中肌主要起维持骨盆稳定的作用。臀中肌受损或肌力下降时，使骨盆控制能力下降，支撑相受累侧的躯干和骨盆过度倾斜，摆动相时身体向两侧摇摆，类似鸭行走的步态，称为鸭步或是 Trendelenburg（图 2-9-8）。

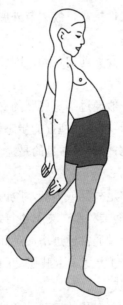

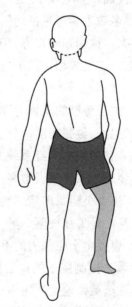

图 2-9-7 臀大肌步态　　　　　　图 2-9-8 臀中肌步态

（3）股四头肌步态　股四头肌是跨过髋关节和膝关节两个关节的双关节肌。股四头肌无力使支撑相早期膝关节处于过伸位，用臀大肌保持股骨近端位置，用比目鱼肌保持股骨远端位置，从而保持膝关节稳定。行走时，足跟着地后，臀大肌为代偿股四头肌的功能而使髋关节伸展，膝关节被动伸直，造成膝反张。

（4）胫前肌步态 胫前肌为踝关节背屈肌。胫前肌受损，在行走时，足下垂使得摆动相不足不能背屈，以致过度的屈髋、屈膝、提起患腿，完成摆动；足跟着地不久，足前部"拍地"。

（5）腓肠肌步态 腓肠肌的主要作用是在支撑相末期产生蹬离动作，使腿向前摆动。当腓肠肌受损时，支撑相足跟着地，身体稍向患侧倾斜，患侧髋关节下垂，蹬离无无力导致步幅缩短，表现为膝塌陷步态。

3. 骨关节疾患导致的异常步态

（1）短腿步态 患肢缩短达 2.5cm 以上者，患者行走时患侧将出现骨盆下降，肩倾斜下沉，腿摇摆，称之为斜肩步；如果缩短超过 4cm，患者则会出现患肢足尖着地以代偿的异常步态。

（2）疼痛步态 当各种原因引起患腿负重疼痛时，在行走时，患者为了减轻疼痛，患侧在支撑相时的时间缩短，在摆动相时，患肢运动范围减少和摆动速度下降，故步速下降，步长缩短，呈短促步。

（3）关节强直步态 踝关节跖屈挛缩 15° 以上者，支撑相足跟不能着地；摆动相时过度屈髋、屈膝、足尖点地，呈跨栏步态。踝关节背屈挛缩 15° 以上者，行走时足尖不能着地，患侧支撑相缩短，健侧摆动加快，呈踮脚步态。

本节小结

步行的基本功能是从某一地方安全、有效地移动到另一地方。通过对步行能力进行宏观分级，大致了解患者能否步行，能否在家庭环境中或是社区环境中步行。步态是人体在行走时的姿态，正常步态有赖于中枢神经系统、周围神经系统以及骨骼肌肉系统的协调工作。通过对步行周期各个时期、参与步行的各个肌肉群、关节等的观察和测量，判断分析步行过程中存在的问题，并以此为依据制定出针对性的康复治疗计划。

（牛 琳 张绍岚）

扫码"练一练"

第十节 心功能评定

扫码"学一学"

学习目标

1. **掌握** 心功能分级；心电运动试验。

2. **熟悉** 代谢当量在康复评定中的应用，心电运动试验的分类和结果分析。

3. **了解** 简易运动试验。

4. 具有良好的临床思维能力、分析解决问题的能力，能与患者及家属进行良好沟通，能运用心功能评定方法对患者进行心功能的评定。

案例讨论

【案例】

患者，女，65岁，有冠心病病史，1个月前突发室前壁心肌梗死。入院PCI手术后一周到心脏康复中心进行心脏功能评估。心脏康复中心让其做心肺运动试验，做后给予运动处方，嘱其在药物治疗的配合下，按所开的运动处方进行锻炼。

【讨论】

分析该患者心肺运动试验的意义以及对运动处方的指导意义如何？

一、概述

心功能评定是对心脏的诊断，了解心脏功能储备和适应能力、对制订康复计划及判断预后具有重要的价值。心脏的主要功能是泵血，心脏泵出血量的多少是衡量心脏功能的基本指标。除此之外，在评估和治疗中心脏的机械功能、神经内分泌功能、电生理功能也是评估的内容。

二、心功能分级

美国心脏病学会很早就对心功能进行分级，可用于心脏病患者的心功能评价，并指导患者的日常生活活动及康复治疗。目前我国在心脏病的临床诊断和治疗上参考的也是该心功能的分级法（表2-10-1、表2-10-2）。

表2-10-1 1928年美国纽约心脏病学会心功能分级

分级	评定标准
Ⅰ级	患者活动量不受限制，平时一般体力活动不引起疲乏、心悸、呼吸困难或心绞痛
Ⅱ级	患者的体力活动受到轻度限制，休息时无自觉症状，但平时一般活动即可出现疲乏、心悸、呼吸困难或心绞痛
Ⅲ级	患者体力活动明显限制，小于平时一般活动即引起心悸、气促等症状
Ⅳ级	患者不能从事任何体力活动。休息状态下也出现心力衰竭的症状，体力活动后加重

表2-10-2 2002年美国心脏病学会及美国心脏学会心力衰竭分级

分级	评定标准
A级	患者为心力衰竭高危患者，但未发展到心脏结构改变，也无症状
B级	已发展到心脏结构改变，但尚未引起症状
C级	过去或现在有心力衰竭症状并伴有心脏结构损害
D级	终末期心力衰竭，需要特殊的治疗措施

三、心电运动试验

心电运动试验（ECG exercise testing）就是通过观察受试者运动时的各种反应（各种临床症状、呼吸、血压、心率等体征，及心电图、气体代谢等），从而判断其心、肺、骨骼肌等的实际负荷能力和机体对运动的实际耐受能力，是心脏负荷试验中最常用的一种。

（一）基本原理

当人体进行心脏运动负荷试验时，动态的运动（主要是等张收缩）对心脏产生容量负荷，某些在静止时难以被检出的心脏功能异常，在运动时由于负荷增加而表现出异常。同时，通过运动心电图的检测，把这些变化进行及时准确的记录。

考点提示 ▶ 心电运动试验的基本原理。

（二）应用范畴

1. 协助临床诊断 主要用于：①冠心病的早期诊断。试验中发生心肌缺血的运动负荷越低，心肌耗氧水平越低，ST 段下移程度越大，患冠心病的危险性就越高，诊断冠心病的可靠性越大。②鉴别心律失常。运动中诱发或加剧的心律失常提示器质性心脏病，应注意休息，避免运动。康复治疗时应暂停运动或调整运动量。心律失常在运动中减轻甚至消失多属于"良性"，平时不一定要限制或停止运动。③鉴定呼吸困难或胸闷性质。器质性疾病应在运动试验中诱发呼吸困难，并与相应的心血管异常一致。

2. 确定功能状态 主要用于：①判断冠状动脉病变的严重程度及预后。运动中发生心肌缺血的运动负荷越低，心肌耗氧水平越低，ST 段下移的程度越大，冠状动脉病变就越严重，预后也越差。②判定心功能、体力活动能力和残疾程度。运动能力过低可作为残疾评判依据，如 WHO 标准是最大 METS＜5 为残疾指标。

3. 指导康复治疗 主要用于：①确定患者进行运动的危险性大。低水平运动试验中诱发心肌缺血、心绞痛、严重心律失常、心力衰竭症状等，均提示患者进行运动的危险性大。②为制订运动处方提供依据。心功能和运动试验时的可耐受的运动负荷呈正相关。故通过了解受试者可耐受的运动负荷，判断其心功能，指导其日常生活活动和工作强度，并制订运动处方，以确保康复训练的有效性和安全性。③协助患者选择必要的临床治疗，如手术等。使患者感受实际活动能力，消除顾虑，增强参加日常活动的信心。

4. 评定运动锻炼和康复治疗的效果 重复进行运动试验，可根据其对运动耐受程度的变化，评定运动锻炼和康复治疗的效果。

（三）适应证

患者只要病情稳定，无感染及活动性疾病，无明显步态和骨关节异常，患者精神正常且主观上愿意接受检查，并能主动配合者均为适应证。如有下肢关节或肌肉病变，可采用上肢运动来进行试验。

考点提示 ▶ 心电运动试验的适应证。

（四）禁忌证

病情不稳定者均属于禁忌证。临床上稳定与不稳定是相对的，取决于医师和技师的经验和水平，以及实验室的设备和设施条件。

1. 绝对禁忌证 未控制的心力衰竭或急性心力衰竭，严重的左心功能障碍，血流动力学不稳定的严重心律失常（室性或室性心动过速，多源性室性前期收缩，快速型房颤、三度房室传导阻滞等），不稳定型心绞痛，增剧型心绞痛，近期心肌梗死后非稳定期，急性心包炎、心肌炎、心内膜炎，严重的未控制的高血压，急性性肺动脉栓塞或梗死，全身急性炎症，传染病和下肢功能障碍，确诊或怀疑主动脉瘤，严重主动脉瓣狭窄、血栓性脉管炎或心脏血栓，精神疾病或严重神经症。

2. 相对禁忌证 严重高血压（高于 200mmHg/120mmHg）和肺动脉高压、中度瓣膜病变和心肌病、明显心动过速或过缓、中至重度主动脉瓣狭窄或严重阻塞型心肌病、心脏明显扩大、严重冠状动脉左主干狭窄或类似病变，高度房室传导阻滞及高度窦房阻滞、严重肝肾疾病、严重贫血及未能控制的糖尿病/甲状腺功能亢进症/骨关节病等、血电解质紊乱、慢性感染性疾病、运动会导致恶化的神经肌肉疾病、骨骼肌肉疾病或风湿性疾病、晚期妊娠或妊娠有合并症者、病情稳定的心力衰竭患者、重症贫血、明显骨关节功能障碍，运动受限或可能由于运动能使病变恶化。

考点提示 ▶ 心电运动试验的禁忌证。

（五）类型

根据所用设备及终止试验的运动强度等不同，运动试验可分为不同种类。

1. 按所用设备分类

（1）活动平板试验 又称跑台或踏板试验。即让受试者在带有能自动调节坡度和转速的活动平板上做步行运动，可做极量或次极量分级运动试验，运动量可由改变平板转速及坡度而逐渐增加。运动中须连续心电图监护，间断记录心电图及测量血压，以保护其安全。由于其参与做功的肌群多，包括双下肢、躯干部及双臂，所以活动平板运动是所有目前常用的器械运动中引起心肌氧耗最高的运动方式。其优点是接近日常活动的生理状态，可以逐步增加负荷量，易于提高运动强度，可直接用于监测、指导患者的训练，诊断的特异性和敏感性高；其缺点主要是由于肌肉活动及软组织的弹性作用对心电图记录有一定的干扰，且平板运动时噪声较大，并需要一定的空间。另外，神经系统疾病、下肢关节炎及疼痛患者可能达不到预期运动水平。对于不能进行活动平板试验的患者可行 6 分钟步行试验，以判断患者的运动能力及运动中发生低氧血症的可能性（图 2-10-1）。

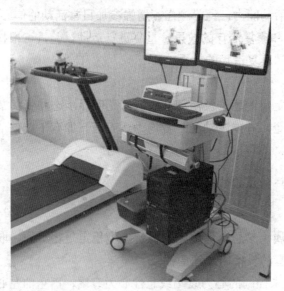

图 2-10-1 跑台试验

（2）踏车运动试验（自行车测力计） 为下肢用力试验，是采用固定式功率自行车，受试者在功率自行车功量计上以等量递增负荷进行踏车，可做极量或次极量分级运动试验。运动中连续测量心电图和血压。坐位踏车运动试验无噪声，且只需较小空间，其优点是心电图干扰少。其缺点是需要受试者的主观配合，当受试者较累时不易保持稳定的工作量。

并且，在每一阶段开始增加负荷量时，易形成等长运动，而负荷量易呈"跳跃式"增加，无充分的"清醒"过程是此试验中最需要注意避免的情况。手摇功率计（臂功率计）为上肢试验，适用于下肢功能障碍而双上肢运动功能基本正常者（图2-10-2）。

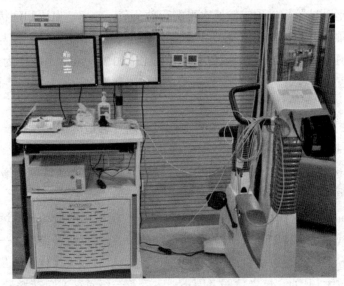

图2-10-2　踏车运动试验

上述两种试验，由于运动量较大，有一定危险性，因此测试时需由有经验的医生、护士监测，做好急救准备工作，以防止发生意外。

（3）台阶试验　如二级梯运动试验，受试者按不同龄、不同体重、规定的走梯速度，在节拍器的指挥下来回在梯子上走动3分钟，然后即刻测心电图。此试验特点是方法简单，不需要太多的特殊设备，也比较安全。缺点是运动量比较小，该试验很难达到最大心肌耗氧量，因此阳性率偏低，且不能在运动中得到满意的心电图，所以对平素运动量较大的人，最好做前两种运动试验才有意义。而对年老体弱者来说，二级梯运动试验是比较安全的一种检查方法。目前已很少应用。

2. 按终止试验的运动强度分类

（1）极量运动试验　运动强度逐级递增直至受试者感到精疲力竭，或心率、摄氧量继续运动时不再增加为止，即达到生理极限。这种极限运动量一般多采用统计所得的各年龄组的预计最大心率为终止试验的指标。最大心率粗略计算法为220-年龄。由于极量运动试验有一定的危险性，适用于运动员及健康的青年人，以测定个体最大做功能力、最大心率和最大摄氧量。

（2）亚（次）极量运动试验　运动至心率达到亚极量心率，即按年龄计算最大心率（220-年龄）的85%或达到参照值（195-年龄）时结束试验。例如55岁的受试者最大心率为220-55=165次/分，亚极量运动试验要求心率应为165×85%=140次/分。亚极量运动试验比较安全方便，在临床上大多采用亚极量运动试验，但由于预计最大心率个体变异较大，每分钟可达12次/分以上（约为预计亚极量心率的10%），故其可靠性受到影响。另外，因某些药物如β肾上腺素能受体阻滞药以及抗高血压药物会影响安静心率和运动心率，所以这些患者不宜采用预计的亚极量心率作为终止试验的标准。此试验可用于测定非心脏病患者的心功能。

（3）症状限制运动试验　是主观和客观指标结合的最大运动强度的试验，以运动诱发呼吸或循环不良症状和体征、心电图异常及心血管运动反应异常和运动肌肉疲劳，试验无法正常进行作为运动终点的试验方法。适用于诊断冠心病、评估心功能和体力活动能力、制订运动处方等。

（4）低水平运动试验　以预定较低水平的运动负荷、心率、血压和症状为终止指标的试验方法。即运动强度达 3～4MET；运动中最高心率达 130～140 次分，或与安静时相比增加 20 次/分；最高血压大于 160mmHg，或与安静时相比增加 20～40mmHg 作为终止试验的标准。适用于心血管疾病康复活动早期，如急性心肌梗死、心脏手术后康复或病情较重者。

（六）方案

根据试验目的、病史以及运动器官的功能状况选择合适的运动试验，如活动平板运动试验、踏车运动试验、上肢功率计运动试验等。

1. 活动平板运动试验　活动平板运动试验是通过增加速度和坡度来增加运动负荷或强度。固定活动平板的运动强度以 $V_{O_2,max}$ 表示。

（1）改良 Bruce 方案　改良 Bruce 方案是被临床广泛应用的活动平板运动试验方案。该方案是通过同时增加速度和坡度来增加运动负荷，最大级别负荷量最大，一般人都不会越过其最大级别。该方案缺点是运动负荷增加不规则，起始负荷较大（代谢当量为 4～5MET），运动负荷增量也较大。因此，年老体弱者因不能耐受第一级负荷或负荷增量，难以完成试验。另外，此方案是一种走－跑试验，受试者往往难以控制自己的节奏，心电图记录质量难以得到保证（表 2－10－3）。

表 2－10－3　改良 Bruce 方案

分级	速度（km/h）	坡度%	时间（分钟）	代谢当量（MET）
0	2.7	0	3	2.0
1/2	2.7	5	3	3.5
1	2.7	10	3	5.0
2	4.0	12	3	7
3	5.5	14	3	10
4	6.8	16	3	13
5	8.0	18	3	16
6	8.9	20	3	19
7	9.7	22	3	22

（2）Naughton 方案　主要特点为运动起始负荷低，每级运动时间为 2 分钟，负荷增量为 1METs，对于重症患者较易耐受，适用于急性心肌梗死者出院时检查及心力衰竭或体力活动能力较差的患者检查。其缺点是每级的时间过长（3 分钟），不利于无氧阈值的评价（图 2－10－4）。

表 2－10－4　Naughton 方案

分级	速度（km/h）	坡度%	时间（分钟）	代谢当量（MET）
1	1.6	0	3	1.6
2	3.2	0	3	2
3	3.2	3.5	3	3
4	3.2	7	3	4
5	3.2	10.5	3	5
6	3.2	14	3	6
7	3.2	17.5	3	7

（3）Balke 方案　速度保持不变，通过增加坡度来增加运动负荷，且递增较均匀、缓慢，受试者易适应，适用于心肌梗死后的早期及心力衰竭或体力活动能力较差的患者检查。

2. 踏车运动试验　功率自行车的负荷以功率表示。单位瓦特（W）或（千克·米）/分 [（kg·m）/min]。1W=6.12（kg·m）/min。最常用的是 WHO 推荐方案，运动量男性由 300（kg·m）/min 开始，每 3 分钟增加 300（kg·m）/min，女性由 200（kg·m）/min 开始，每 3 分钟增加 200（kg·m）/min，速度一般选择 50～60 转/分，直到受试者不能保持 50 转/分的速度时结束运动，试验控制在 8～12 分钟内完成。

（七）操作程序及注意事项

1. 试验开始前

（1）描记受试者 12 导联心电图和 3 通道监测导联心电图，并测量基础心率和血压作为对照，测量体位应与试验体位一致。

（2）皮肤处理　放置电极之前，用 75%乙醇溶液将需贴电极的部位皮肤擦至微红，以降低电阻，减少干扰。

（3）电极安放　为了减少运动时的干扰、避免伪差，常规十二导联心电图的导联电极全部移至躯干，两上肢电极分别移至锁骨下胸大肌与三角肌交界处或锁骨上、下肢电极移至两季肋部或两髂前上棘内侧。胸导联的位置不变。

（4）过度通气试验　连接监测导联后做过度通气试验，方法是大口喘气 1 分钟后立即描记监护导联心电图，如果出现 ST 段下移为阳性。阳性结果没有病理意义，但提示运动中诱发的 ST 段改变不一定是心肌缺血的结果。

（5）注意事项　向受试者介绍心电运动试验的方法，取得受试者的合作，有潜在危险者签定同意试验协议书。试验前 3 小时禁止吸烟、饮酒，适当休息 30 分钟，不可饱餐或空腹。试验前 1 天内不参加重体力活动。保证晚间充足睡眠。试验前尽可能停用影响试验结果的药物，包括洋地黄制剂、β 受体阻断剂、钙拮抗剂、血管扩张利、血管紧张素转换酶抑制剂等，如硝酸甘油、双嘧达莫、普萘洛尔、咖啡因、麻黄碱等。感冒或其他病毒、细菌性感染 1 周内不宜参加试验。心绞痛新近发作 2 周内不宜试验。

2. 试验过程中

（1）在试验中应密切观察和详细记录心率、血压、心电图及受试者的各种症状和体征。每级运动结束前 30 秒测量并记录血压，试验过程中除用心电示波器连续监测心电图变化外，每级运动结束前 15 秒记录心电图。系统在试验过程中收集并自动分析、打印各种生理指标和气体代谢指标，如通气量、呼吸频率、最大耗氧量、氧脉搏、心率、呼吸交换率、代谢当量等。如果没有终止试验的指征，在受试者同意继续增加运动强度的前提下，将负荷加大至下级，直至到达运动终点。如出现终止试验的指征，应及时终止试验，并密切观察和处置。

（2）注意事项　运动中注意观察患者的主观感觉情况，交代患者随时说出不适症状；常备急救药品和氧气瓶，以及除颤、临时起搏、气管插管等抢救设备，以备意外情况发生时急救。

3. 试验终止后　达到预定的运动终点或出现终止试验的指征时，应逐渐降低跑台或自行车速度，受试者继续行走或蹬车。异常情况常常会发生在运动终止后的恢复过程中，此终止运动后，要于坐位或卧位描记即刻（30 秒以内）、2 分钟、4 分钟、6 分钟的心电图并同时测量血压。以后每 5 分钟测定一次，直至各项指标接近试验前的水平或受试者的症状或其他严重异常表现消失为止。受试者在结束后休息 30 分钟，无不适方可离开。

四、简易运动试验

简易运动试验是采用 6 分钟或 12 分钟步行试验、定距离行走试验评价心力衰竭患者功能状态和心力衰竭严重性的测试方法。如不具备相应运动负荷计量设备，可选择简易运动负荷试验对患者运动能力进行评估。

在 20 世纪 60 年代早期，Balke 发明了通过测量一定时间内的行走距离来评价机体运动功能的简便方法。1976 年 MvGavin 首先介绍了使用 12 分钟步行试验评价 COPD 患者的功能残疾，1985 年 Guyatt 修改为 6 分钟步行试验，结果报告为 6 分钟步行距离。近期多项关于步行试验的综述都得出了 6 分钟步行试验简便易行，耐受性好，比其他的步行试验更能有效地反映日常生活能力的结论。

6 分钟步行试验（6MWT）对于缺血性心脏病患者是一项简便、易行、安全、可重复的客观评价心脏功能的方法，要求患者在走廊里尽可能行走，测定 6 分钟内步行的距离。6 分钟内，若步行距离＜150m，表明心力衰竭程度严重，150～425m 为中度心力衰竭，426～550m 为轻度心力衰竭。

6MWT 结果可用于评定患者心脏储备功能，评价药物治疗和康复治疗的疗效。主要适用于：①病情稳定的慢性心力衰竭患者心功能的评价；②心肌缺血患者运动耐量的评价；⑧慢性肺部疾病患者肺功能的评价。

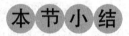

本 节 小 结

通过心功能评定，可以制订适宜心脏病患者的康复计划。在心功能评定中，心电运动试验是常用的评定方法。通过心电运动试验可以制订适宜的运动处方，制定相应的康复治疗计划。

（牛　琳）

扫码"练一练"

扫码"学一学"

第十一节　肺功能评定

学习目标

1. **掌握**　主观呼吸功能障碍程度分级；肺容量、肺通气量的测定。
2. **熟悉**　代谢当量概念及意义。
3. **了解**　气体代谢测定方法及应用。
4. 具有良好的临床思维能力，能与患者及家属进行良好沟通，能运用肺功能评定方法为患者进行肺功能评定。

案例讨论

【案例】

患者，女，54 岁，农民，肺气肿病史 30 余年，因"气短 5 天，加重 1 天"入院，患者于 5 天前，无明显诱因后出现气短，无发热、抽搐，无胸痛、咯血，无腹痛、腹泻，在当地未治疗；1 天前，气短较前加重，夜间不能平卧，进食差，为明确诊治，故来我院。查体：T：36.3℃，P：78 次/分，R：19 次/分，BP：130/80mmHg。神志清，精神差，呼吸急促，口唇发绀，颈静脉无充盈，桶状胸，双肺呼吸音粗。

【讨论】

1. 患者的主要康复问题是什么？
2. 如何评定该患者的呼吸功能状况？

一、概述

呼吸的生理功能是进行气体交换，从外环境中摄取氧，并排出二氧化碳。呼吸系统是机体直接与外环境进行气体交换表面积最大的系统，包括内呼吸和外呼吸。肺循环和肺泡之间的气体交换称为外呼吸，其包括肺与外环境之间进行气体交换的通气功能和肺泡内的气体与肺毛细血管之间进行气体交换的换气功能。体循环和组织细胞之间的气体交换为内呼吸。细胞代谢所需的氧和所产生的二氧化碳靠心脏的驱动、由血液携带经血管在体循环毛细血管和肺循环毛细血管之间运输。肺功能检查为康复治疗提供依据，对临床康复具有重要的价值。在此，仅就康复医学常用的评定项目进行简要介绍。

二、呼吸困难分级

呼吸困难分级可用于评价呼吸系统疾病患者的肺功能并指导患者的日常生活活动和康复治疗。

（一）功能性肺残疾

Moser 等于 1980 年针对功能性肺残疾，提出呼吸困难分级法（表 2-11-1），适用于最初建立预期目标和康复计划。

表 2-11-1 功能性肺残疾评定

分级	功能能力
Ⅰ	正常活动无明显受限，但用力时有呼吸困难，可就业
Ⅱ	基本 ADL 或平地行走无呼吸困难，上楼或爬坡时呼吸困难，通常限于坐位职业
Ⅲ	某些 ADL（如淋浴、穿衣）时呼吸困难，可以用自己的速度走一个街区，但跟不上同龄人，一般只能从事完全坐位的职业
Ⅳ	部分 ADL 需要依靠他人，休息时无呼吸困难，但稍出力即有呼吸困难
Ⅴ	家居且卧床或坐在椅中，休息时也呼吸困难，大部分 ADL 依靠他人

（二）主观呼吸功能障碍程度评定

国内学者（南京医科大学）建议采用主观呼吸功能障碍程度评定，通常采用 6 级制（表 2-11-2）。

表 2−11−2　主观呼吸功能障碍分级（6 级制）

分级	主观症状
0 级	虽存在不同程度的肺气肿，但活动如常人，对日常生活无影响、无气短
1 级	一般劳动时出现气短
2 级	平地步行无气短，速度较快或登楼、上坡时，同行的同龄健康人不觉气短而自觉气短
3 级	慢走不到百步即有气短
4 级	讲话或穿衣等轻微活动时亦有气短
5 级	安静时出现气短，无法平卧

考点提示　主观呼吸功能障碍分级。

三、肺容积与肺通气功能测定

（一）肺容积

肺容积是指安静状态下测定一次呼吸所出现的容积变化，其组成包括八项，其中潮气量、补吸气量、补呼气量和残气量称为基础肺容积；深吸气量、功能残气量、肺活量和肺总量称为基础肺活量。除残气量和肺总量需先测定功能残气量后求得外，其余指标可用肺量计直接测定。

1. 潮气量（tidal volume，TV）　为平静呼吸时，每次吸入或呼出的气量。正常成人的潮气量为 400～600ml，平均 500ml。潮气量与呼吸频率决定了每分钟通气量，潮气量越小，就要求较高的呼吸频率才能保证足够的通气量。

2. 深吸气量（inspiratory capacity，IC）　为平静呼气末尽力吸气所吸入的最大气量，即潮气容积加补吸气容积。正常人深吸气量应占肺活量的 2/3，约为补呼气容积的 2 倍，是肺活量的主要组成部分。正常男性约 2600ml，女性约 1900ml。是衡量最大通气潜力的一个重要指标。深吸气量减少，提示限制性通气功能障碍，如胸廓、胸膜、肺组织和呼吸肌等病变。

3. 补吸气量（inspiratory reserve volume，IRV）　在平静吸气末再用力吸气所吸入的气量。正常成人为 1500～2000ml。主要反映吸气肌的力量和储备功能。

4. 补呼气量（expiratory reserve volume，ERV）　为平静呼气末再用力呼气所呼出的气量。正常男性约 910ml，女性约 560ml。补呼气量反映呼吸肌和腹肌的力量，补呼气量降低，见于阻塞性通气功能障碍患者。

5. 肺活量（vital capacity，VC）　最大吸气后，从肺内所能呼出的最大气体量称肺活量，是潮气量、补吸气量和补呼气量之和，是常用指标之一。有两种测定方法：①一期肺活量，为深吸气末尽力呼出的全部气量。正常男性约 3500ml，女性约 2500ml；②分期肺活量，在慢性阻塞性肺病患者，做一期肺活量测定时，常由于胸内压增高使小气道陷闭，致肺泡呼气不尽而使 ERV 减少，故欲准确测定应测分期肺活量，即将相隔若干次平静呼吸所分别测得的深吸气量加补呼气量即是。临床判断时均以实测值占预计值的百分比作为衡量指标。肺活量占预计值的百分比大于 80% 为正常，60%～79% 为轻度降低，40%～59% 为中度降低，小于 40% 为重度降低。

6. 功能残气量（functional residual capacity，FRC）及残气量（residual volume，RV）

测定 功能残气量及残气量分别是平静呼气后和最大深呼气后残留于肺内的气量。均不能用肺量计直接测得，而需应用气体分析方法间接测算，测定气要求不能与肺进行气体交换，一般常用氦气、氮气。正常 FRC 男性约为（2270±809）ml，女性约为（1858±552）ml；RV 男性约为（1380±631）ml，女性约为（1301+486）ml。增加见于肺气肿，残气量占肺总量百分比＞35%提示阻塞性肺气肿，45%～55%为重度肺气肿，65%以上为严重肺气肿。减少见于弥漫性肺间质纤维化等病。

7. 肺总量（total lung capacity，TLC） 深吸气后肺内所含的总气量，由 VC+RV 构成。正常成年男性为 5000～6000ml，女性为 3500～4500ml。肺部或胸部限制性疾患如肺浸润性病变、肺不张、肺间质纤维化以及神经肌肉疾病都可导致肺总量减少；阻塞性疾病如支气管哮喘、肺气肿等可引起肺总量增加。通常将增减 20%以上视为异常。

（二）肺通气功能

通气功能是指在单位时间内随呼吸运动进出肺的气量和流速，又称动态肺容积。凡能影响呼吸频率和呼吸幅度的生理、病理因素均可影响肺通气量。进入肺的气量，部分存留在气道内不参与气体交换，称无效腔气即死腔气（VD）；部分进入肺泡参与气体交换，称为肺泡通气量（VA）。肺通气功能能够客观和动态地观察评价治疗效果。通气功能的测定包括每分钟通气量、肺泡通气量、最大通气量以及时间肺活量等项目的测试。

1. 每分钟通气量（minute ventilation，VE） 又称静息通气量，是指静息状态时每分钟呼出或吸入的气量，即潮气量与呼吸频率的乘积。正常成年男性为（6663±200）ml，成年女性为（4217±160）ml。肺的通气有极大的储备功能，一般在静息状态下每分钟通气量无明显变化，只有严重通气功能受损或通气调节降低时，才会发生改变。

2. 肺泡通气量（minute alveolar ventilation，VA） 在静息状态下每分钟吸入气量中能到达肺泡进行有效气体交换的通气量称为肺泡通气量。肺泡通气量的大小因人而异，一般为 3000～5000ml，正常无效腔量/潮气量比值为 0.13～0.40。肺泡通气量反映了有效通气量。每分钟通气量降低或者死腔比例增加都可导致肺泡通气量不足，从而可使肺泡氧分压降低，二氧化碳分压增高。呼吸中枢疾病、神经肌肉疾病、胸部疾病以及气道阻力增高，均可导致肺泡通气量降低。

3. 最大通气量（maximal voluntary ventilation，MVV） 每分钟以最深最快的呼吸所得到的最大通气量。测试者让受检者取立位，先平静呼吸数次得平稳的潮气基线，然后连续 15 秒做最深、最快的呼吸，将 15 秒内呼出或吸入的最大通气量乘以 4，即为每分钟最大通气量。最大通气量与胸肺顺应性、肺容量、气道阻力以及呼吸肌力都有关。正常人最大通气量应大于预计值的 80%以上，60%～70%为稍有减退，40%～50%为显著减退，39%以下为严重减退。引起最大通气量降低的常见原因为：①气道阻力增加，如慢性阻塞性肺疾病、支气管哮喘等；②肺组织病变，如肺水肿、肺间质病变等；③胸部畸形或神经肌肉病变，如膈肌麻痹、脊柱后侧弯等。阻塞性和限制性肺疾病最大通气量都降低，可根据气速指数来鉴别。气速指数=最大通气量占预计值百分比/肺活量占预计值百分比。正常人气速指数为 1，若气速指数＜1，提示为阻塞性通气功能障碍；气速指数＞1，提示为限制性通气功能障碍。

4. 时间肺活量（forced vital capacity，FVC） 指深吸气后用最快速度所能呼出的最大气量称为用力肺活量，正常成人男性约为 3500ml，女性约为 2000ml。同时测定第 1 秒、前 2 秒和前 3 秒的用力呼气量与 FVC 的比值（FEV 1.0%，FEV 2.0%，FEV 3.0%）。正常值为 83%、96%和 99%，正常人在 3 秒之内几乎可将肺活量全部呼出，故 FVC=VC，当阻塞性通气障碍时，由于快速用力呼气时胸内压迅速升高，使小气道过早陷闭而致呼出气量减少，故 FVC＜VC，上述各秒数值均有下降，其中以第 1 秒用力呼气量占 FVC 百分率（FEV1.0%）最为常用，简称 1 秒率，如 FEV 1.0%＞70%表示气道阻力明显增大，提示为阻塞性通气功能障碍，而限制性通气障碍时用力呼气时间缩短，FEV1.0%往往增加，但 FEV1.0 则明显降低。

考点提示 ▶ 第 1 秒、前 2 秒和前 3 秒的用力呼气量与 FVC 的比值（FEV 1.0%，FEV 2.0%，FEV 3.0%）的正常值为 83%、96%和 99%。

5. 用力呼气中段流量（FEF25%～75%） 1、2、3 秒时间内呼出的气量，并分别以第一秒用力呼气量（FEV1）、第二秒用力呼气量（FEV2）、第三秒用力呼气量（FEV3）表示。FEV1/FVC 称为第一秒用力呼气率。将用力肺活量分四等份，取中间两等份除以呼出中间两等份容量所花费的时间，即为用力呼气中期流速（MMEF）。

用力呼气中期流速临床意义与最大通气量、时间肺活量相似，由于它弃去呼气终末呼气速度明显减低部分的肺容量及呼气初始与用力有关的肺容量，故能更敏感地反映气道阻塞情况，并能反映小气道功能。

临床上主要根据 VC 或 MVV 实测值占预计值的百分比和 FEV1%判断肺功能情况（表 2-11-3）和通气功能障碍类型（表 2-11-4）。

表 2-11-3 肺功能不全分级

	（VC 或 MVV）实/预%	FEV1%
基本正常	＞80	＞70
轻度减退	80～71	70～61
显著减退	70～51	60～41
严重减退	50～21	≤40
呼吸衰竭	≤20	

表 2-11-4 肺通气功能障碍分型

	阻塞性	限制性	混合性
FEV1%	↓↓	正常/↑	↓
VC	正常/↓	↓↓	↓
MVV	↓↓	↑/正常	↓

四、运动气体代谢测定

运动气体代谢测定是通过分析呼吸气，推算体内气体代谢情况的一种检测方法，因为无创、可反复、动态观察，可用于测定运动能力、基础代谢率等，在康复医学功能评定中具有较大的实用价值。呼吸气分析方法可分为化学分析方法和物理分析方法，常采用物理分析方法。

1. 摄氧量（oxygen uptake，V_{O_2}） 又称耗氧量、吸氧量，是指机体所摄取或消耗的氧量，是反映机体能量消耗和运动强度的指标，也反映机体摄取、利用氧的能力。摄氧量为 20～30ml/（kg·min）者可从事重体力劳动，15ml/（kg·min）者可从事中等体力劳动，而

5～7ml/（kg·min）者仅能从事轻体力劳动。

2. 最大摄氧量（maximal oxygen uptake，$V_{O_2,max}$）　最大摄氧量又称最大耗氧量、最大吸氧量或最大有氧能力，是指运动强度达到最大时机体所摄取并供组织细胞消耗的最大氧量，是综合反映心肺功能状况和最大有氧运动能力的最好生理指标。正常人最大摄氧量取决于心输出量和动静脉氧分压差，即 V_{O_2}=心输出量×（动脉氧分压－静脉氧分压），受心肺功能、血管功能、血液携氧能力和肌肉细胞有氧代谢能力的影响，如果氧的摄入、弥散、运输和利用能力的下降则最大摄氧量降低，反之则提高。运动训练（尤其是耐力训练）可通过中心效应（心肺功能改善）和外周效应（骨骼肌代谢能力改善）提高最大摄氧量。按每千克体重计算的最大摄氧量（相对最大摄氧量）有明显的性别和年龄差异，女性约为男性的 70%～80%，男性在 13～16 岁最高，女性在 12 岁左右最高。

最大摄氧量可通过极量运动试验（以平板运动试验最为准确）直接测定，运动达到极量时呼吸气分析仪所测定的摄氧量即为最大摄氧量。判定达到最大摄氧量的标准为：①分级运动中两级负荷的摄氧量差值<5%或 < 2ml/（kg·min）；②呼吸商>1.1（成人）或 1.0（儿童）；③继续运动时摄氧量开始降低；④受试者精疲力竭或出现其他停止运动试验的指征。

由于极量运动试验有一定的危险性，不易为一般受试者所接受，有些学者试图通过亚极量运动试验下的生理指标来间接推测最大摄氧量。间接推测法虽然简单，但个体误差较大。不能进行极量运动试验的严重心肺疾病患者可以其运动终点时的摄氧量作为制定运动处方和评价疗效的指标。

考点提示　最大摄氧量是综合反映心肺功能状况和最大有氧运动能力的最好生理指标。

3. 代谢当量（metabolic equivalent，MET）　代谢当量是一种表示相对能量代谢水平和运动强度的重要指标。健康成年人坐位安静状态下耗氧量为 3.5ml/（kg·min），将此定为1MET，根据其他活动时的耗氧量/（kg·min）可推算出其相应的 MET 值。尽管不同个体在从事相同的活动时其实际的耗氧量可能不同，但不同的人在从事相同的活动时其 MET 值基本相等。故 MET 值可用于表示运动强度、制订个体化运动处方、指导日常生活和职业活动、判定最大运动能力和心功能水平等。可参考表 2-11-5 中各种体力活动的 MET 值指导患者的各种活动和康复训练。

考点提示　1MET 为健康成年人坐位安静状态下每分钟每千克体重耗氧 3.5ml。

表 2-11-5　各种身体活动的代谢当量

MET	平板运动试验	踏车运动试验	自理活动	家务活动	娱乐活动	职业活动
1～2			卧床休息，坐位、立位进餐，说话，更衣洗脸，1.7km/h 的步行，坐位乘车、乘飞机、驱动轮椅	用手缝纫，扫地，织毛衣，擦拭家具	看电视，听广播，下棋，坐位绘画	事务性工作，修表，打字，操作计算机
2～3	2.5km/h 0%		稍慢的平地步行（3.2km/h）骑自行车（8km/h），床边坐马桶，立位乘车	削土豆皮，揉面团，洗小件衣服，扫床，擦玻璃，收拾庭院，机器缝纫，洗餐具	开汽车，划船（4km/h），骑马慢行，弹钢琴（弦乐器）	修车（电器、鞋），裁缝，门卫，保姆，印刷工，售货员，饭店服务员
3～4		25W	普通平地行（4km/h），骑自行车（10km/h），淋浴	整理床铺，拖地，用手拧干衣服，挂衣服，做饭	做广播操，钓鱼，拉手风琴	出租车司机，瓦工，锁匠，焊工，拖拉机耕地，组装机器

续表

MET	平板运动试验	踏车运动试验	自理活动	家务活动	娱乐活动	职业活动
4~5	2.5km/h 10%	50W	稍快的平地步行（5km/h），骑自行车（13km/h），下楼，洗澡	购物（轻东西），铲除草	跳舞，园艺，打乒乓球，游泳（18.3m/min）	轻农活，贴壁纸，建筑工人（室外），木工（轻活），油漆工
5~6	3.5km/h 10%	75W	快速平地步行（5.5km/h），骑自行车（17.5km/h）	掘松土，育儿	骑快马，滑冰（14.5km/h）	农活，木工，养路工，采煤工
6~7	4.5km/h 10%	100W	慢跑（4~5km/h），骑自行车（17.5km/h）	劈柴，扫雪，压水	打网球（单打），轻滑雪	修路工程，水泥工，伐木工
7~8	5.5km/h 10%	125W	慢跑（8km/h），骑自行车（19km/h）	用铁锹挖沟，搬运（<36kg的重物）	登山，骑马飞奔，游泳，滑雪，打篮球	放牧，刨工
8~	5.5km/h 14%	150W	连续上10层楼梯，慢跑（8.9km/h）		各种体育比赛	炉前工（用铁锹铲煤>16kg/min）

4. 无氧阈（anaerobic threshold，AT） 无氧阈是指人体在逐级递增负荷运动中，有氧代谢已不能满足运动肌肉的能量需求，开始大量动用无氧代谢供能的临界点。此时，血乳酸含量、肺通气量、二氧化碳排出量急剧增加。无氧阈是测定有氧代谢能力的重要指标，无氧阈值越高机体的有氧供能能力越强。无氧阈相当于一般人心率在 140~150 次/分或最大摄氧量的 50%~60% 时的运动强度。如主要训练有氧耐力，则运动强度应在 AT 以下，此时内环境稳定，循环系统负荷较轻，对中老年人及心血管疾病患者较安全；如主要训练机体的无氧耐力，其运动强度应在 AT 以上。无氧阈测定通常采用有创的乳酸无氧阈（乳酸阈）和无创的通气无氧阈（通气阈）测定法。

乳酸无氧阈（LAT）的测定就是通过测定递增负荷运动中血乳酸的变化，即在运动中每间隔一定时间取一次受试者的静脉血，将血乳酸浓度变化与运动强度或做功能力变化的关系绘制成乳酸动力学曲线。血乳酸值从平稳值转为明显增加值的拐点，即机体供能方式由有氧供能为主转为无氧供能为主的临界点，即为乳酸无氧阈。个体乳酸无氧阈的变化范围很大，一般人的乳酸阈平均值约为 4mmol/L。乳酸法准确性较高、应用最为广泛，但因其是有创的，应用受到一定的限制。

通气无氧阈（VAT）的测定是通过测试气体代谢指标的变化来反映供能代谢的变化。在递增负荷运动过程中，随着运动负荷的增加，无氧供能比例也增加，乳酸的积累也不断增加，而乳酸的增加需要靠血液中的碱储备来缓冲，因此产生的二氧化碳大量增加，这样会刺激呼吸中枢使肺通气量增多，使气体代谢指标发生变化。在运动强度未达到无氧阈时肺通气量的增加与机体的需求成比例，而到无氧阈以后，通气量不成比例增加，远远超过机体正常代谢需要，其主要作用为清除体内多余的二氧化碳和乳酸。通气无氧阈的测定需要使用气体分析仪，通常测定的气体代谢指标有：肺通气量（V_E）、摄氧量（V_{O_2}）、二氧化碳的排出量（V_{CO_2}）、呼吸商（RQ）等。用通气无氧阈测试无氧阈判定标准为：逐级递增负荷运动时，V_E/V_{CO_2} 出现非线性增加的拐点，或运动负荷达到一定功率后，V_E/V_{CO_2} 出现陡峭升高点，同时 V_E/V_{CO_2} 未见降低。一般人通气阈平均值约为 40L/min。用通气阈测定无氧阈，最大优点是无创、有较高的重复性，且测定结果与运动时间的长短无关。

5. 氧脉搏（O₂ pulse） 氧摄取量和心率之比值称为氧脉搏，其代表体内氧运输效率，即每次心搏所能输送的氧量，在一定意义上反映了每搏心输出量的大小，氧脉搏减小表明心脏储备功能下降，心输出量的增加主要靠心率代偿。

6. 氧通气当量（V_E/V_{CO_2}） 又称氧通气比量，是指消耗 1L 摄氧量所需要的通气量，是确定无氧阈的最敏感指标。

7. 呼吸储备（BR） 为最大通气量与最大运动通气量差（$MVV-V_{E,max}$）的绝对值或以最大运动通气量占最大通气量的百分比表示。正常的呼吸储备功能值＞15L/min。阻塞性肺疾患患者的 BR 减小。

8. 呼吸商（RQ） 为每分钟二氧化碳排出量（V_{CO_2}）与每分钟耗氧量（V_{O_2}）之比，其反映体内能量产生的来源（有氧供能或无氧供能）和酸碱平衡状况，有氧供能为主转为无氧供能为主时及代谢性酸中毒时 RQ 明显增高。

本节小结

肺功能评定是呼吸功能评价中最常见且最有用的方法。在康复治疗过程中，通过心肺功能的评定，有利于心血管病患者在预防急性发作的前提下进行安全、有效的康复运动训练；评估所得出的心肺功能水平可以作为评定治疗效果的指标，据此制订阶段性的康复治疗方案和目标。通过本节学习，可以了解肺功能相关的评定方法，包括呼吸困难的分级、肺容积和肺通气功能的测定以及运动气体代谢的测定。

（祝芳芳）

扫码"练一练"

习 题

一、单项选择题（A_1/A_2 型题）

1. 成人体重在标准体重的上下（ ）属于正常范围

    A. 5%   B. 10%   C. 15%   D. 20%   E. 25%

2. 关于前臂长度的测量正确的是

    A. 测量从肱骨外上髁到桡骨茎突的距离

    B. 测量从肱骨外上髁到尺骨茎突的距离

    C. 测量从尺骨鹰嘴到桡骨茎突的距离

    D. 测量从肱骨外上髁到中指指尖的距离

    E. 测量从桡骨茎突到中指指尖的距离

3. 异常姿势的影响不包括

    A. 不对称或单侧姿势异常引起肌肉和韧带不平衡

    B. 对称性姿势异常引起关节负重和所受压力的异常分布

    C. 姿势异常对人体没有任何影响

    D. 增加腰部的负荷，由增加颈椎和胸椎的负荷来代偿

    E. 引起疼痛

4. 关于胸围测量叙述不正确的是

    A. 需要在平静呼气末和平静吸气末测量

    B. 软皮尺通过乳头上方与肩胛下角下方水平，绕胸一圈

    C. 受检者坐位、立位，上肢自然下垂

D. 对于乳房发达的女性，可在乳房稍高的地方测量

E. 测量时不需要注意受检者在平静呼气末和平静吸气末进行

5. 下述关于关节活动度评定的叙述中，不正确的是

  A. 通用量角器为常用工具

  B. 保持正确的体位，防止临近关节及部位代偿

  C. 在关节测量过程时，先测被动关节活动度，后测主动关节活动度

  D. 测量前应避免按摩或采取康复治疗手法

  E. 在关节测量过程时，要求健患侧对比测量

6. 以下哪一种情况不适合关节活动度评定

  A. 骨折术后   B. 关节内骨折未作处理

  C. 肌肉损伤后   D. 神经系统损伤后

  E. 各种原因导致的关节活动障碍

7. 影响关节活动度的生理因素不包括

  A. 康复治疗的效果   B. 关节囊的厚薄与松紧度

  C. 关节韧带的强弱   D. 关节周围的肌肉

  E. 两关节面面积差大小

8. 髋关节外旋的正常参考值是

  A. 0°～30°   B. 0°～60°   C. 0°～90°   D. 0°～70°   E. 0°～45°

9. 在肘关节伸展活动度的测量过程中，通用量角器的轴心位于

  A. 尺骨鹰嘴   B. 尺骨茎突

  C. 肱骨外上髁   D. 肱骨内上髁

  E. 桡骨茎突

10. 下述关于关节活动度评定的叙述中，不正确的是

  A. 关节活动度结果记录中"－"表示过度伸展

  B. 关节受限时，我们应测量 AROM 和 PROM

  C. 同一受检者相同部位的关节活动度测量应由专人，采取相同体位，同一工具进行测量

  D. 注意保暖，避免充分暴露关节

  E. 操作时手法要求轻柔

11. Lovett 分级法评定标准中，1 级指

  A. 无可见或可触知的肌肉收缩

  B. 可触及肌肉的收缩，但不能引起关节活动

  C. 解除重力的影响，能完成全关节活动范围的运动

  D. 能抗重力完成全关节活动范围的运动，但不能抗阻力

  E. 能抗重力及轻度阻力，完成全关节活动范围的运动

12. 在屈肘动作中主动肌是

  A. 三角肌   B. 胸大肌   C. 鱼际肌   D. 肱二头肌   E. 以上都是

13. 在伸膝动作中，股直肌是

  A. 原动肌   B. 拮抗肌   C. 固定肌   D. 中和肌   E. 协同肌

14. 人们习惯把副动肌、固定肌、中和肌统称为

  A. 原动肌   B. 拮抗肌   C. 固定肌   D. 中和肌   E. 协同肌

15. 下列哪些不适合进行肌力检查

    A. 肌肉锻炼愈合后　　　　　　　B. 正中神经损伤后

    C. 失用性肌萎缩　　　　　　　　D. 脑卒中后痉挛性瘫痪

    E. 以上均不是

16. 当被动牵伸痉挛肌时，初始产生较高阻力随之被突然的抑制发动而中断，造成痉挛肢体的肌力突然下降是

    A. 巴宾斯基反射　　　　　　　　B. 阵挛

    C. 去皮质强直　　　　　　　　　D. 折刀样反射

    E. 以上都不是

17. 改良的 Ashworth 分级较 Ashworth 分级增加

    A. 0 级　　　　B. 1 级　　　　C. 1^+ 级　　　　D. 2 级　　　　E. 3 级

18. 钟摆试验常用于

    A. 上肢肌痉挛　　　　　　　　　B. 颈部肌肉痉挛

    C. 下肢肌痉挛　　　　　　　　　D. 腹肌痉挛

    E. 背肌痉挛

19. Penn 分级法评定标准中，2 级指

    A. 无痉挛　　　　　　　　　　　B. 刺激肢体时，诱发轻度痉挛

    C. 痉挛偶有发作，<1 次/小时　　D. 痉挛经常发作，>1 次/小时

    E. 痉挛频繁发作，>10 次/小时

20. 改良的 Ashworth 分级中，肌张力 1^+ 级指

    A. 受累部分被动屈伸时，在关节活动范围的末时呈现最小的阻力，或出现突然的卡住和释放

    B. 在关节活动范围后 50% 范围内出现突然卡住，然后在关节活动范围后 50% 均呈最小阻力

    C. 通过关节活动范围的大部分时，肌张力均较明显地增加，但受累部分仍能较容易地被动移动

    D. 被动活动困难

    E. 受累部分被动屈伸时呈现僵直状态，不能活动

21. 头面部浅感觉传导路第二级神经元胞体位于

    A. 脊神经节　　　　　　　　　　B. 脊髓后角固有核

    C. 三叉神经节　　　　　　　　　D. 三叉神经脊束核和三叉神经脑桥核

    E. 以上都不对

22. 患者浅感觉障碍，可能出现异常的是

    A. 关节觉　　　　　　　　　　　B. 位置觉

    C. 痛温觉　　　　　　　　　　　D. 两点辨别觉

    E. 震动觉

23. 患者闭目，检查者在其皮肤上画简单图形，是测定患者的

    A. 浅感觉　　　　B. 皮质觉　　　　C. 深感觉　　　　D. 触觉　　　　E. 位置觉

24. 对侧偏身感觉障碍，损伤结构是

    A. 脊髓丘系　　B. 三叉丘系　　C. 内侧丘系　　D. 内囊后脚　　E. 以上都不对

25. 延髓一侧的外侧部位受损，伤及三叉神经脊束及核、脊髓丘脑侧束时，具体症状为
    A. 对侧面部、上下肢、躯干痛、温觉障碍
    B. 同侧面部和对侧上、下肢和躯干痛、温觉障碍
    C. 对侧上下肢、躯干痛、温觉障碍
    D. 对侧上、下肢和躯干的深感觉障碍
    E. 同侧上、下肢和躯干的深感觉障碍

26. 关于丘脑受损时可出现的表现，下列哪项不正确
    A. 对侧半身感觉减退或消失　　B. 定位准确，性质明确的脑痛
    C. 感觉过敏或倒错　　　　　　D. 同向偏盲
    E. 对侧半身水肿

27. 关于内囊型感觉障碍的特点，下列哪项不正确
    A. 肢体重于躯干
    B. 肢体远端重于近端
    C. 痛温觉受累重于深感觉
    D. 常合并运动、视纤维的受累，表现为"三偏"或"两偏"
    E. 深感觉受累重于痛温觉

28. 临床工作中常用的疼痛评定方法有以下几种，除外
    A. 口述分级评分法　　　　　　B. 数字评分法
    C. 目测类比评分法　　　　　　D. 综合评定法
    E. 患者自述法

29. 下面关于急性疼痛的说法中不恰当的是
    A. 病程较短　　　　　　　　　B. 部位多数明确、固定
    C. 原因通常是伤害性刺激　　　D. 疼痛性质往往是疾病的一个症状
    E. 患者反应往往十分消极

30. 有关目测类比测痛法的叙述正确的是
    A. 简单、精确、快速、易操作　B. 用来测定疼痛的强弱程度
    C. 可以测定疼痛的缓解程度　　D. 能做患者之间的比较
    E. 能对患者治疗前后做评价

31. 下列哪项不属于常见的疼痛评价方法
    A. Albert 划杠测验　　　　　　B. 视觉模拟评分法
    C. 数字疼痛评分法　　　　　　D. MCGILL 疼痛问卷
    E. 压力测痛法

32. 下列有关数字疼痛评分法叙述正确的是
    A. 用数字计量评测疼痛的幅度或强度
    B. 10 代表"无痛"，0 代表"最痛"
    C. 不适于评测下腰痛，类风湿关节炎及癌痛
    D. 临床上效度较差
    E. 评价者选择一个数字来代表患者感受的痛

33. 浅反射不包括
    A. 角膜反射　　　　　　　　　B. 腹壁反射

　　C. 提睾反射　　　　　　　　D. 跖反射

　　E. 桡骨骨膜反射

34. 深反射不包括

　　A. 肱二头肌反射　　　　　　B. 肱三头肌反射

　　C. 膝反射　　　　　　　　　D. 跖反射

　　E. 桡骨骨膜反射

35. 锥体束病变时不应出现

　　A. Babinski 征　　　　　　　B. Chaddock 征

　　C. Oppenheim 征　　　　　　D. 踝阵挛

　　E. Kernig 征

36. 关于发育性反射检查的结果，下列哪种说法错误

　　A. 有助于判断中枢神经系统的发育状况

　　B. 有助于判断中枢神经系统的损伤情况

　　C. 为制订康复治疗方案提供依据

　　D. 发育性反射不消失均为异常

　　E. 随着中枢神经系统的发育成熟，较高水平的反射则持续终生

37. 下列哪项不属于脊髓水平的反射

　　A. 屈肌收缩反射　　　　　　B. 保护性伸展反应

　　C. 莫勒反射　　　　　　　　D. 交叉性伸展

　　E. 抓握反射

38. 伸肌伸张反射阳性反应为

　　A. 受到刺激的下肢出现失去控制的屈曲反射，足趾伸展，踝关节背屈

　　B. 刺激屈曲位的足底，被刺激的下肢出现失去控制地呈伸展位

　　C. 伸展位的下肢一屈曲，屈曲位的下肢立即伸展

　　D. 下肢外展外旋，伸展，各手指伸展并外展

　　E. 在一侧下肢大腿内侧给予轻轻叩打刺激，对侧下肢表现出内收、内旋、踝关节
　　　 跖屈

39. 下列关于非对称性紧张性颈反射的说法哪项正确

　　A. 患者取仰卧位，头呈中立位，上、下肢伸展，检查者将受检者头部转向一侧，
　　　 头部转向侧的上、下肢伸展，或伸肌张力增高；另一侧的上、下肢屈曲，或屈
　　　 肌张力增高，犹如"拉弓射箭"或"击剑"姿势，为阳性

　　B. 患者取仰卧位，头呈中立位，上、下肢伸展，保持仰卧位，四肢伸展，伸肌张
　　　 力增高

　　C. 患者取膝手卧位，或趴在检查者的腿上，受检者头部尽量后伸，两上肢伸展或
　　　 伸肌张力增高，两下肢屈曲或屈肌张力增高

　　D. 4～6 个月出现，8～12 个月消失

　　E. 妊娠 28 周出现，4 个月消失

40. 调整反射是指

　　A. 脊髓水平反射　　　　　　B. 脑干水平反射

　　C. 中脑水平反射　　　　　　D. 大脑皮质水平反射

E. 平衡反应

41. 调整反应属于

A. 脊髓水平反射   B. 脑干水平反射

C. 中脑水平反射   D. 大脑皮质水平反射

E. 以上都不对

42. 下列关于联合反应的说法，哪项不正确

A. 肩关节抗阻力水平内收，患侧上肢伸肌联带运动

B. 健侧下肢抗阻力屈曲，患侧下肢伸展

C. 健侧紧握拳，患侧手伸展反应

D. 患侧下肢抗阻力屈曲，患侧上肢屈肌收缩或肌张力增加

E. 健侧髋关节抗阻力水平内收或外展，患侧出现相同的运动

43. 下列关于保护性伸展反应的说法哪项不正确

A. 检查方法：患者取俯卧位，两上肢向头的方向伸展，检查者抓起患者的踝或骨盆将患者悬吊在空中，然后突然将患者的头向地板方向运动，使身体重心超出支撑面

B. 阳性反应：双上肢立即伸展并手指外展和伸直以支持和保护身体不摔倒

C. 出现时间：出生时

D. 终生存在

E. 属于大脑皮质水平的反射

44. 大脑皮质水平反应不包括

A. 迈步反应   B. 姿势固定

C. 倾斜反应   D. 调整反应

E. 保护性伸展反应

45. 下列发育性反射中终生存在的是

A. 阳性支持反应   B. 阴性支持反应

C. 平衡反应   D. 莫勒反射

E. 联合反应

46. 下述人体系统中，除了哪项均与平衡功能相关

A. 躯体感觉系统   B. 视觉系统

C. 前庭系统   D. 自主神经系统

E. 运动系统

47. 关于 LOS 不正确的是

A. 是指人体站立时躯体能够倾斜的最大角度

B. 是判断平衡功能的重要指标

C. 前后方向的平衡极限为 12.50°

D. 左右方向的平衡极限为 16°

E. 迈步反应发生在 LOS 内

48. 影响人体平衡的外界因素不包括

A. 人体重心的高低   B. 前庭功能是否受损

C. 支持面大小   D. 支持面质地

E. 有无外力作用

49. 平衡功能评定的临床观察法不包括
    A. 睁眼站立　　　　　　　B. 闭眼站立
    C. 双脚并拢站立　　　　　D. 单脚站立
    E. 跳跃

50. 患者 Berg 平衡量表评分 45 分，提示
    A. 患者平衡功能差，需要乘坐轮椅
    B. 患者有一定的平衡能力，可在辅助下步行
    C. 患者平衡功能较好，可独立步行
    D. 患者有跌倒的危险
    E. 患者平衡功能完全正常

51. 协调功能特点描述不正确的是
    A. 是完成精细运动的能力
    B. 是控制完成精细运动的能力
    C. 分为精细和粗大协调运动能力
    D. 大肌群完成的是精细运动
    E. 手的运动属于精细协调运动

52. 协调功能评定的禁忌证
    A. 意识障碍　　　　　　　B. 锥体外系运动失调
    C. 感觉性运动失调　　　　D. 小脑性运动失调
    E. 前庭性运动失调

53. 协调功能评定的适应证错误的是
    A. 锥体外系运动失调　　　B. 感觉性运动失调
    C. 小脑性运动失调　　　　D. 前庭性运动失调
    E. 精神功能障碍

54. 脊髓后索的功能主要是传导
    A. 痛觉　　　B. 本体感觉　　　C. 温度觉　　　D. 触觉　　　E. 视觉
    F. 听觉

55. 属于精细运动协调功能的是
    A. 翻身　　　B. 站立　　　C. 手指抓握　　　D. 行走　　　E. 坐

56. 根据中枢神经病变部位的不同，协调功能障碍可分为
    A. 小脑性共济失调、脊髓后索共济失调、基底节共济失调
    B. 小脑性共济失调、脊髓侧束共济失调、基底节共济失调
    C. 脊髓侧束共济失调、锥体束共济失调、基底节共济失调
    D. 脊髓后索共济失调、基底节共济失调、脊髓侧束共济失调
    E. 小脑性共济失调、脊髓后索共济失调、锥体束共济失调

57. 下列哪项不是协调评定检查
    A. 指鼻试验　　　　　　　B. 拇指对指试验
    C. 握拳试验　　　　　　　D. 反弹试验
    E. 钟摆试验

58. 关于协调，除外哪项

A. 人体产生的平滑、准确、有控制的运动能力

B. 包括按照一定的方向和节奏运动

C. 以笨拙的、不平衡的和不准确的运动为特点

D. 适当的力量和速度

E. 达到准确的目标

59. 下列哪项不是非平衡协调检查

A. 指鼻试验　　B. 指指试验　　C. 单足站立　　D. 拍膝试验　　E. 握拳试验

60. 步行周期中摆动相主要任务是下肢向前运动减速，准备足着地的姿势，参与的肌肉不包括

A. 腘绳肌　　　B. 臀大肌　　　C. 胫前肌　　　D. 股四头肌　　E. 腓肠肌

61. 患者，女，60岁，脑出血恢复期，查体：患者神志清楚，左侧中枢性偏瘫，偏身感觉减退，站立位能伸手够物并保持平衡，但是在外力推动下不能站稳定。此类患者最常见的异常步态是

A. 划圈步态　　B. 剪刀步态　　C. 慌张步态　　D. 蹒跚步态　　E. 鸭步

62. 帕金森病人的步态是

A. 划圈步态　　B. 剪刀步态　　C. 慌张步态　　D. 蹒跚步态　　E. 鸭步

63. 髋关节在步行周期中运动的幅度是

A. 最大屈曲 20°，最大伸展 30°，共约 50°

B. 最大屈曲 30°，最大伸展 20°，共约 50°

C. 最大屈曲 25°，最大伸展 25°，共约 50°

D. 最大屈曲 15°，最大伸展 35°，共约 50°

E. 最大屈曲 10°，最大伸展 40°，共约 50°

64. 正常人的平均步速为

A. 1.5m/s　　B. 1.3m/s　　C. 0.9m/s　　D. 0.6m/s　　E. 0.8m/s

65. 患者经常在正常步行 5～10 米后就会有气喘、气促的情况出现，这在心功能分级中为

A. Ⅰ级　　　B. Ⅱ级　　　C. Ⅲ级　　　D. Ⅳ级　　　E. Ⅴ级

66. 在 6 分钟步行试验中步行小于_____，为重度心力衰竭

A. 250m　　B. 150m　　C. 200m　　D. 300m　　E. 350m

67. 目前，国内最常用的平板运动试验方案是

A. Bruce 方案　　　　　　　B. Naughton 方案

C. Balke 方案　　　　　　　D. Steep 方案

E. WHO 推荐的运动方案

68. 以下属于心电运动负荷试验相对禁忌证的是

A. 未控制的症状明显的心力衰竭

B. 明显的心动过速或过缓

C. 急性肺动脉栓塞或肺梗死

D. 严重的或症状性主动脉狭窄

E. 药物未控制的不稳定型心绞痛

69. 最具代表性的运动试验是

A. 抗阻运动试验　　　　　　B. 无氧运动试验

  C. 心电运动试验   D. 阿托品试验

  E. 引力运动试验

70. 健康人的无氧阈一般约为最大摄氧量的

  A. 40%～50%   B. 50%～60%

  C. 60%～70%   D. 70%～80%

  E. 80%～90%

71. 气体代谢基准结果测定常采用

  A. 功率车运动   B. 手臂摇轮运动

  C. 平板运动   D. 台阶试验

  E. Cybex 等速测试

72. 能够表达各种活动时相对能量代谢的指标是

  A. RPE   B. MET   C. $V_{O_2,max}$ D. AT   E. V_E

73. 主观呼吸功能障碍程度评定通常采用

  A. 4 级制   B. 5 级制   C. 6 级制   D. 7 级制   E. 8 级制

74. 不能用肺量计直接测定的指标是

  A. 潮气量   B. 补吸气量   C. 肺活量   D. 功能性残气量

  E. 最大自主通气量

75. 充分吸气后缓慢而完全呼出的最大气量是

  A. 肺活量   B. 用力肺活量   C. 补呼吸气量   D. 功能性残气量

  E. 最大自主通气量

76. 患者，女，肺气肿 10 年，讲话或穿衣等轻微动作时即出现气短。根据 6 级制主观呼吸功能障碍程度评定，该患者可评定为

  A. 1 级   B. 2 级   C. 3 级   D. 4 级   E. 5 级

77. 肺功能测定中 V_C 是指

  A. 用力肺活量   B. 第一秒最大用力呼气容积

  C. 时间肺活量   D. 肺活量

  E. 最大自主通气量

78. 正常第 1 秒时间肺活量值为

  A. 83%   B. 88%   C. 91%   D. 96%   E. 99%

79. 3 个代谢当量的耗氧量数值为

  A. 7.0ml/（kg·min）   B. 7.6ml/（kg·min）

  C. 9.5ml/（kg·min）   D. 8.5ml/（kg·min）

  E. 10.5ml/（kg·min）

二、思考题

  1. 患者，男，55 岁。右侧偏瘫，上肢肩关节活动度正常，肘关节屈曲较好，伸直受限，腕关节活动度异常，下肢各关节活动度正常。请思考该患者需要评定哪些关节的活动度，怎么评定？

  2. 患者，女，45 岁。小脑梗死，存在平衡功能障碍。对该患者进行 Berg 平衡量表评定，共需进行多少项内容评定？患者 Berg 平衡量表评分 31 分，有何提示？

  3. 患者，女，肺气肿 10 年，登楼、上坡时出现气短。请问主观呼吸功能障碍分级（6 级制）如何分级？根据 6 级制主观呼吸功能障碍程度评定，该患者主观呼吸功能障碍程度为几级？

第三章

作业治疗评定技术

第一节　日常生活活动能力评定

学习目标

1. **掌握**　日常生活活动能力定义，评定目的，评定方法。
2. **熟悉**　常用评定量表种类；Barthel 指数。
3. **了解**　功能独立性测量。
4. 具有良好的临床思维能力、分析解决问题的能力，能与患者及家属进行良好沟通，能运用日常生活活动评定量表为患者进行日常生活活动能力评定。

案例讨论

【案例】

患者，男，脑出血后 1 个月，患者可自己拿勺子进食，但需要别人把餐具及食物准备好，进食时间较长，小便偶尔有失禁，穿脱衣服时自己可完成一半，另一半需要别人帮助。

【讨论】

1. 患者存在的功能障碍跟日常生活活动能力有什么关系？
2. 应该如何对该患者进行评定？

一、概述

（一）基本概念

1. 日常生活活动（activities of daily living，ADL）　是指人们每天在家居环境和户外环境里自我照料时的活动。

2. 日常生活活动能力　是指人们为了维持生存和适应生存环境，在每天反复进行的、最基本的、最有个性的身体活动中经过反复实践逐步形成的能力，如衣、食、住、行、保持个人卫生整洁和进行独立的社区活动，是人们从事其他活动的基础。

（二）分类

按照日常生活活动的层次及对能力的要求，通常将日常生活活动分为基础性日常生活活动和工具性日常生活活动。

1. 基础性日常生活活动（basic ADL，BADL） 又称躯体 ADL，是指为了达到自我身体的照顾而必须每天完成的活动，即自我照顾性的活动。如进食、个人卫生、穿脱衣服、坐、站、室内行走等活动。

2. 工具性日常生活活动（instrumental ADL，IADL） 是指在家中或社区环境中的日常生活活动，通常需要更复杂的技能，与环境的互动更多。如人际交往、家务劳动、购物、金钱管理等。

（三）评定目的

1. 确定个体在 ADL 方面的独立程度。

2. 根据评定结果，确定合适的治疗目标，制定适当的治疗方案。

3. 通过再评估，评价治疗效果，调整治疗方案。

4. 帮助判断患者的功能预后。

5. 通过评定结果反馈，增强患者和治疗师的信心。

6. 进行投资 – 效益的分析。

（四）日常生活活动能力评定方法

1. 直接观察法 检查者通过直接观察患者的实际操作能力进行评定。该方法的优点是能够比较客观地反映患者的实际功能情况，缺点是费时费力、有时患者不配合。

2. 间接评定法 通过询问的方式进行评定，询问的对象可以是患者本人，也可以是患者家属。该方法简单易行，但信度较差。

3. 量表评定法 使用专门的评定量表进行 ADL 能力评估，此方法可以将评估结果量化。

4. 问卷调查法 使用特定的评估量表，如功能活动问卷（FAQ）进行评定。

二、Barthel 指数评定

1. 评定内容 Barthel 指数（Barthel index，BI）是由美国 Florence Mahoney 和 Dorothy Barthel 等人开发的，是美国康复医疗机构常用的评定方法。该量表评定简单、可信度高、灵敏度好，是目前临床应用最广、研究最多的一种 ADL 能力评定方法。Barthel 指数的评定内容包括进食、床椅转移、个人卫生、如厕、洗澡、步行、上下楼梯、穿衣、大便控制、小便控制 10 项内容，总分 100 分，其评定内容和评分标准见表 3 – 1 – 1。

考点提示 ▶ Barthel 指数的评定内容包括 10 项，总分 100 分。

表 3 – 1 – 1 Barthel 指数评定表

项目	评分标准	得分
1. 进食	0=依赖别人 5=需部分帮助 10=自理	
2. 床—轮椅转移	0=依赖别人 5=需大量帮助（2 人） 10=需少量帮助（1 人）或指导 15=自理	
3. 修饰	0=需帮助 5=自理	

项目	评分标准	得分
4. 如厕	0=依赖别人 5=需部分帮助 10=自理	
5. 洗澡	0=依赖别人 5=自理	
6. 步行	0=不能动 5=在轮椅上独立行动 10=需1人帮助步行或指导 15=独立步行（可用辅助器具）	
7. 上下楼梯	0=不能上下楼梯 5=需部分帮助或指导 10=自理	
8. 穿衣	0=依赖别人 5=需部分帮助 10=自理	
9. 大便	0=失禁或昏迷 5=偶尔失禁（每周＜1次） 10=能控制	
10. 小便	0=失禁或昏迷或需有他人导尿 5=偶尔失禁（每24小时＜1次，每周＞1次） 10=能控制	
总分		
评定者		
评定日期		

2. 评分标准

（1）进食

0分　完全依赖他人。

5分　需要帮助或较长时间才能完成。

10分　食物放在盘子或桌上，在正常时间内能独立完成进食。

（2）床—轮椅转移

0分　完全依赖他人。

5分　能在床上坐起，但转移到轮椅或在使用轮椅时要较多的帮助。

10分　需要提醒、监督或给予一定的帮助才能安全完成整个过程。

15分　独立完成床—轮椅转移的全过程。

（3）修饰

0分　需极大帮助或完全依赖他人。

5分　独立完成各项。

（4）如厕（包括擦干净、整理衣裤、冲水）

0分　完全依靠他人。

5分　在穿、脱裤子，保持平衡，便后清洁等情况下需要帮助。

10分　独立进出厕所，脱、穿裤子，使用卫生纸；如用便盆，用后能自己倒掉并清洗。

（5）洗澡（在浴池、盆池或用淋浴）

0分　完全依赖他人。

5分　独立完成所有步骤。

（6）步行

0 分　完全依赖他人。

5 分　只能使用轮椅，但必须能向各个方向移动以及进出厕所。

10 分　在较少帮助下走至少 50m，或在监督或帮助下完成上述活动。

15 分　独立走至少 50m；可以穿戴假肢或用矫形器、腋杖、手杖，但不能用带轮的助行器；如用矫形器，在站立或坐下时能锁住或打开。

（7）上、下楼梯

0 分　需极大帮助或完全依赖他人。

5 分　在帮助或监督下上、下一层楼。

10 分　独立上、下一层楼，可握扶手或用手杖、腋杖。

（8）穿、脱衣服（包括穿脱衣服、系皮带及鞋带）

0 分　完全依赖他人。

5 分　需要帮助，但能在正常时间内独自完成至少一半的过程。

10 分　独自穿、脱所有衣服、系鞋带。当戴矫形器成围腰时，能独自穿、脱。

（9）大便控制

0 分　完全失禁。

5 分　需要在帮助下用栓剂或灌肠，偶有大便失禁（每月<1 次）。

10 分　能控制，没有失禁或能自己使用开塞露。

（10）小便控制

0 分　完全失禁。

5 分　偶有尿失禁（每周<1 次）。

10 分　能控制，脊髓损伤患者能自行导尿，使用尿袋或其他用具时应能使用并清洗。

考点提示 ▶ Barthel 指数各项评分标准。

3. 结果分析　Barthel 指数总分为 100 分，得分越高，表示 ADL 的自理能力越好，依赖性越小。评分在 60 分以上者基本能完成 BADL，59～41 分者需要帮助才能完成 BADL，40～21 分者需要很大帮助，20 分以下者完全需要帮助。

考点提示 ▶ Barthel 指数得分结果判断。

三、功能独立性测量

功能独立评定量表（functional independence measure，FIM）是 1983 年由美国物理医学与康复学会统一数据系统中的重要内容，是一个有效的、公认的等级评分量表。它评估的是患者的实际残疾程度，量表包括 6 个方面，共 18 项功能，即自理活动 6 项、括约肌控制 2 项、转移 3 项、行走 2 项、交流 2 项和社会认知 3 项。每一项分 7 级，计分为 1～7 分（表3－1－2、表 3－1－3）。FIM 的最高分为 126 分，最低分 18 分。得分越高说明独立性越强。126 分=完全独立；108 分～125 分=基本独立； 90～107 分=有条件的独立或极轻度依赖；72～89 分=轻度依赖；54～71 分=中度依赖；36～53 分=重度依赖；19～35 分=极重度依赖；18 分=完全依赖。

考点提示 ▶ FIM 共 18 项功能，最高分为 126 分，最低分 18 分。

表 3-1-2 功能独立性评定（FIM）量表得分标准

功能独立		7分	功能独立	能独立完成所有活动，活动完成规范，无需矫正；不需要使用辅助器具和帮助，并在合理的时间内完成
		6分	有条件的独立	能独立完成所有活动，但活动中需要使用辅助器具或超过合理时间；或有安全方面的顾虑
功能依赖	部分依赖	5分	监护、准备或示范	在没有身体接触的前提下，根据他人的提示、引导或监护下能完成活动
		4分	最小帮助	在最小量的身体接触性帮助下，能完成活动的 75%，他人帮助小于 25%
		3分	中等帮助	患者需要中等量的帮助，其仅能完成活动的 50%～74%，他人帮助程度达 25%～49%
	完全依赖	2分	大量帮助	患者需要最大量的帮助，只能完成活动的 50% 以下，他人帮助程度达 50%～74%
		1分	完全依赖	患者不能做任何活动

考点提示 ▶ FIM 量表得分标准。

表 3-1-3 FIM 评定内容与评分标准

序号	能力	项目	评分标准
1	自我料理	（1）进食：包括使用合适的器具将食物送进嘴里咀嚼和咽下。不包括事物的准备，例如清洗和准备食物、烹调、切割食物等。关键在于尽可能独立完成进食活动，7 分水平时，应能从盘中独立取出食物	7分：可以独立完成进食过程，操作时间合理、安全 6分：需要假肢或辅助器具进食，或进食时间过长，或有呛噎情况发生 5分：需要他人监护、提示或引导，或他人帮助拿支具或矫形器等 4分：可完成≥75% 进食过程，偶尔需要他人帮助戴支具或矫形器等完成进食 3分：可完成 50%～74% 进食过程，经常需要他人帮助戴支具或矫形器等完成进食 2分：可完成 25%～49% 进食过程，可以主动配合他人喂食 1分：可完成<25% 进食过程，主要由他人帮助喂食或通过胃管进食
		（2）梳洗：包括刷牙、梳头发、洗手、洗脸、剃须、化妆。本项还包括开关水龙头，调节水温及其他卫生设备，挤牙膏、开瓶盖等	7分：可以操作所有动作，并完成上述活动的个人准备工作 6分：需要特制设备，包括支具、假肢等帮助活动或操作时间过长，或不安全 5分：需要他人监护、提示或引导，或准备卫生设备 4分：偶尔需要他人帮助将毛巾放到患者手中或帮助完成一项活动 3分：经常需要由他人帮助将毛巾放到患者手中或帮助完成一项以上的活动 2分：可以主动配合他人完成梳洗活动 1分：不能主动配合他人完成梳洗活动
		（3）洗澡：包括洗澡的全过程（洗、冲、擦干），颈部以下部分（背部除外），洗澡方式可为盆浴、淋浴或擦浴	7分：完全独立。安全地完成全过程，可以为盆浴、淋浴或擦浴 6分：需要特殊的辅助器具完成，或时间过长，或不安全 5分：需要他人监护、提示或引导，或帮助放水、调节水温、准备浴具、准备支具等 4分：偶尔需要由他人帮助将毛巾放到患者手中，或帮助完成 1～2 个部位的洗澡 3分：经常需要由他人帮助将毛巾放到患者手中，或帮助完成 2 个以上部位的洗澡 2分：需要他人帮助洗澡，但可以主动协助 1分：需要他人帮助洗澡，但不能主动协助
		（4）穿脱上身衣物：包括穿、脱上身衣物（腰部以上）及穿脱上肢假肢或支具。上衣包括开襟衫、套头衫、拉链衫及胸罩等	7分：完全独立穿脱上衣及穿脱上肢假肢或支具，操作安全、时间合理 6分：需要特殊辅助器具穿脱衣物，或穿脱时间过长 5分：需要他人监护、提示或引导，或由他人准备上衣或支具，或准备脱设备 4分：偶尔需要他人帮助处理纽扣、拉链、搭扣等 3分：经常需要他人帮助处理纽扣、拉链、搭扣等 2分：需要他人帮助穿衣，但可以主动配合 1分：需要他人帮助穿衣，但不能有效地主动配合

续表

序号	能力	项目	评分标准
1	自我料理	（5）穿脱下身衣物：包括穿、脱下身衣物（腰部以下）及穿脱假肢、支具。下衣包括内裤、外裤、裙、腰带、拉链、鞋子和袜子	7分：完全独立穿脱下装及穿脱假肢或支具，操作安全、时间合理 6分：需要特殊辅助器具穿脱，或穿脱时间过长 5分：需要他人监护、提示或引导，或由他人准备下装或支具、或准备穿脱设备 4分：偶尔需要他人帮助处理纽扣、拉链、搭扣等 3分：经常需要他人帮助处理纽扣、拉链、搭扣等 2分：需要他人帮助穿衣，但可以主动配合 1分：需要他人帮助穿衣，但不能有效地主动配合
		（6）如厕：如厕前后的衣服整理，包括会阴部的清洁卫生。如果大、小便所需帮助的水平不同，则记录最低分。导尿管处理不属于此项范围	7分：大、小便后可独立清洁会阴，整理衣服。操作安全，时间合理 6分：如厕时需要特殊的设备，包括假肢/支具，操作时间过长或不安全 5分：需要他人监护、提示或引导，或准备辅助具 4分：在如厕过程中，偶尔需要他人帮助维持身体稳定或平衡 3分：在如厕过程中，经常需要他人帮助维持身体稳定或平衡 2分：需要他人帮助，但可以主动配合 1分：需要他人帮助，但不能主动配合
2	括约肌控制	（1）膀胱控制：必要时可使用括约肌控制设备或药物。评分应从需要帮助的程度和发生小便失禁的频率两方面来考虑	7分：患者可完全自主控制膀胱，从无尿失禁 6分：患者无尿失禁，但需要尿壶、便盆、导尿管、尿布。尿垫、集尿装置，集尿替代品，或使用药物控制及辅助器具，必须能够自己组装和应用器具，可独立倒尿、装、清洁尿袋 5分：需要他人监护、提示或引导，准备排尿器具、帮助倒尿具和清洁尿具；尿失禁<1次/月 4分：需要最低限度接触性帮助，患者可处理≥75%的排尿过程，尿失禁<1次/周 3分：需要中等程度接触性帮助，患者可处理50%～74%的排尿过程，尿失禁<1次/天 2分：患者在得到协助下，仍经常发生尿失禁，或几乎每天均有失禁，或患者有办法减少每天失禁次数。患者可处理25%～49%的排尿过程 1分：完全依赖。尽管得到协助，但患者仍然经常发生尿失禁，或几乎每天均有失禁，患者可处理<25%的排尿过程
		（2）直肠控制：包括能否完全随意排便，必要时可使用控制排便的器具或药物。评分原则基本与膀胱控制相同，可根据需要帮助的程度和失禁程度评判	7分：可完全自主排便 6分：排便时需要便盆、手指刺激，或使用通便剂、润滑剂、灌肠或其他药物。患者可自己处理排便和造瘘口，无需他人帮助 5分：需要监护、提示或引导，由他人帮助准备排便器具，可偶然发生大便失禁，但<1次/月 4分：需要最低限度接触性帮助以保证排便满意，可使用排便药物或外用器具，患者可处理≥75%的排便过程，可偶然发生大便失禁<1次/周 3分：需要中等程度接触性帮助以保证排便满意，可使用排便药物或外用器具，患者可处理50%～74%的排便过程，可偶然发生大便失禁<1次/天 2分：尽管给予最大接触性帮助，但患者仍频繁发生大便失禁，几乎每天均有，患者可处理25%～49%的排便过程 1分：尽管给予最大接触性帮助，但患者仍频繁发生大便失禁，几乎每天均有，患者可处理<25%的排便过程
3	转移能力	（1）床-椅-轮椅之间转移	7分：以行走为主者，能独立完成床椅转移、坐站转移，即坐下和站起的全过程。用轮椅者能独立完成床—轮椅转移，或使用合适的辅助器具和设备，操作安全 6分：需要辅助器具帮助，或花费时间过长 5分：需要监护、提示或引导 4分：在转移过程中偶然需要他人帮助维持平衡 3分：在转移过程中经常需要他人帮助维持平衡 2分：需要他人帮助转移，但可以主动配合 1分：需要他人帮助转移，但不能主动配合
		（2）如厕	7分：行走者能独立走入卫生间，坐厕、起立，不用任何帮助使用轮椅者能独立进入卫生间，并能完成轮椅至坐便转移。时间合理，活动安全 6分：患者需要辅助器具的帮助或花费时间过长 5分：需要监护、提示或引导 4分：在转移过程中偶然需要他人帮助维持平衡 3分：在转移过程中经常需要他人帮助维持平衡 2分：需要他人帮助转移但可以主动配合 1分：需要他人帮助转移配合

续表

序号	能力	项目	评分标准
3	转移能力	（3）入浴	7分：能独立进入浴室，进入浴缸或淋浴，不用任何帮助。使用轮椅者能独立进入浴室，并能自己完成刹车，去除侧板、抬起足蹬，不用器具完成轮椅至入浴转移。活动安全 6分：患者需要适应或使用辅助器具，如滑板、手柄、特殊的椅、支具或拐的帮助，或花费时间过长。用于转移的假肢和支具也属此类 5分：需要监护、提示或引导、准备（滑板、去除侧板等） 4分：在转移过程中偶然需要他人帮助平衡 3分：在转移过程中经常需要他人帮助平衡 2分：需要他人帮助转移，但可以主动配合 1分：需要他人帮助转移，但不能主动配合
4	运动能力	（1）步行或轮椅	7分：不使用任何器具或他人帮助，能独立行走50m距离。时间合理，活动安全 6分：在使用拐杖、下肢假肢或支具、矫形鞋、步行器等辅助装置下完成行走，能独立行走50m距离。使用轮椅者，能前进50m距离，并能驱车拐弯或越过至少为3°的坡，能在地毯上驱车和越过门槛。或时间过长，活动不安全 5分：有两种评定标准： ①在监护、提示或引导下，独立行走或用轮椅移动不少于50m； ②家庭行走：行走者能独立行走较短距离（17~49m），不用任何器具或独立操作轮椅（手动或电动）1~749m，不需要提示，但时间过长，或安全性不好 4分：需要最低限度接触性帮助移动至少50m。患者用力≥75% 3分：需要中度接触性帮助移动至少50m。患者用力50%~74% 2分：需要最大限度接触性帮助移动至少17m。患者用力25%~49%至少需要1人帮助 1分：患者用力<25%。至少需要2人帮助，不能行走，用轮椅至少17m
		（2）上下楼梯	7分：可以独立地一次性上下一层楼以上，无需任何辅助设备，时间合理，活动安全 6分：可以独立地一次性上下一层楼以上，但需要使用辅助设备如扶手、手杖或其他支持物，活动时间过长或有安全问题 5分：有两种评定标准： ①在监护、提示或引导下，独立上下层楼； ②家庭步行：在无人帮助的情况下，可独立上下4~6级台阶（用或不用辅助器具），或上下7~11级台阶，无需监护、提示或引导，但活动时间过长或安全性不好 4分：偶尔需要他人接触性帮助上下楼梯及维持平衡 3分：经常需要他人接触性帮助上下楼梯及维持平衡 2分：上下楼梯不到7~12级，需要1人帮助步行 1分：上下楼梯不到4~6级，或需要2人以上帮助步行
5	交流	（1）理解：包括理解口语和书面语，以及理解复杂和抽象信息的能力。评定患者最常用的交流方式（听觉或视觉）。如果两种交流方式同等，则将两种结合评定	7分：完全独立患者可理解复杂、抽象内容，理解口头和书写语言 6分：在大部分情况下，患者对复杂、抽象内容的理解只有轻度困难，需要听力或视力辅助器具（眼镜或助听器），或需要额外的时间来理解有关信息 5分：帮助患者在90%以上的日常活动中无理解和交流障碍。需要帮助的机会少于10% 4分：最低限度帮助，基本日常生活的75%~90%的情况下可以理解和会话。需要帮助的时间占10%~25%者 3分：中度帮助，基本日常生活的50%~74%的情况下可以理解和会话。需要帮助的时间多于25%者 2分：最大帮助，基本日常生活的25%~49%的情况下可以理解和会话。只能理解简单、常用的口语表达或姿势，50%以上的情况下需要帮助 1分：完全帮助，基本日常生活<25%的情况下可以理解和会话。或基本上不能理解简单、常用的口语表达，或在帮助下仍然不能做出恰当反应
		（2）表达：包括能否用口语或非口语语言（包括符号、文字）清楚地表达复杂、抽象的意思。表达能力应包括对于诸如家庭问题、时事或家庭财政等复杂和抽象的观念的表达	7分：可清晰流利地表达复杂、抽象的意思 6分：大部分情况下，患者可清晰流利地表达复杂、抽象的意思，只有轻度困难。无需帮助 5分：帮助患者在90%以上的时间可表达日常活动的基本需要和意思。需要强调（经常重复）的机会少于10% 4分：最低限度帮助，患者在75%~90%的时间内，可表达基本生活需要和意思 3分：中度帮助，患者在50%~74%的时间内，可表达基本生活需要和意思 2分：最大帮助，患者在25%~49%的时间内，可表达基本生活需要和意思 1分：患者在<25%的时间内，可表达基本生活需要和意思，或在帮助的情况下，仍然完全或经常不能恰当表达基本需要

续表

序号	能力	项目	评分标准
6	社交	（1）社会关系：指患者在治疗和社会活动中参与并与他人友好相处的能力，反映患者如何处理个人需求和他人需求，能否恰当地控制情绪，接受批评，认识自己的所作所为对他人的影响，情绪是否稳定等	7分：完全独立处理社会交往，无需药物控制 6分：在大部分情况下可以与医护人员、病友、家人等友好相处，仅偶然失控。无需监护，但需要较多的时间适应社会环境，或需要药物控制 5分：只在应激或不熟悉的条件下需要监护，需要监护的情况不超过10%。可能需要鼓励以提高参与的积极性 4分：轻度提示与指，患者可恰当处理75%～90%的时间 3分：中度提示与指导，患者可恰当处理50%～74%的时间 2分：高度提示与指导，患者可恰当处理25%～49%的时间。由于社会行为不当，可能需要管制 1分：完全依赖，患者可恰当处理＜25%的时间或完全不能处理。由于社会行为不当，可能需要管制
		（2）解决问题：主要指解决日常问题和复杂问题的能力。日常问题包括日常生活事务、工作琐事、个人财务、社会事务中问题等及能否在需要时恰当的请求帮助，复杂问题包括处理账目、自己用药，处理人际难题以及做出受雇决定等	7分：患者可意识到是否存在问题，并做出适当的决定，适时地解决日常生活事务等，直到任务完成，如有错误，可自行纠正 6分：大部分情况下，患者可意识到是否存在问题，并做出适当的决定，直到任务完成，如有错误可自行纠正。所需时间可较长 5分：在紧急或不熟悉的条件下需要监护、提示或引导，需要监护的情况不超过10%的时间 4分：75%～90%的时间患者可解决常规问题 3分：50%～74%的时间患者可解决常规问题 2分：25%～49%的时间患者可解决常规问题。有一半时间需要帮助或指导完成简单的日常活动。可能需要管制以保证安全 1分：＜25%的时间患者可解决常规问题。几乎任何时候患者均需要帮助或指导，或完全不能有效解决问题
		（3）记忆：包括认识和记住在医院或者日常生活中的具体活动，不需要提醒就能记住常见的人、每日的常规事务、他人的请求与指令等	7分：患者可记得熟人，记得日常经历的事物，执行他人的请求而无需重复提示 6分：患者可记得熟人，记得日常经历的事物，对他人的请求做出反应方面，仅有轻度困难。可能需要自我提示、或环境提示等 5分：患者在紧急或不熟悉的环境下需要帮助（即提示、重复、提醒），但不超过10%的日常时间 4分：最低限度帮助，75%～90%的时间患者可认识和记忆 3分：中度帮助，50%～74%的时间患者可认识和记忆 2分：最大帮助，25%～49%的时间患者可认识和记忆 1分：完全帮助，＜25%的时间患者可认识和记忆，或不能有效的认识或记忆

四、功能活动问卷

功能活动问卷（functional activities questionnaire，FAQ）由 Pfeffer 于 1982 年提出，原用于研究社区老年人独立性和轻度老年痴呆，后于 1984 年进行修订，修订后内容如表 3-1-4 所示。

表 3-1-4 功能活动问卷（FAQ）

项目	正常或从未做，但能做（0分）	困难，但能单独完成或从未做（1分）	需帮助（2分）	完全依赖他人（3分）
1. 每月平衡收支的能力，算账的能力				
2. 患者的工作能力				
3. 能否到商店买衣服、杂货或家庭用品				
4. 有无爱好，会不会下棋和打扑克				
5. 能否做简单的事，如点炉子、泡茶				
6. 能否准备饭菜				
7. 能否了解近期发生的事情				
8. 能否参加讨论和了解电视、书和杂志的内容				
9. 能否记住约会的时间、家庭节日和吃药				

FAQ 评分越高表明障碍程度越重，正常标准为＜5 分，≥5 分为异常。FAQ 是目前 IADL 量表中效度较高的，且项目较全面，在 IADL 评定时提倡首先使用。

五、快速残疾评定量表

快速残疾评定量表（rapid disability rating scale，RDRS）初版开发于 1967 年。1982 年经过 Linn 等人修订，形成 RDRS－2。可用于住院或社区中生活的患者，较适合于老年患者人群。表格中有 18 个条目，每个条目最高得分为 4 分，最低为 1 分，总分最高为 72 分，分数越高表示残疾越重。表格的信度和效度较好。

 知识链接

其他常用的 ADL 评定量表

1. Frenchay 活动指数（FAI） 是专供评定脑卒中受试者社会活动能力的量表，测试内容包括家务劳动、工作/休闲、户外活动三大方面，细分为 15 个项目：准备正餐、清洗餐具、洗衣服、轻体力家务活、重体力家务活、就近购物、参与社交活动、户外行走超过 15 分钟、参与喜好的活动、驾车/骑车或乘坐公交汽车、外出旅游或开车兜风、园艺或庭院的劳动、家居维护或汽车/自行车保养、读书及有薪工作。该量表不仅能用于评定受试者的自理能力，还能评定日常生活工具使用的能力和社区参与能力。根据受试者最近 3 个月或 6 个月实际完成该活动的频率进行评分，分值越高代表活动功能越好。

2. 工具性日常生活活动能力量表（IADL） 是 Lawton 等人 1969 年开发的一个量表，量表主要有 8 个维度，包括上街购物、外出活动、食物烹调、家务维持、洗衣服、使用电话的能力、服用药物、处理财务能力。

本 节 小 结

日常生活活动能力评定是作业治疗活动开展的基础，通过 ADL 的评定可以详细的掌握患者参与日常生活活动存在的功能障碍。其中 Barthel 指数是目前临床上应用最广的评定方法，FIM 也是一个公认的、有效的等级评分量表。

（宋盼盼）

扫码"练一练"

第二节 知觉功能评定

扫码"学一学"

学习目标

1. **掌握** 知觉障碍基本概念；失认症定义；失用症定义。
2. **熟悉** 知觉障碍分类、特点。
3. **了解** 失认症、失用症评定方法。
4. 具有良好的临床思维能力、分析解决问题的能力，能与患者及家属进行良好沟通，能运用知觉障碍常用评定方法为患者进行知觉障碍评定。

案例讨论

【案例】

患者，女，65岁，脑出血后1个月，患者肢体运动功能良好，可流畅交流，但存在物品识别困难、穿衣困难，不能通过照片识别亲人（该患者视觉正常），影响日常生活活动功能。

【讨论】

1. 患者存在的功能障碍是什么？
2. 应该做哪些评定项目，如何评定？

知觉（perception）是人脑对客观事物各种属性的较完善反映，各种原因所致的局灶性或弥漫性脑损伤时，大脑对感觉刺激的解释和整合发生障碍，称知觉障碍，如躯体构图障碍、空间知觉障碍、失认症等。

一、概述

1. 躯体构图（body scheme） 指本体感觉、触觉、视觉、肌肉运动觉及前庭觉传入信息整合后形成的神经性姿势模型，包含人体各部分之间相互关系及人体与环境关系的认识。躯体构图障碍包括单侧忽略、疾病失认、手指失认、躯体失认及左右分辨困难。

（1）单侧忽略　指患者对大脑损伤对侧身体或空间物品不能注意，或不能对其变化做出相应反应或反应迟钝。

（2）左右分辨困难　不能分辨自身或他人的左侧和右侧，不能执行含有"左"和"右"的指令。

（3）躯体失认　患者不能识别自己和他人身体各个部位以及各个部位之间的关系。表现为否认偏瘫肢体的存在；或承认偏瘫的肢体，但认为长在别人身上；常常述说患侧有沉重感；不能识别身体的部位，但能识别物体的结构等。常见于优势半球顶叶和颞叶后部的损伤。

（4）手指失认　不能识别和命名自己或他人的手指，甚至不能指出触及的手指，轻者不影响手的实用性，但严重者会影响手指的功能活动，如系纽扣、系鞋带等，见左侧大脑半球顶叶的角回损伤。

（5）疾病失认　患者否认或忽视瘫痪肢体的存在，见大脑非优势半球顶叶缘上回的损伤。

2. 空间知觉（spatial perception） 是指物体的空间特性，是物体的形状、大小、远近、方位在大脑中的反映，包括形状知觉、大小知觉、深度知觉和方位知觉。大脑损伤后，观察两者之间，或自己与两个或两个以上物体之间的空间位置关系上存在障碍，称视空间关系障碍（spatial relations deficits）。

3. 失认症（agnosia） 是指在特殊感觉正常的情况下，对物品、人、声音、形状或气味等的识别能力的丧失。如患者不能通过照片辨认亲人或朋友，多由于枕叶或顶叶特定区域损伤导致。根据其表现特点失认症分为视觉失认、触觉失认和听觉失认三种。

（1）视觉失认　患者在没有视觉障碍的前提下，不知道视觉范围内客观实体的名称、形状、作用等，但通过视觉以外的感觉系统（听觉、味觉）可以理解实体的特征。视觉失认又分为物体失认、面容失认、颜色失认和同时性失认。

1）物体失认　是失认证中最常见的一种类型，表现为患者视力和视野正常，却不能识别常用物品，但通过其他感觉可以识别，如拿一双筷子，问患者是什么？患者不认识，但用手触摸后知道是筷子。

2）面容失认　不能识别以往熟悉的面孔，即便是自己最亲近的人，但可以通过脚步声、发型、服装等识别。

3）颜色失认　又称色彩失认，患者不能说出和命名物品的颜色，当医生说出某种物品的颜色，让患者在图片上找出相对应的物品时，不能完成匹配任务，但当两种不同颜色物品放在一起时，患者知道两种物品颜色不同，色盲表检查表现正常。

（2）触觉失认　指不能通过触觉来识别物品。患者的触觉、温度觉、本体感觉和注意力正常，但不能通过触摸识别熟悉的物品。

（3）听觉失认　患者听觉正常，但不能识别所听到声音的意义。如患者能听到汽车鸣笛声、钟表声、门铃声等，但却不能将声音与汽车，钟表、门铃等联系到一起；后者仅仅为不能识别言语声音的意义，而言语声音以外的所有听觉认识正常保留，如听理解破坏，但阅读理解、书写及自发言语均正常。

4. 失用症（apraxia）　是指肢体在没有运动功能障碍的情况下，不能按要求完成有目的的运动，左侧脑损伤可导致失用症。传统的失用症包括意念性失用、意念运动性失用和肢体运动性失用，根据失用症的表现特征又增加了结构性失用、穿衣失用等类型。

（1）意念性失用　动作意念的形成包括对物品功能、动作及动作顺序的理解，意念性失用患者表现为工具的选择和使用障碍，患者不能自动或根据指令完成有目的的动作其是多步骤的动作，患者能正确完成复杂动作中的每一个分解动作，但不能按顺序完成，也不能正确地选择和使用工具。如用餐时，餐桌上摆有碗、筷子、勺子、米饭、菜、热汤，患者可能用筷子去喝汤，并且不能合理进食饭菜。

（2）意念运动性失用　患者不能执行运动的口头指令，也不能模仿他人的动作，但对过去学会的运动仍有记忆，可无意识地、自动地进行过去学会的动作，当发出指令要求其完成某种动作时，却表现出障碍。如让患者徒手完成刷牙的动作，患者表示茫然，但递给牙刷时，会完成用牙刷刷牙的动作。

考点提示▶ 意念性失用和意念运动性失用的区别。

（3）肢体运动性失用　在排除肢体运动功能障碍疾病的情况下，患者肢体精细动作笨拙，不能完成系纽扣、系鞋带、穿针引线等。

（4）结构性失用　指组合或构成活动障碍。结构性失用的患者，在结构性活动中表现出困难，如不能根据指令完成画图、积木组装等，严重者不能完成穿衣、摆放餐具等，常见于大脑半球顶叶后部病变导致运用技巧障碍的患者。

（5）穿衣失用　表现为不能辨认衣服的上下、前后、里外，自己不能穿，找不到袖口及扣眼，常常错位系扣、两条腿穿入一条裤腿中，常见于大脑右侧半球顶叶的损伤。

二、失认症评定

（一）视觉失认的评定

1. 物体失认的评定　将生活中常见的物品实物或照片放在受检者面前，如电视、牙膏、牙刷、鸡蛋、碗、筷子等，要求受检者说出物品的名称。或检查者说出某种物品的名称，受检者指出相应的物品。

2. 面容失认　出示受检者本人、亲人，朋友或著名人物的照片，要求受检者说出人物的名字和面部特征；也可以将相同的照片混杂在诸多照片中，要求其挑选出相同的；还可以根据声音、步态和服装等特征辨认，不能完成者判定存在面容失认。

3. 色彩失认 将不同颜色的物品或卡片放在受检者面前，检查者说出某种颜色，要求受检者指出来；或出示常见的水果或植物线条画，让受检者用彩笔涂上相应的颜色，如西红柿、香蕉、苹果、橘子等，不能完成者可判定存在色彩失认。

4. 同时性失认 出示一张整版印有印刷符号的作业纸，如星号，要求受检者查数星号数，观察其是否只注意作业纸中的某一部分或出示一幅画，令受检者描述其主要内容或要求，是否能完整画出，不能完成者可判定为存在同时性失认。

（二）触觉失认的评定

确认患者不存在深、浅感觉、复合感觉功能障碍及命名性失语后，在桌子上摆放生活中常用的物品，如碗、勺子、盘子、球、玻璃杯、书、铅笔等，受检者闭上眼睛触摸其中一件物品，识别后回原处，然后睁开眼睛，挑出该物品。

（三）听觉失认的评定

通过听力检查判断受检者听力是否正常。

（1）非言语性听觉测试 检查者在受检者背后发出不同声音，如咳嗽、拍手、敲桌子等，询问受检者是什么声音。

（2）言语性听觉测试 检查者说一段话或放录音，让受检者复述，或写下听到的内容，不能复述和完成听写功能，可判定存在言语听觉障碍或言语性声音失认。

三、失用症评定

无论是意念性失用，还是意念动作性失用，患者均表现为不能正确执行口令。因此，判断有无失用症主要采用动作检查法，即要求受检者使用某种工具完成特定的动作，观察其动作表现。

（一）意念性失用的评定

通过完成事物目的性及规划性进行测试。准备系列日常生活常用物品，要求受检者完成系列的日常生活活动。意念性失用的患者由于对完成某种事情的目的性和规划性缺乏正确地认识和理解，而不能正确完成系列活动过程，如将牙杯、牙刷、牙膏准备好，让患者完成刷牙的过程，患者不知道刷牙的程序，但患者可以按指令完成每一个分解动作，如刷牙的正常程序是先将牙杯接水—漱口—将牙膏挤在牙刷上—刷牙—漱口，但患者不能按照正常的程序刷牙，可能会先用牙刷刷牙，而不知道将牙膏挤在牙刷上，也不知道先漱口。

（二）意念运动性失用的评定

通过执行动作口令能力进行测试。令受检者表演使用某种工具的动作，或检查者做出使用某种工具的动作，要求受检者模仿。意念运动性失用的患者不能执行运动口令，也不能准确模仿他人的动作或手势，但将某种工具交给患者时，患者可自动完成使用工具的动作。如让患者演示擦脸的动作，患者会表情茫然，但将其脸上滴上水滴，再将毛巾交给他时，患者会自动完成擦脸的动作。

（三）肢体运动性失用的评定

可采用精细运动进行测试。患者在没有运动功能障碍的条件下，对其上肢精细运动功能进行测试，如表现动作笨拙、缓慢等为存在肢体运动性失用，可以通过以下验证。

1. 手指或足尖敲击试验　令受检者用一只手的手指快速连续敲击桌面，或用一只脚的脚尖快速连续敲击地面。

2. 手指模仿试验　检查者用手演示日常生活常用的动作，如拧瓶盖、洗手等，要求受检者模仿。

3. 手指轮替试验　受检者快速地进行前臂的旋前旋后动作。

4. 手指屈曲试验　受检者快速进行示指屈曲动作。

5. 屈伸速度测试　受检者快速进行手指的屈曲和伸展抓握运动。

（四）结构性失用的评定

1. 复制几何图形　要求受试者复制二维的平面几何图形，如相互交叉的五边形，或三维几何图形，如立方体等。

2. 复制图画　要求受试者按照给出的图画进行模仿绘画，内容包括表盘、菊花、大象、空心十字、立方体和房子，根据评分标准评定。

3. 功能活动　令受检者进行实物组装及部分日常生活活动，如组装家具、穿衣、做饭等，观察其功能活动是否受到影响。

4. 拼图　出示拼图图案，图案不宜过于复杂。

（五）穿衣失用的评定

通过穿衣的过程，观察受检者是否能够分清衣服上下、里外的关系，是否与身体的相应部位对应。

 知识链接

单侧忽略评定方法

1. Schenkenberg 二等分线段测验法　在一张 26cm × 20cm 的白纸上画三组平行线段，每组 6 条，其长度分别为 10cm、12cm、14cm、16m、18cm，在最上边及下边各画一条 15cm 长的线段作为示范。嘱咐患者用笔在每条线段的中点做一标记（每条线段只能画一个标记），其中最上端和最下端各一条线段用来做示范，不统计在内。受检者画完后，通过粗略目测即可发现所画"中点"是否均偏向一侧，或漏掉标注线段中点。还可通过较精细地测量和计算来判断所画"中点"普遍偏向哪侧，偏离程度如何。

2. Albert 线段划消测验　在一张 26cm×20cm 的白纸上画有 40 条线段，每条线段长 2.5cm 分为 7 个纵行，中间一行为 4 条线段，其他 6 行有 6 条线段。要求患者划消每一个线段，最后分析遗漏的线段数及偏向。也可以划消字母、数字、相同的汉字或符号等。

3. 画图测验　检查者将画好的表盘或房子等大致左右对称的画出示给患者，让患者临摹，也可以要求受检者在画好的圆圈内填写表盘上的数字和指针，要求指向固定的时间。如果患者只画一半，或明显偏向一侧，提示存在单侧忽略。

本 节 小 结

知觉是人们认识客观事物最重要的环节，失认症、失用症分类及评定方法较为复杂，同学们在学习过程中要结合案例进行理解。

（宋盼盼）

扫码"练一练"

第三节 认知功能评定

学习目标

1. **掌握** 认知、认知障碍概念；认知功能障碍的筛查方法。
2. **熟悉** 认知产生的基础；常见认知障碍。
3. **了解** 量表评定法。
4. 具有良好的临床思维能力、分析解决问题的能力，能与患者及家属进行良好沟通，能运用认知功能评定量表为患者进行认知能力评定。

扫码"学一学"

案例讨论

【案例】

患者，男，72岁，近2年来记忆力减退明显，初期表现为近事记不起来，经常失落用物，买菜忘记找钱或将菜忘记拿走，记不清是否吃过饭，烧菜忘记放盐。而后症状持续加重，近一个月来，出门找不到家，忘记自己儿子名字，不认识儿媳妇，讲话语无伦次，个人生活基本不能自理，情绪不稳定，易与人发生争吵。体格检查未发现神经系统定位症状，CT检查提示轻度脑萎缩。

【讨论】

1. 患者的主要康复问题是什么？
2. 应该做哪些评定项目？如何评定？

扫码"看一看"

一、概述

（一）基本概念

1. 认知 认知（cognitive）是人脑具有的一种高级神经心理活动，指认识和知晓事物过程的总称，包括感知、识别、记忆、思考、概念形成、推理及表象过程。广义的认知包括与脑有关的所有过程，即学习、记忆、语言、思维、精神、情感等一系列心理、社会行为。

2. 认知障碍 认知障碍（cognitive disorder）指当某些伤、病因素使脑组织损伤，造成患者视觉、听觉、触觉及自身躯体（体象）方面障碍，进而导致对外界环境的感知和适应困难，使其生活和社会适应性方面的障碍。

认知的基础是脑皮质的正常功能，任何引起脑皮质结构和功能异常的因素都会影响认知功能，由于人脑功能复杂，且不同类型的认知之间相互关联，某一方面的认知问题可以引起其他一个或多个方面的认知障碍，如患者记忆力障碍，会进而出现失语症、失用症，因此，认知障碍是脑部疾病诊断和治疗中最困难的问题之一。

（二）认知障碍的形式

人脑的认知功能范畴极其广泛，包括学习、记忆、思维、创造、精神、情感等，认知障碍的表现形式多种多样，可单独存在，也可相伴出现。

1. 学习、记忆障碍　学习、记忆是一种复杂的动态过程，记忆是处理、贮存和回忆信息的能力，与学习和知觉有关。记忆的过程包括感觉输入→感觉记忆→长时记忆→贮存信息的回忆等过程。大脑皮质不同部位受损时，可引起不同类型的记忆障碍，如颞叶海马回受损主要引起空间记忆障碍，蓝斑、杏仁核区受损引起情感记忆障碍。

（1）记忆减弱　记忆过程（识记、保持、再认、回忆）全面的功能减退，瞬时记忆（半分钟内）、近记忆（数天内）、远记忆（数月至数年）能力全部下降。

（2）遗忘　识记过的内容在一定条件下不能或错误地恢复和提取统称为遗忘。根据遗忘内容分为：①顺行性遗忘，发病之后经验记忆丧失，不能回忆记忆损失之后一段时间的经历；②逆行性遗忘，发病之前经验记忆的丧失，不能回忆损失之前的一段时间的经历；③心因性遗忘，重大心理应激后，患者选择性地遗忘痛苦经历或引起心理痛苦的事情。

（3）错构　患者在回忆往事时，发生时间、地点、情节的混淆，并固执地加以歪曲和渲染。

（4）虚构　患者对某段亲身经历发生遗忘，进而用完全虚构的情节来填补或替代遗忘的经历，随之坚信。

（5）潜隐记忆　患者将别人的经历或者自己曾经的所见所闻回忆成自己亲身经历，或者将本人的真实经历回忆成所见所闻别人的经历。

2. 注意障碍　注意（attention）是心理活动或意识对一定对象的指向和集中。注意的基本功能是对信息选择，使心理活动选择有意义、符合需要的和与当前活动任务相一致的刺激，避开或抑制其他无意义的、附加的、干扰当前活动的各种刺激；另外，注意具有保持功能，即感觉记忆的材料必须经过注意才能进入到短时记忆，如果不加以注意，很快会消失；此外注意还有对活动进行调节和监督的功能。

注意障碍是脑损伤的后遗症，轻者表现为不能充分注意，但对简单的刺激有反应，如声音或移动的物体可引起注意；严重者表现为不能把注意力从一件事上转移到另一件事上，不能分别注意同时发生的两件事。

3. 执行功能障碍　执行能力是指把想法变成行动、把行动变成结果，从而保质保量完成任务的能力。脑损伤病人难以选择并执行与活动有关的目标，不能组织解决问题的办法。

4. 痴呆　是认知功能障碍的最严重形式，是慢性脑功能不全产生的获得性、持续性智能障碍综合征，表现为记忆、语言、人格异常及其他认知（概括、计算、判断、综合和解决问题）能力的降低。

5. 其他精神、神经活动改变　表现为言语增多且唠叨、情绪多变、焦虑、抑郁、激越、欣快等精神、神经活动方面的异常改变。

本节重点介绍注意障碍和记忆障碍的评定方法。

考点提示 临床常见的认知障碍及其表现。

（三）认知障碍的筛查

简易精神状态量表（mini mental status examination，MMSE）（表3-3-1）是目前最具影响的认知功能筛查工具，作为认知障碍的初步筛查方法，具有简单、易行、效度理想等优点，不仅可用于临床认知障碍检查，还用于社区人群中痴呆的筛查。缺点是：①受教育程度影响大，教育程度高的受试者可能出现假阴性，受教育程度低的受试者可能出现假阳性，对轻度认知障碍的检出敏感性差；②记忆力检查过于简单；③受语言影响大，操方言的受试者可能出现假阳性；④语言项目占比大。

表3-3-1 简易精神状态量表（MMSE）

序号	检查内容	评分
1	今年是公元哪年	
	现在是什么季节	
	现在是几月份	
	今天是几号	
	今天是星期几	
2	咱们现在是在哪个城市	
	咱们现在是在哪个区	
	咱们现在是在哪个胡同	
	咱们现在是在哪个医院	
	这里是几楼	
3	我告诉您3样东西，在我说完后请您重复一遍。请您记住这3样东西，稍后我还会问您。皮球、国旗、树木（每个间隔一秒），请您重复	
4	现在请您算一算，100-7= 再减7= 再减7= 再减7= 再减7=	
5	请您说出刚才我让您记住的3样东西	
6	（出示手表）这个东西叫什么	
	（出示铅笔）这个东西叫什么	
7	请您跟我说"大家齐心协力拉紧绳"	
8	我给您一张纸，请按我说的做，现在开始 用右手拿着这张纸 用两只手把它对折起来 放在您的左腿上	
9	请您念一念这句话，并按照上面的意思去做"闭上您的眼睛"	
10	请您给我写一句完整的话	
11	（出示图案）请您照这个样子把它画下来	
总分		

注：总分0~30分。文盲（未受教育）组17分，小学（受教育年限≤6年）组20分，中学或以上（受教育年限>6年）组24分，分值小于上述标准为认知功能障碍。

知识链接

痴呆的预防

世界卫生组织 2016 年的数据显示，全球约有 4680 万痴呆患者，预计 2050 年将突破 1 亿。痴呆给患者本人、家庭和社会带来沉重的压力，但痴呆是可预防的。

1. 改变生活方式　美国柳叶刀痴呆症预防和护理委员会认为，生活方式是全球 1/3 痴呆产生的根源，吸烟、高血压、肥胖、抑郁和糖尿病等囊括在内。

2. 均衡饮食、适度运动　低盐、低脂饮食，保证充足的蛋白质、维生素及矿物质的摄入；坚持适度的体育锻炼。

3. 积极社交、愉悦身心　保持对事物的兴趣及好奇心，多参加社会活动，常做一些复杂、精巧的手工；积极用脑，写日记、写信等都是有助于维持脑功能的办法。

4. 注意修饰、避免消沉　随时对人付出关心；适当打扮自己，保持年轻的状态；避免消沉。

二、注意的评定

注意是一切意识活动的基础，脑部有病损时，注意会在稳定性、广度、分配、转移等方面出现障碍，即注意障碍。

1. 临床常见的注意障碍

（1）注意减弱　注意的兴奋性减弱，注意容易疲劳，注意不容易集中，从而记忆力下降，多见于神经衰弱症候群、脑器质性精神障碍和意识障碍。

（2）注意狭窄　注意范围显著缩小，主动注意减弱，当注意集中某一事物时，不能再注意与之有关的其他事物，见于意识障碍和智能障碍疾病患者。

2. 常用评定方法

（1）舒尔特方格测验　在一张方形卡片上画 25 个 1cm×1cm 的方格，格子内任意填写阿拉伯数字 1～25，评估时，让受试者用手指按 1～25 的顺序依次指出数字的位置，同时诵读出声，测试者记录所用时间。耗时越短，注意力水平越高。5～7 岁组，30 秒以下为优秀，31～46 秒为中等，55 秒以上为注意力有障碍；7～12 岁组，20 秒以下为优秀，21～36 秒为中等，45 秒以上为注意障碍；12～14 岁组，16 秒以下为优秀，17～26 秒为中等，36 秒以上为注意障碍；18 岁以上成年人，12 秒以下为优秀，13～19 秒为中等，20 秒以上为注意障碍。

（2）Stroop 字色干扰测验　1935 年 J.R.Stroop 首先提出字义对字体、颜色的干扰效应，例如用蓝颜色写"红"字，让受试者说出这个字是用什么颜色写的，结果发现受试者反应时间大大延长了，这说明字的颜色受到了字的意义的干扰，心理学将这个现象称为 Stroop 效应，利用 Stroop 效应设计出的 Stroop 字色测验，可评估患者注意力。

测验一：受试者以最快的速度读出卡片上以黑色字印刷的颜色名称（红、蓝、绿），测验时间为 45 秒，计算每次测验的正确数。

测验二：受试者以最快速度读出卡片上字的颜色背景（红、蓝、绿），测验时间为 45 秒，计算每次测验的正确数。

测验三：又称"干扰测试"，受试者以最快速度读出卡片上不同颜色的名称（红、蓝、绿）的颜色，测验时间 45 秒，计算每次测验的正确数。

（3）视跟踪和辨识测试 ①视跟踪：要求受试者目光跟随光源作左、右、上、下移动，每一个方向为 1 分，4 分正常；②形态辨认：要求受试者临摹画出垂线、圆形、正方形和 A 字型各一图，每项 1 分，4 分正常；③划消字母测试：要求受试者用铅笔划去字母列中的 C 和 E，100 秒内划错一个为注意有缺陷。

（4）数或词的辨别注意测试 ①听字母测试：在 60 秒内以每秒 1 个字的速度念无规则排列的字母给受试者听，其中有 10 个为指定的同一字母，要求听到此字母时举手，举手 10 次为正常；②背诵数字：以每秒 1 个的速度念一列数字给受试者听，要求立即背诵，从两位数开始至不能背诵为止，背诵少于 5 位数为不正常；③词辨认：向受试者播放一段短文录音，其中有 10 个字为指定的同一词，要求听到此词是举手，举手 10 次为正常。

（5）听跟踪测试 在闭目的受试者的左、右、前、后及头的上方摇铃，要求指出摇铃的位置，每个位置为 1 分，5 分为正常。

（6）声辨认 向受试者播放一段有嗡嗡声、电话铃声、钟表声和号角声的录音，要求听到号角声时举手，号角声为 5 次，少于 5 次为不正常。

三、记忆的评定

记忆是人脑对过去经历过的事物的一种反映，包括编码、储存、提取三个组成部分，根据提取内容的时间长短，记忆分为瞬时记忆、近期记忆、长期记忆。

1. 简易记忆力自测表 见表 3-3-2。

表 3-3-2 简易记忆力自测表

自测题目	得分			
	1	2	3	4
1. 忘记把东西放在哪里				
2. 在以前常去的地方走错路或迷路				
3. 出门忘记带东西				
4. 昨天和前天告诉的事，需要别人提醒才能想起				
5. 遇到熟悉的人，常想不起对方的名字				
6. 忘记向别人转告重要的事情或交代不清				
7. 忘记自己重要的事情（如生日、结婚纪念日、居住地点等）				
8. 重复日常所做的事情（如刚梳过头又梳一遍）				
9. 重复告诉别人刚讲过的事情，或重复问同一个问题				

评分方法：1 分：从未发生或极少发生（1 年只有几次）

2 分：偶尔发生（1 月几次）

3 分：较常发生（1 周几次）

4 分：经常发生（每天都有）

评价：9~12 分，记忆很好；13~19 分，记忆功能一般；20~25 分，记忆力低下；26~36 分，记忆很差，需要专业治疗。

2. 临床记忆测验　包括 5 个分测验。

（1）指向记忆　包括两组内容，每组 24 个词，其中 12 个词属于同类要求识记，另 12 个词内容接近前者而非同类，将 24 个词混在一起播放后，要求被试者说出识记的词，5 秒钟后测试第二组词，按正确识记的数量记分。

（2）联想学习　包括 12 对词，容易联想与不容易联想的各 6 对。按不同顺序播放随机排列的 12 对词 3 遍，每遍后主试者按另一顺序念每对词的前一词，要求说出后一词。按正确回答词对的数量记分。

（3）图像自由记忆　包括每两组常见和容易辨认的图片各 15 张。将第一组图片随机排列，每张看 4 秒、停 2 秒，15 张看完后要求立即说出图片内容。5 秒后测第二组，按正确回忆图片数量记分。

（4）无意义图形再认　先让受试者看 20 张直线或曲线图形，每张看 3 秒，看完后再看 40 张图片，其中 20 张是已经看过的需再认。得分=正确再认数－错误再认数。

（5）人像特点回忆　看 6 张黑白人头像，同时告知其姓名、职业、爱好 3 遍，每张看 9 秒，停 5 秒，6 张看完后，以另一顺序呈现，要求说出各头像的 3 个特点。按正确回答数量记分。

分测试的粗分分别根据"粗分等值量表"转换为量表分，将全量表分按年龄组查对"量表分的等值记忆商表"，即可得到被试者的记忆商（MQ）。记忆商分为 7 个等级，130 以上很优秀，120～129 优秀，110～119 中上，90～109 中等，70～79 差，69 以下很差。

3. 韦氏记忆量表　包括 7 个分试验。

（1）个人的和日常的知识　如"你是哪年生的？""你们国家的总理是谁？"。

（2）定向力　时间和地点的定向能力，如"这是几月份？""这是什么地方？"。

（3）计数　如从 20 倒数到 1，从 1 连续加 3 到 40。

（4）逻辑记忆　立即回忆主试者朗读的两段故事。

（5）数字广度　顺背和倒背数字。

（6）视觉记忆　用纸笔立即回忆所呈现的简单图案。

（7）成对联想学习　包括有意义关联强的词对，如婴儿－啼哭，以及无意义关联的词对，如服从－英寸。要求被试者先学习，随后做即时回忆，根据正确回忆次数评分。

根据上述 7 个项目的计分，得出记忆商（MQ），即记忆的总水平。

扫码"练一练"

本节小结

认知是人脑具有的一种高级神经心理活动，某些伤、病因素使脑组织损伤，出现学习记忆障碍、注意障碍、执行能力障碍，严重者出现痴呆。通过舒尔特方格测验、Stroop 字色干扰测验、视跟踪和辨识测试、数或词的辨别注意测试、听跟踪测试、声辨认可评定注意；通过简易记忆力自测表、韦氏记忆量表和临床记忆测定可评定记忆。

（刘　瑾）

第四节　手功能评定

扫码"学一学"

学习目标

1. **掌握**　手运动功能评定的运动检查方法；手感觉功能评定的特殊检查方法。
2. **熟悉**　手运动和感觉功能评定的一般检查方法。
3. **了解**　手运动功能的特殊检查方法
4. 具有良好的临床思维能力、分析解决问题的能力，能与患者及家属进行良好沟通，能运用手功能评定方法为患者进行手功能评定。

案例讨论

【案例】

　　患者，女，45岁，在操作压面机时，右手不慎被卷入滚轴，急送医院行清创和修复手术。术后回家休息1个月余，发现右手屈伸困难，不能完成部分日常活动，为求更好的功能恢复入康复科治疗。

【讨论】

　　1. 患者的主要康复问题是什么？

　　2. 应该做哪些评定项目？如何评定？

扫码"看一看"

　　人们日常生活活动都离不开手的操作，手功能的评定在作业治疗评定中占重要的地位。手位于人体上肢的最远端，具有抓、握、捏等功能，是上肢功能的集中体现。手部皮肤、肌肉、骨骼、肌腱和神经的损伤、中枢神经系统损伤等，均可导致手功能障碍，常表现为手的运动功能障碍和感觉功能障碍。虽然手功能障碍往往不会危及患者生命，但由于周围软组织损伤及手术等原因，轻者影响患者的日常生活和工作，重者则会丧失独立生活的能力。因此需要针对手功能障碍的原因、性质和程度等，采取相应的康复评定和康复治疗，以最大程度的恢复患者的手功能，重返家庭或重返社会。手功能评定的目的在于判断有无手功能障碍以及障碍的严重程度，分析手功能障碍的相关因素，指导制定和调整康复治疗方案，评定康复训练疗效。

一、手运动功能评定

（一）一般检查

　　在进行手功能评定时，应先通过望诊、触诊和量诊等对患手进行初步的了解，把握患手的总体情况，包括上肢的完整性、瘢痕、畸形等。对手部骨骼的了解需借助X线片。

　　1. 望诊　包括皮肤的营养情况、色泽、纹理，有无伤口，皮肤有无红肿、溃烂，手及手指有无畸形等。除此之外，还应特别注意观察患者手的姿势，包括手的休息位和功能位。

　　（1）手的休息位　在正常情况下，当手在不用任何力量时，手的内在肌和外在肌张力处于相对平衡状态,这种手的自然位置称"手的休息位"。手的休息位姿势:腕关节背伸 10°～15°,并有轻度尺偏,手指的掌指关节及指间关节呈半屈曲状态,从示指到小指,越向尺侧屈曲越多,各指尖端指向舟骨结节,拇指轻度外展,指腹接近或触及示指远节指间关节的桡侧,如手握笔姿势。无论在手部损伤的诊断上、畸形的矫正时还是在肌腱修复手术中,都需要用"手的休息位"这一概念作参考。

(2)手的功能位 手的另一个重要姿势是"手的功能位",手在这个位置上能够很快地做出不同的动作。手的功能位:腕背伸 20°～25°,拇指处于对掌位,掌指及指间关节微屈,其他手指略为分开,掌指关节及近侧指间关节半屈曲,远侧指间关节微屈曲,如手中握球姿势。了解手的功能位对处理手外伤,特别是骨折固定和包扎时有指导意义,包扎固定时应尽可能使手处于功能位,否则将常会影响手的功能恢复。

2. 触诊 主要触诊腕和手,必要时可对颈椎、胸椎、肩、肘等进行触诊。可以感觉皮肤的温度、弹性、软组织质地,是否有肿胀或渗出、囊肿、结节、条索状改变、瘢痕等,以及检查皮肤毛细血管反应,判断手指的血液循环情况。

3. 量诊 主要测量肌肉体积,来反映肌肉的饱满程度或肢体的肿胀程度,可采用以下两种方法。

(1)软尺测量法 采用软尺测量围度,测量时,双侧应在同一位置上采集数据,施加在软尺上的力度应恰当并保持一致,这样有利于比较。通常采用腕横纹上 5cm、掌横纹处、手指最肿胀的部位等。

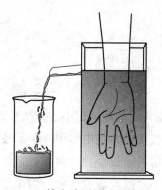

图 3-4-1 排水法测量手部体积示意图

(2)排水法 手部体积最好采用排水法进行测量,比较准确、简便。测量仪包括有一个排水口的大容器及量杯。测量时,将肢体浸入容器中直到指蹼到达容器中的水平停止杆,水从排水口流出到量杯里,排水的体积即为肢体的体积。也可以采用大口的杯子盛满水,杯子下面放接水的托盘。测量时,首先在需测量部位的近心端用笔做好标记,将手浸入杯子直到达到标记处。用量杯测量托盘中水的体积即可(图 3-4-1)。最好双侧进行对比,如手部有伤口要戴上乳胶手套。

(二)运动功能检查

1. 关节活动度评定 手掌和手指是手的基本组成部分。第 2～5 指由 1 个掌骨和 3 节指骨组成,拇指为 2 节指骨。掌骨的近端与相对应的腕骨组成腕掌关节(CMC),掌骨的远端与相对应的指骨构成掌指关节(MCP),近节指骨与中节指骨构成近端指间关节(PIP),中节指骨与远节指骨构成远端指间关节(DIP);拇指只有 1 个指间关节(IP)。

(1)手正常活动度与功能活动度 使用量角器分别测量腕掌关节(CMC)、掌指关节(MCP)、近端指间关节(PIP)和远端指间关节(DIP)的主动及被动活动范围,测量方法及正常关节活动度参考本书相关章节。

(2)拇指关节活动度 拇指功能占全手功能的 40%,包括 MCP 与 IP 关节的屈伸,内收与外展,对掌运动。其中内收与外展功能分别占拇指功能的 20%,对掌功能占拇指功能的 60%。

拇指桡侧外展、掌侧外展可以应用量角器测量,正常值为 0°～50°。拇指桡侧外展还可以拇指 IP 关节掌侧纹到第五掌骨远端掌横纹的距离进行计算，正常应＞8cm。拇指对掌一般不用量角器测量，而是用直尺测量拇指指尖与小指指尖的距离，正常拇指指尖与小指指尖接触。

（3）手指关节总主动活动度（total active movement，TAM） 手指关节总主动活动度作为一种肌腱功能评定的方法，其优点是可较全面地反映手指肌腱功能情况，也可以对比手术前后的主动、被动活动情况，实用价值大，其缺点是测量及计算方法稍繁琐。

计算方法是用 MCP、PIP、DIP 的主动屈曲角度之和减去主动伸直受限角度之和，即为TAM。计算公式为：

TAM＝屈曲角度（MCP＋PIP＋DIP）－伸直受限角度（MCP＋PIP＋DIP）

其中，各关节伸直以 0°为准，过伸部分不计。例如：MCP 关节屈曲 85°且完全伸展；PIP 屈曲 100°，伸展 15°；DIP 屈曲和伸展均 65°，则 TAM＝（85°＋100°＋65°）－伸直受限角度（0°＋15°＋0°）＝235°。其结果的评定参考手指关节总主动活动度（TAM）评价标准，见表 3-4-1。

表 3-4-1 手指关节总主动活动度（TAM）评价标准

分级	评分	内容
优	4	TAM＞220° 屈伸活动正常
良	3	TAM 200°～220°为健侧 75%以上
可	2	TAM 180°～200°为健侧 50%以上
差	1	TAM＜180°为健侧 50%以下
极差	0	结果不如术前

考点提示 TAM 可评定手指肌腱功能,计算公式为:TAM＝屈曲角度（MCP＋PIP＋DIP）－伸直受限角度（MCP＋PIP＋DIP）。

2. 肌力评定 肌力检查包括徒手肌力检查（MMT）、握力和捏力等，检查结果可以评定肌肉残存功能状态，帮助判断神经、肌肉病变或损伤情况。适用于手部肌肉本身和下运动神经元损伤导致的肌肉力量变化的评定。

（1）徒手肌力检查 用 Lovett 分级法评定运动手部的肌群的肌力水平，方法可参考本书相关章节。此法虽分级粗略，但应用方便，可分别测定各组或各个肌肉的肌力，适用于不同级别的肌力评定。肌肉损伤或肌力恢复时期，肌肉收缩可能不明显，触诊检查时要细心。测定肌力要按照正确的方法进行，避免其他肌肉的协同运动，要注意肌张力，有无不随意震颤或挛缩，必要时要与健侧对照。

（2）握力评定 握力主要反映手的屈肌和内在肌的作用，手部的某些损伤对手的握力都会有所影响，所以测量握力对手的功能评定有很大帮助。

1）测量工具 握力计（图 3-4-2）。分别在 3 档进行"最大握力值"（maximal grip strength）测定，分别是第一、第二、第五档。第一档即最外档，反映屈指肌群的肌力；第五档即最内档，反映手内在肌的肌力；第二档为屈指肌及手内在肌协同作用的肌力，通常测试持续握力时，都用第二档。

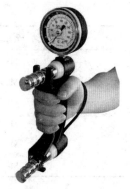

图 3-4-2 握力计

2）测量方法　受试者坐位，肩内收，屈肘 90°，前臂中立位，连续测 3 次，取平均值。正常值约为体重的 50%。还可用握力指数来反映相对肌力水平，其计算公式为：握力指数 = 健手握力（kg）/体重（kg）×100。正常握力指数应大于 50。

（3）捏力评定　捏力是反映拇指对掌及屈指肌的肌力，捏力测试包括侧捏（key pinch）、三指捏（tripod pinch）和指尖捏（tip pinch）。侧捏是指拇指指腹置于示指中间或远端指节的桡侧对捏。常用于拿餐具、拿钥匙和拧钥匙等。三指捏是指拇指指腹与示、中指指腹同时对捏。常用于从较平的平面上拿起物体、拿小东西，还有系鞋带和领结等。这个方式中重要的动作成分是拇指的旋转以完成对掌。指尖捏是指拇指指间关节和其他手指的近、远端

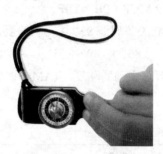

图 3 - 4 - 3　捏力计

关节屈曲来完成指尖对指尖的对捏。指尖捏不是一个静态持物的姿势，很难被替代。例如，在拿起一根针或一枚硬币的过程中先用指尖捏，如果针已经拿在手里了，指尖捏会转化为三指捏以提供更多的接触面来持物。水肿和僵硬可导致患者不能进行指尖捏和三指捏。

捏力评定可用捏力计测量（图 3 - 4 - 3）。连续测 3 次，取平均值。正常人的手指的捏力大小与性别、年龄、左右手有关。捏力与握力有一定的关系，捏力约相当于握力的 30%。三指捏的捏力为握力的 1/6 ～ 1/5。

考点提示　握力指数 = 健手握力（kg）/体重（kg）×100，正常应大于 50。

3. 肌张力评定　对于上运动神经元损伤（如偏瘫），由于肌张力异常、联合反应、共同运动等也可导致的手功能障碍，其评定常用改良 Ashworth 痉挛评定标准、Brunnstorm 评价法、上田敏评定法、Fugl - Meyer 评定法等，详细评定方法见本书相关章节。

4. 运动神经功能评定　支配手的主要神经有桡神经、正中神经和尺神经。桡神经支配的近端肌肉有肱桡肌、桡侧腕长伸肌、指总伸肌和尺侧腕伸肌，远端肌肉有拇长伸肌、拇短伸肌和示指固有伸肌；正中神经支配的近端肌肉有旋前圆肌、桡侧腕屈肌、指浅屈肌和拇长屈肌，远端肌肉有拇短伸肌；尺神经支配的近端肌肉有尺侧腕屈肌和环、小指指深屈肌，远端肌肉有小指展肌和骨间肌。

当此运动神经功能受损时，可表现为该神经支配的肌群功能减弱或丧失。对上肢运动神经功能的评定一般以测定该运动神经支配的肌肉功能为标准，评定标准参考英国 MRC 整条神经运动功能分级评定，见表 3 - 4 - 2。

表 3 - 4 - 2　英国 MRC 整条神经运动功能分级评定

分级	评定标准
M_5	完全恢复
M_4	可做所有协同与独立运动
M_3	所有重要肌肉抗阻力收缩
M_2	可触及近、远侧肌肉均恢复收缩
M_1	可触及近侧肌肉恢复收缩
M_0	任何肌肉无收缩

5. 灵巧性、协调性评定　手的灵巧性、协调性评定基本原理相同，即令受试者将物品

从某一位置转移到另一位置，并记录完成操作的时间。手灵巧性、协调性有赖于感觉和运动的健全，也与视觉等其他感觉灵敏度有关。常用的评定方法有普渡钉板测试、明尼苏达手灵巧度测试、Jebsen 手功能测试和九孔插板试验。

（1）普渡钉板测试（purdue pegboard test） 普渡钉板测试是普渡大学的 Joseph Tiffin 博士于 1948 年率先研制出来，当时主要是为用人单位挑选员工提供参考数据，同时也向劳动者提供评定数据便于他们寻找适合自己的工作。目前被广泛用于临床评估。主要用于评定手的精细运动，包括指间关节和掌指关节的运动能力和灵活性，及指尖捏的灵巧性。

1）测试工具 为一块木板（板的上方有名牌，名牌可以抽出，下方有 4 个空盘），配有 50 个针、40 个垫片和 40 个项圈（见图 3-4-4）。测试时受试者为右利手，则空盘内的零件的摆放从左到右依次是：针、垫片、项圈、针；受试者为左利手，则从左到右依次是：针、项圈、垫片、针。

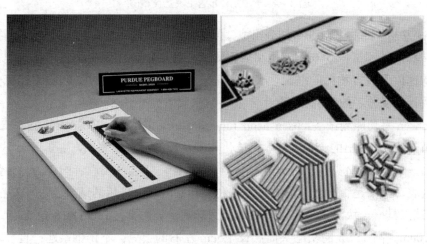

图 3-4-4 普渡钉板测试

2）测试方法 测试分为 5 个独立的测试部分，测试时受试者取坐位测试，在测试的过程中要求被测者用手将不同的零件组合成一个完整的组件，并按照顺序和位置的要求插入板上的孔中，以在规定的时间内完成的完整的组件个数计算结果，先测利手，再测非利手。以右利手为例，测试方法有：①右手（30 秒）：用右手从右侧的凹槽内取出一根钢针，插入右侧列的第一个小孔内，然后按照这样的顺序排列。②左手（30 秒）：用左手从左侧的凹槽内取出一根钢针，把它插入左侧这一列的第一个小孔内，然后以此类推进行。③双手（30 秒）：用左、右手分别从左、右两侧的凹槽内各取出一根钢针，然后把它们分别插入左右两列的第一个小孔内，然后按照这样的顺序排列钢针。④右手+左手+双手（总分）：将前面三次测试所得的分数相加。⑤组装（60 秒）：用右手从右侧的凹槽内取出一根钢针，插入右侧第一个小孔内，然后用左手取一个垫片，并把它套在钢针上；接着再用右手取一个项圈，把它套在钢针上；最后再用左手取出一个垫片，并把它套在钢针上。

3）注意事项 测试者需提醒和鼓励受试者以最快的速度完成；当钢针、垫片或项圈掉了，嘱咐受试者不要去捡，直接从杯中重新拿出一个即可；测试过程中若有零件没有插好或组装好，应提醒受试者插好或组装完成；左右手不可以碰到。

（2）明尼苏达手灵巧度测试（Minnesota manual dexterity test，MMDT） 明尼苏达手灵巧度测试最初设计是为了方便工厂筛选员工，现主要用来评估手部及上肢粗大运动的协调性和灵活性。标准化的评价患者从不同的距离移动小物体的能力。

1）测试工具　为一块带孔的测试板（板有 4 横排孔，每横排 15 个，共有 60 个孔），配有 60 个棋子（有两面，一面黑色，一面红色；厚度 1.8cm；直径 3.6cm）（图 3-4-5）。

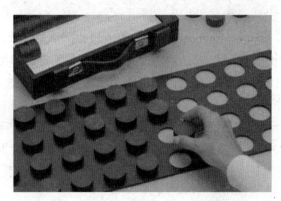

图 3-4-5　明尼苏达手灵巧度测试

2）测试方法　此测试由 5 个部分组成，包括：①放置测试；②翻转测试；③置换测试；④单手翻转和放置测试；⑤双手翻转和放置测试。移动物体和距离均有严格规定。测试结果以操作的速度和放置物件的准确性表示。记录结束时间和开始时间和减去计算的差。此计算出的数目是受验者的测试成绩。

（3）Jebsen 手功能测试（Jebsen hand function test，JHFT）　Jebsen 手功能测试是 1969 年由 Jebsen-Taylor 提出的一项客观、标准化和多角度的手功能测试，主要用于评估手部日常生活能力。此测试的优点在于操作简单，简便易行，并且可按患者的年龄、性别、利手与非利手查表，判断是否正常。测试时先从利手开始测试，最后的结果要进行左右对比。

1）测试工具　一块测试板，夹有白纸；圆珠笔；计时器；13cm×18cm 的卡片；回形针；直径 10cm、高 15cm 的空罐头筒；长 1.5cm 左右的芸豆；不锈钢茶匙；直径 2.5cm 的瓶盖；直径 3cm，厚 1cm 的标准红色木质棋子；直径 8cm、高 10cm 的轻的空罐头筒和重空罐头筒（约 450g）（图 3-4-6）。

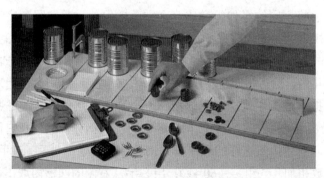

图 3-4-6　Jebsen 手功能测试

2）测试方法　测试由 7 个分试验组成，包括写字、翻卡片、拾起小物品放入容器内、模仿进食、堆放棋子、移动大而轻的物体、移动大而重的物品。

（4）九孔插板试验　九孔插板试验通常用于简单、快速筛查，评定手指和手肌肉的灵巧度。测试所需工具简单，容易被患者理解。

1）测试工具　一块 13cm×13cm 的木板上有 9 个孔，孔的深度为 1.3cm，孔和孔之间的距离为 3.2cm，每孔的直径为 0.71cm，插棒是 9 根长 3.2cm、直径 0.64cm 的木棒。

2）测试方法　要求被测试者尽可能快的从桌子上捡起木棒放置到插孔内，每次只能拿一根，先利手后患手，时间限定在 50 秒内，用时越少，表明手的灵巧性越好。

考点提示　手的灵巧性评定方法有普渡钉板测试、明尼苏达手灵巧度测试、Jebsen 手功能测试和九孔插板试验。

（三）特殊检查

1. 握拳尺偏试验（Finkelstein 征）　患者握拳，拇指藏于掌心，腕关节向尺侧倾斜活动时可引起桡骨茎突部位剧痛，见于桡骨茎突狭窄性腱鞘炎。

2. 屈腕试验（Phalen 征）　检查时两手背相对，腕关节屈曲 70°～90°，持续 1 分钟后出现拇、示、中指的麻木及疼痛，偶向肘肩部放射，即为阳性。多见于正中神经卡压（腕管综合征）。

3. 神经干叩击试验（Tinel 征）　神经损伤后，新生的神经纤维是未形成髓鞘的纤维，在叩击时感觉神经即可产生向该神经单一分布区的放电样麻痛感或蚁走感为阳性。提示正中神经感觉纤维的再生情况，有异常感觉的最远点就是神经纤维再生的最远点。由于正常时神经纤维的生长速度约为每天 1mm，本试验还可以判断神经纤维再生的生长速度。

4. 弗罗芒（Froment）征　当腕部尺神经深支病损时，拇内收肌瘫痪，表现为 Froment 征阳性，嘱患者两手示指和拇指同时夹一张纸，如拇内收肌瘫痪，无法做此动作，且用拇指的指间关节屈曲来代偿夹纸。如果同时伴有拇指掌指关节的过度背伸，则称为 Jeanne 征。这两个体征都提示尺神经瘫痪。

5. 外在伸肌紧张试验　嘱患者前臂旋前位，腕关节平伸，被动直伸掌指关节，屈曲近侧指间关节。正常时近侧指间关节可以被动屈曲，但当掌指关节置于屈曲位而近侧指间关节不能立即屈曲，这多见于腕部或手背伸肌腱粘连。

6. 内在肌紧张试验　嘱患者的掌指关节放在直伸位，同时被动屈曲近侧指间关节，然后被动屈曲掌指关节。正常时掌指关节屈曲时近侧指间关节能被动屈曲，但在掌指关节伸直时，近侧指间关节不能充分屈曲，这多见于手内在肌紧张。

二、手感觉功能评定

在各种感觉检查中对手的感觉功能评定有临床意义的主要是痛觉、触觉、两点分辨觉。尤其是两点分辨觉能说明有许多神经纤维到达末梢，是神经修复成功的一个重要标志。

（一）一般检查

1. 感觉　感觉检查包括浅感觉检查、深感觉检查和复合感觉（皮质感觉）检查。浅感觉包括触觉、痛觉、温度觉、压觉，评定时要注意区分外周神经的感觉分布和感觉神经根分布和皮区。具体评定方法参照本书感觉功能评定。

2. 疼痛　患者在手功能障碍的同时常伴有疼痛，对疼痛的评定方法有视觉模拟评分（VAS）、口头分级评分法和压力测痛法等。除了对疼痛的部位、性质、程度进行评定，还需要了解疼痛发生的原因或诱因，疼痛的加重或缓解因素，持续时间、与活动是否相关，是否伴有全身症状如发热、乏力、消瘦、皮疹等。

（二）特殊检查

1. 轻触－深压觉检查（light touch-deep pressure）　轻触－深压觉检查测定从轻触觉到深压的感觉，是一种精细触觉的检查方法，可客观地将触觉障碍分为 5 级，包括正常、轻触觉减退、保护性感觉减退、保护性触觉消失、感觉完全丧失。通过测试是否存在保

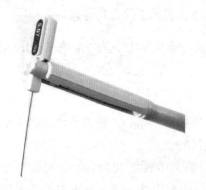

图 3-4-7 Semmes-Weinstein 单纤维感觉测定器

护性知觉，以评定触觉的障碍程度和在康复中的变化。

检查时采用 Semmes-Weinstein 单丝法，简称 SW 法。单丝为粗细不同的一组笔直的尼龙丝，一端游离，另一端装在手持塑料棒的一端上，丝与棒成直角（图 3-4-7）。丝的规格有多种，绿色：1.65～2.83；蓝色：3.22～3.61；紫色：3.84～4.31；红色：4.56～6.65。其中，2.83 为感觉正常与非正常的探测阈值，＞6.65 为深压觉也不能被识别，即触觉完全丧失。

检查前，先与被测试者讲清测试方法。检查时，令被试者闭眼、戴眼罩或头转向另一侧。检查者先选择正常范围内最大数值的单丝（2.83）开始试验，使丝垂直作用在患者手指皮肤上，不能打滑！预先告知患者，当有触感时即应告知检查者。测试中，施加在皮肤上 1～1.5 秒、提起 1～1.5 秒，为 1 次。当使用 1.65～4.08 号丝时，每号进行 3 次，有一次能感知即可记录为正确反应。当丝已弯而患者仍无感觉时，换较大的一号再试，直到连续两次丝刚弯曲患者即有感觉时为止，记下该号码。用 4.17～6.65 号丝时，只测试 1 次。

评价标准，见表 3-4-3。触觉正常者轻触觉和深压觉保留在正常范围内；轻触觉减退者尚可用手进行操作，温度觉正常，实体觉接近正常，患者也可能并未意识到存在感觉缺失；保护性感觉减退者用手操纵物品有困难，且物品易从手中掉下，痛觉和温度觉正常；保护性感觉丧失者基本不能使用手，即手功能丧失，温度觉减退或消失，但保留针刺觉和深压觉，外伤的危险性增加。

表 3-4-3　Semmes-Weinstein 单丝法评价标准

记录颜色	单丝号	意义	等级
绿色	1.65～2.83	正常	5
蓝色	3.22～3.61	轻触觉减退	4
紫色	3.84～4.31	保护性感觉减退	3
红色	4.56～6.65	保护性感觉丧失	2
	＞6.65	感觉完全丧失	1

考点提示　SW 法将触觉障碍分为 5 级，包括正常、轻触觉减退、保护性感觉减退、保护性触觉消失、感觉完全丧失。

2. 两点分辨试验（two point discrimination，2PD）　两点分辨试验是一种定量的检查方法，能有效地反映感觉功能的恢复情况。在神经损伤的恢复中，当轻触觉恢复至 3 级或 3 级以上时，还可来检查某根神经损伤修复后的恢复情况。

测试方法：患者闭目，手平放于桌面掌心向上，手背放在预先置于桌子上的一堆油腻子上，以防手的移动影响测试结果。检查者用特制的两点辨别测量尺（图 3-4-8）、双脚规或叩诊锤两尖端分开至一定距离，在手指上同时轻触患者皮肤，让其指出所感到的针刺是一点还是两点，若感到是两点，再缩小距离，直至两接触点被感觉为一点为止，测量出此时两点间的距离。测试中要求两点必须同时刺激且用力相等；测量环境相对安静；患者手部有老茧、擦伤、瘢痕等需要注明。

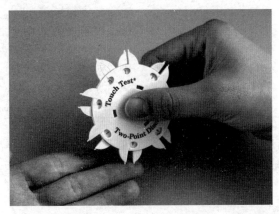

图 3-4-8 两点辨别测量尺

正常人手指末节掌侧皮肤的两点辨别试验距离为 2~3mm，中节为 4~5mm，近节为 5~6mm。掌侧面，2PD≤6mm 为正常，7~15mm 为感觉部分丧失，>15mm 为感觉完全丧失。美国手外科学会将 2PD 和手功能的关系确定了相应的标准，并仅以 2PD 值为准来确定手部感觉障碍对手功能的影响，评定标准见表 3-4-4。

表 3-4-4 2PD 的正常值和手功能的关系

两点间距分辨能力	临床意义	功能
2PD<6mm	正常	能做精细工作
2PD 为 6~10mm	尚可	可持小物品
2PD 为 11~15mm	差	可持较大物品
仅感觉到一点	保护性	持物有困难
无感觉	感觉缺失	不能持物

3. Moberg 拾物试验（Moberg pick up test） Moberg 拾物试验主要用于测试实体觉。该测试的原理：只有当手能够辨别不同质地、形状、大小的物体，并且中枢神经亦能正确地理解这些触觉信息时，此感觉才是功能性的。该测试着重正中神经感觉区的测试（拇指、示指、中指），有时患者要戴特别的手套，以阻隔来自尺神经皮肤区的感觉。将测试结果与正常对照，即能显示神经功能恢复的程度。改动后，也可用来测试尺神经感觉区。

（1）测试工具 近 10 种常用物品，如螺母、回形针、硬币、别针、尖头螺丝、钥匙、铁垫圈、约 5cm×2.5cm 的双层绒布块、直径 25cm 左右的绒布制棋子或绒布包裹的圆钮等。

（2）测试方法 把装有这些物品的器皿放于患者面前，把其中的物品逐一放入另一器皿中，并且辨别其种类及名称。记录完成的时间。先用患手睁闭眼各做一次，再用健手各做一次。测试中注意观察患者拾物时用哪几个手指，何种捏法。在睁眼时，利手需 7~10 秒，非利手需 8~11 秒；在闭眼时，利手需 13~17 秒，非利手需 14~18 秒。

4. 感觉功能恢复等级 英国医学研究委员会（British Medical Research Council）将周围神经损伤后的感觉功能恢复情况分为 6 级，见表 3-4-5。

表 3-4-5　周围神经损伤后感觉功能恢复

感觉恢复等级	评定标准
0 级（S_0）	感觉无恢复
1 级（S_1）	皮肤深痛觉恢复
2 级（S_2）	浅痛觉与触觉有少许恢复
3 级（S_3）	浅痛觉与触觉完全恢复，没有过敏
4 级（S_4）	感觉达到 S_3 水平外，两点辨别觉也部分恢复
5 级（S_5）	完全恢复，两点辨别觉<6mm

从表 3-4-5 中可以看出 S_3 与 S_4 的界限主要是两点分辨觉的存在与否，两点分辨觉的出现能分辨更高层次的感觉恢复。而 S_2 多表示保护性感觉的存在。S_2 和 S_3 的界限主要是感觉过敏的存在或消失。

考点提示　周围神经损伤后的感觉功能恢复情况分为 6 级。

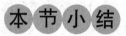

本 节 小 结

　　手是工作、学习和生活的重要器官。手部皮肤、肌肉、骨骼、肌腱和神经的损伤均可导致手功能的损伤。康复医学工作者在手功能的评定过程中，应结合病史、体格检查、神经影像学检查等，可以全面评价手功能障碍者的病因、性质及障碍的程度，并以此为依据制定出针对性的康复治疗计划。

（刘润芝）

扫码"练一练"

第五节　职业能力评定

扫码"学一学"

学习目标

1. **掌握**　职业能力评定的主要内容。
2. **熟悉**　工作需求分析的概念；功能性能力评估的概念和内容。
3. **了解**　伤残患者就业方式及其影响因素；工作模拟评估方法。
4. 具有良好的临床思维能力、分析解决问题的能力，能与伤残者及家属进行良好沟通，能运用职业评定方法，使患者达到最大限度的独立和就业，全面地融入社会。

 案例讨论

【案例】

　　患者，男，36 岁，建筑工人。1 个月前在工地搬抬重物过程中不慎扭伤腰部，腰部疼痛难忍伴活动受限，于当地医院就诊考虑"急性腰扭伤伴 L_4-L_5、L_5-S_1 椎间盘膨出"。

【讨论】

如何做患者的职业能力评估？

一、概述

职业评定主要是指对伤残者能否参与工作和（或）工作能力高低的评定。包含能力与技能两个方面，能力是指与各种活动熟练程度有关的天生的行为模式，代表活动发展的潜力，可以确定最后成就的极限；技能是通过训练或实践而表现出来的动作熟练程度。职业评定主要内容包括工作需求分析、工作能力评估和工作现场分析评估等。

二、工作需求分析

（一）概念

工作需求分析是对具体工作在工作量、力度，对身体能力、生理、认知、心理社交等方面的要求进行分析。工作需求分析包括工作名称、基本工作目标、从事工作的人数、工作和休息时间表、工人所需要的付出等。

（二）目的

了解某项工作对体能和功能的具体要求，为制订职业康复的目标提供依据，根据工作要求选择合适的功能性能力的评估方法、工具和手段。

（三）工作需求分析的主要步骤

1. 逐步分解指定的工作任务。

2. 找出指定工作的主要工作要求。

3. 确定导致人体功效学方面的压力的原因，该原因可能与工作方法、工作场所设置、工具使用或设备的设计有关。

4. 分析并改良设备、工作方法和工作场所，这样可使伤残者工作更加安全、有效率。

（四）工作需求分析的参考依据

1. 国家劳动部门颁布的《职业分类大典》，如《中华人民共和国职业分类大典》。

2. 患者直接提供的资料。

3. 雇主提供的详细的工作资料。

4. 专业人员于工作场所实地探访和考察所获得的资料。

 知识拓展

中华人民共和国职业分类大典

中华人民共和国职业分类大典，是依据《中华人民共和国劳动法》规定："国家确定职业分类，对规定的职业制定职业技能标准，实行职业资格证书制度"编制，由中国劳动社会保障出版社出版。

《中华人民共和国职业分类大典》是由原劳动和社会保障部、国家质量监督检验检疫总局、国家统计局联合组织编制的。中央、国务院50多个部门以及有关研究机构、大专院校和部分企业的近千名专家学者参加了《中华人民共和国职业分类大典》的编制工作。

《中华人民共和国职业分类大典》编制工作于 1995 年初启动，历时 4 年，1999 年初通过审定，1999 年 5 月正式颁布。2010 年逐步启动了各个行业的修订工作。

2015 年 7 月 29 日，国家职业分类大典修订工作委员会召开全体会议审议、表决通过并颁布了新修订的 2015 版《中华人民共和国职业分类大典》。

（五）常用的工作分析方法

工作分析的方法主要有加拿大 GULHEMP 工作分析系统、国家职业分类大典（DOT）、O*NET 在线工作分析系统和评估对象的现场工作分析等。

1. GULHEMP 工作分析系统 包括 7 个部分内容的英文缩写，分别为 G（一般体格情况）、U（上肢）、L（下肢）、H（听力）、E（视力）、M（智力水平）、P（人格特征）。每一部分代表一个功能区域。每个部分分为 7 个水平上的匹配级别，从完全适合（1 级）到完全不适合（7 级）。

2. 国家职业分类大典（DOT）分析系统 主要根据国家劳动部门编写的职业分类大典，该系统已设计好收集工作相关信息所需要的各种不同的评估表格。在该系统里，工作分析主要是由工作特性或工人特性两部分构成。任何一个包含工作特性或工人特性的要素都可成为职业能力评定的要求。

三、工作能力评估

工作能力评估主要包括功能性能力评估、工作模拟评估、工作操作模拟评估等。

（一）功能性能力评估

1. 概念 功能性能力评估（functional capacity evaluation，FCE）指评估个体功能能力状况的一个系统过程，其主要测试个体功能能力水平与特指的工作或某一工作任务两者之间的匹配程度，从而得出个体能够从事某一工作时所需要的躯体功能水平。

2. 目的 可针对个体的功能情况而作出客观和可靠的评估结果。可用于确定个体的能力是否能够安全返回全职或转换工作任务后的工作岗位；确定工作上的受限、工作改良，或因为防止再次受伤而需要作出工作上的合理调整；为赔偿的目的而需要确定残损存在的范围或身体残疾的程度；预测在经过康复医疗后能够工作的潜在能力。

3. 评估内容 大多数的功能性评估内容包括：①评估对象的一般个人资料和简要医疗记录，如工作情况，受教育情况等；②基本的肌肉骨骼系统评估；③身体的总功能评估；④身体的体能和工作能力的评估。具体分为躯体功能评估、智能评估、社会心理和工作行为评估等。

（1）躯体功能评估 利用不同的仪器评估活动能力、力量、感觉、手功能、手眼协调和心肺耐力等项目，从而判断患者整体的功能情况，以制订合适的职业康复目标。具体包括肌力、肌张力、关节活动度、平衡能力、手眼协调能力、手指灵活性、感觉功能、日常生活活动能力等功能评估。

（2）智能评估 包括注意力、记忆力、计算能力、空间判断力、形体知觉能力、思维能力、组织能力、学习能力、交流能力、解决问题能力等。从而评估其工作上的智能，尤其对脑部损伤的患者尤为重要，常用有韦氏智力量表。

（3）社会心理评估　主要对伤残者的就业意向和处理社会问题能力进行评估。心理因素也在残疾人的就业成果中扮演一个重要的角色。如伤残者的自我意识是回到工作岗位的一个关键因素。自我意识差、不现实的目标，是导致消费者在完成职业康复服务后不能实现就业的主要原因。

（4）工作行为评估　是利用不同的方法，客观地测试及反映伤残者在工作上的行为表现，可也评估其工作意向及工作上所需的精神状态，加上对工作场所的现场观察，从而评估患者的实际工作行为情况。主要内容包括工作动力、自觉性、守时性、计划性、仪表、自信心、服从管理能力、接受批评能力、创造力、承受压力能力、行为–反应一致性等。

（二）工作模拟评估

工作模拟评估一般包括以下三种形式。

1. Valpar 工作模拟样本评估　1974 年起源于美国，主要用来评估个人的职业或工作能力，以及工作过程中所表现的心理和认知能力。包含 70 多种不同设备，主要用于职业评定和职业训练，可以独立使用或设备间配合使用。

（1）VCWS1　机械小工具盒，用于训练评估手部精细动作以及在狭小和受限的空间里使用小工具的能力。在测验中，被评定者的双手要在立方体内使用各种工具在 5 个面上安装固定好螺丝、螺栓、螺母和螺帽等。安装完毕后要将立方体拆开铺平，然后将已安装好的所有零件拆除。

（2）VCWS2　大小分辨力训练盒，用于进行针对尺寸识别和手指灵活性的训练。

（3）VCWS3　数字化分类训练盒，用于进行排序、分级和档案管理的练习。

（4）VCWS4　上肢关节活动范围训练盒，用于进行肩、臂、肘、腕、指等上肢关节活动度协调训练。

（5）VCWS6　独立解决问题训练盒，用于进行独立解决问题能力、对比和辨别不同颜色的几何图形训练。

（6）VCWS7　多级分类训练盒，用于进行综合快速识别颜色、数字、字母的训练。

（7）VCWS8　模仿装配训练盒，用于重复组装和双手协调训练。

（8）VCWS9　用于评估全身包括躯干、上臂、手、手指及腿部粗大运动时的活动幅度、灵活性及耐力。在测试中，被评定者要根据从头顶上方到腰部直至膝关节的高度，采取相应的姿势分别安装和拆卸 3 块形状板。

（9）VCWS19　用于评估综合动态的身体能力，如力量、协调、平衡、灵活性、集中注意力、跟从指令、自信心、耐性等。样本由四部分组成，包括一个三层货架连同货盒、一部三层货梯、一部台秤以及一个工作台上摆放着一个装有不同重物的货箱。在测试中，被评定者根据工作指令首先通过测试决定自己所能搬运的最大重量。根据测试所得的重量水平，被评定者在 20 分钟的时间里重复不停地在这个重量水平进行搬抬和运送工作。

2. 器械模拟评估　应用 BTE 工作模拟器、Lido 工作模拟平台等仪器来做工作模拟评估，其中 BTE 工作模拟系统已经在国内部分康复机构应用。该类工作模拟训练器是利用多种工具配件来模拟大部分工作所需要的基本动作，工具配件可根据工作的实际需要采用不同阻力进行评估，此类器械一般配备电脑系统，可保存评估数据并打印报告。

（三）工作操作模拟评估

可特别设计不同的工作场所，如建筑、搬运、纺织、金工、木工、电工等工作场所，从实际或接近真实的工作环境中，评估患者的工作潜能或应付一般工作要求的能力表现。进行该类评估时，可以在评估前对患者伤病前工作环境进行现场工作探访，既可以向其雇主或同事了解该工作的详细工作任务，以及可以了解其工作环境，便于设计更真实的工作场景进行评估。

四、工作现场分析评估

工作现场分析评估包括工作环境评估和工作者能力评估两个方面。

（一）工作环境评估

1. 概念　评估患者在现实工作环境中可能存在的人体功效学的风险因素。

2. 目的　明确"可观察的风险因素"；确定风险因素的"诱因/触发机制"；提出改善"建议"。

3. 主要评估内容

（1）工作方法　包括有没有较好的中间休息时间、控制机器的速度是否过快、是否不适合部分工作任务、原料流程效率如何、是否需要长时间坐位、是否需要长时间站位等。

（2）工具和设备　包括工具或设备的重量、抓握位置、搬运姿势、触发力量、握力、是否缺乏维修保养、不恰当的手柄等。

（3）工作配置　包括桌子/椅子是否可以移动、是否拥挤、有无靠背、狭窄的通道等。

（二）工作者能力评估

1. 概念　通过提供真实的工作环境，以及设备的使用以及工作维持的时间，了解工作的行为，确定个人需要帮助的程度。即工作者的现场操作评估。

2. 目的　确定工作者最合适的工作岗位。

3. 主要评估内容

（1）首先建立工厂企业联系，包括联系公司负责人、了解工作任务的工序、开展工作任务分析等。

（2）工作行为的观察，包括对耐力、优势、工作时间、沟通技巧、需要的指导、身体能力等。

（3）选择适当的评估模式，进行评估。

考点提示 ▶ 职业评定以工作需求分析、工作能力评估及工作现场分析评估为主要内容。

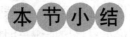

本 节 小 结

　　职业能力评定，对患者的身体和心理功能有更高的要求。不同的患者，应该根据其现有的自身条件，结合既往的工作史和兴趣爱好，进行科学系统的评估。康复医学工作者在职业能力评定过程中，应全面了解职业能力评定的方法、就业心理、就业态度，客观评价康复治疗、训练的效果等。

（郭洁梅）

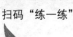
扫码"练一练"

第六节 生存质量评定

学习目标

1. **掌握** 生存质量概念；生存质量评定方法。

2. **熟悉** 生存质量评定内容。

3. **了解** 常用生存质量评定量表。

4. 具有良好的临床思维能力、分析解决问题的能力，能与患者及家属进行良好沟通，能运用生存质量评定方法为患者进行生存质量评定。

案例讨论

【案例】

患者，男，36岁，外伤后右侧膝关节以下截肢，已定制了功能性常规假肢，正接受假肢使用训练，由于经济压力，经常独自哭泣。

【讨论】

1. 患者的生存质量如何？

2. 如何评定患者的生存质量？

一、概述

（一）基本概念

生存质量（quality of life，QOL）目前尚无公认定义。广义的生存质量指人类生存的自然、社会条件的优劣状态，其内容包含国民收入、健康、营养、环境、社会服务与社会秩序等方面。世界卫生组织对生存质量的定义是：个人根据自身所处文化和价值体系，对于自身生存状态的主观感受，这种感受充分考虑其目标、期望、标准以及所关心的各种事物，同时受到个人身体健康、心理状态、个人信仰、社会关系和所处环境的综合影响，生存质量作为这些影响的综合体现，很难用客观的标准加以衡量，它是一种主观评价指标，由被评定者自己做出判断和评价。

在康复医学领域，生存质量是指个人的一种生存水平和体验，这种水平和体验反映了患有致残性疾病患者或残疾人在生存过程中维持身体活动、精神活动和社会生活处于良好状态的能力和素质。随着 QOL 概念的引入，康复治疗的最终目标也由最大限度地提高 ADL 能力向提高 QOL 转变。

（二）评定目的

1. 了解影响患者生存质量的主要因素。

2. 评价和比较各种康复措施的疗效。

（三）评定内容

生存质量评定分为主观因素和客观因素两大类，以主观因素为主。世界卫生组织提出的生存质量相关因素，主要包括以下几项。

1. 躯体功能评定 包括睡眠、饮食、行走、大小便自我控制、自我料理、家务操持、休闲等。

2. 精神心理功能评定 包括抑郁感、忧虑情绪、孤独感、自尊、毅力、推理能力、应变能力等。

3. 社会功能评定 包括家庭关系、社会支持、与他人交往、就业情况、经济状况、社会整合、社会角色等。

4. 疾病特征与治疗 包括疾病症状、治疗不良反应等。

 知识链接

生活质量的起源及构成

生活质量的概念起源于 20 世纪 30 年代的美国，作为社会指标使用，用来反映经济复苏情况与居民幸福指数。50～60 年代进入研究的成熟期，70 年代后期，医学领域广泛开始了生活质量的研究，并演变成"生存质量"，逐渐形成热潮，尤其在康复医学领域被广为使用，成为康复医学学科有别于其他临床医学学科的特点之一。

生活质量涉及范围甚广，见下图：

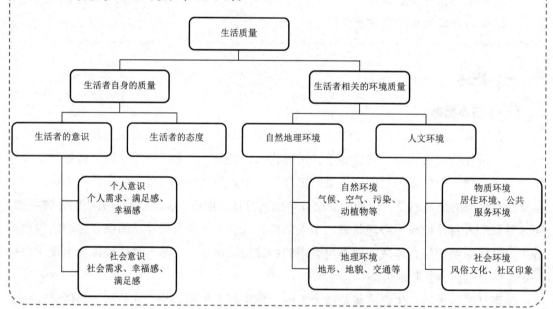

二、评定方法

（一）访谈法

通过与被评定者交谈了解对方的心理特点、行为方式、健康状况、生活水平等，从而对其生存质量进行评价。访谈可分为有结构访谈和无结构访谈，前者事先规定访谈项目和反应的可能性，访谈按预定内容进行；后者则无指导性、自由地提问。实际操作中二者结合使用。

访谈法的优点是：①灵活，双方可以随时改变方式、变换话题；②适用广，适用于不同类型人员，包括文盲、儿童、因病不能活动者。缺点是：①主观性大，访问者的价值观、思维方式会影响被访问者的回答；②结果分析处理困难，③花费大，需投入大量人力。

（二）观察法

在一定时间内，对被评定者心理行为表现或活动、疾病症状及副作用进行观察，从而判断其综合的生存质量。本方法适用于对一些特殊患者的评价，如精神病患者、植物状态、老年痴呆、危重患者等。

（三）主观报告法

由被评定者本人对自己的健康状况和对生存质量的理解，自己做出评定（分数或等级）。优点是操作简单、结果处理简单；缺点是结果可靠性不高，缺乏综合性。

（四）标准化量表评定法

通过信度、效度和灵敏度的标准化量表对被评定者的生存质量进行多维、综合评定，量表法客观性强、可比性好、程式标准化、易于操作，是目前最广泛被采用的方法。

考点提示 ▶ 根据被评定者的病情、文化背景等因素选择合适的方法进行生存质量评定。

三、常用标准化量表

生存质量量表有数百种，特点、适用对象、范围不尽相同，其中应用范围比较广泛的有：世界卫生组织生存质量测定简表（WHO/QOL - BREF）、健康状况调查问卷（36 - item short - form，SF - 36）、健康生存质量量表（quality of well - being scale，QWB）、疾病影响程度量表（sickness impact profile，SIP）、生活满意度量表（satisfaction with life scale，SWLS）。

（一）WHO/QOL - 26 世界卫生组织生存质量测定简表

世界卫生组织在 1993 年组织 15 个合作中心共同编制一套用于测量个体健康与相关的普适性生存质量量表，内容涉及身体功能、心理状态、独立能力、社会关系、生活环境、宗教信仰与精神寄托六个方面，共 100 个问题，即 WHO/QOL - 100；与此同时还研制了只有 26 个条目的简表，见表 3 - 6 - 1。

表 3 - 6 - 1　世界卫生组织生存质量测定简表（WHO/QOL - 26）

请您一定回答所有问题，如果某个问题不能肯定回答，就选择最接近您自己真实感受的那个答案。所有问题都请您按照自己的标准、愿望或者自己的感觉来回答，注意所有问题都只是您最近两周的情况。

（1）您怎样评价您的生存质量？

| ①很差 | ②差 | ③不好也不差 | ④好 | ⑤很好 |

（2）您对自己的健康状况满意吗？

| ①很不满意 | ②不满意 | ③既满意也不满意 | ④满意 | ⑤很满意 |

下面的题是关于两周来您经历某些事情的感觉：

（3）您觉得疼痛妨碍您去做自己需要做的事情吗？

| ①基本不妨碍 | ②很少妨碍 | ③有妨碍（一般） | ④比较妨碍 | ⑤极妨碍 |

（4）您需要医疗的帮助进行日常生活吗？

| ①根本不需要 | ②很少需要 | ③需要（一般） | ④比较需要 | ⑤极需要 |

（5）您觉得生活有乐趣吗？

| ①基本没乐趣 | ②很少有乐趣 | ③有乐趣（一般） | ④比较有乐趣 | ⑤极有乐趣 |

（6）您觉得自己的生活有意义吗？

| ①基本没有意义 | ②很少有意义 | ③有意义（一般） | ④比较有意义 | ⑤极有意义 |

（7）您能集中注意力吗？

①根本不能 　②很少能 　③能（一般） 　④比较能 　⑤极能

（8）日常生活中你感觉安全吗？

①基本不安全 　②很少安全 　③安全（一般） 　④比较安全 　⑤极安全

（9）您的生活环境对健康好吗？

①基本不好 　②很少好 　③好（一般） 　④比较好 　⑤极安好

下面的问题是关于两周来您做某些事情的能力：

（10）您有充沛的精力去应付日常生活吗？

①基本没精力 　②很少有精力 　③有精力（一般） 　④比较有精力 　⑤完全有精力

（11）您认为自己的外形过得去吗？

①根本过不去 　②很少过得去 　③过得去（一般） 　④比较过得去 　⑤完全过得去

（12）您的钱够用吗？

①根本不够用 　②很少够用 　③够用（一般） 　④多数够用 　⑤完全够用

（13）在日常生活中您需要的信息都齐备吗？

①根本不齐备 　②很少齐备 　③齐备（一般） 　④比较齐备 　⑤完全齐备

（14）您有机会进行休闲活动吗？

①根本没机会 　②很少有机会 　③有机会（一般） 　④多数有机会 　⑤完全有机会

（15）您行动能力如何？

①很差 　②差 　③不好也不差 　④好 　⑤很好

（16）您对自己的睡眠状态满意吗？

①很不满意 　②不满意 　③既非满意也非不满意 　④满意 　⑤很满意

（17）您对自己日常生活能力满意吗？

①很不满意 　②不满意 　③既非满意也非不满意 　④满意 　⑤很满意

（18）您对自己的工作能力满意吗？

①很不满意 　②不满意 　③既非满意也非不满意 　④满意 　⑤很满意

（19）您对自己满意吗？

①很不满意 　②不满意 　③既非满意也非不满意 　④满意 　⑤很满意

（20）您对自己的人际关系满意吗？

①很不满意 　②不满意 　③既非满意也非不满意 　④满意 　⑤很满意

（21）您对自己的性生活满意吗？

①很不满意 　②不满意 　③既非满意也非不满意 　④满意 　⑤很满意

（22）您对自己从朋友哪里得到的支持满意吗？

①很不满意 　②不满意 　③既非满意也非不满意 　④满意 　⑤很满意

（23）您对自己居住的条件满意吗？

①很不满意 　②不满意 　③既非满意也非不满意 　④满意 　⑤很满意

（24）您对得到卫生保健服务的方便程度满意吗？

①很不满意 　②不满意 　③既非满意也非不满意 　④满意 　⑤很满意

（25）您对自己的交通情况满意吗？

①很不满意 　②不满意 　③既非满意也非不满意 　④满意 　⑤很满意

下面的问题是关于两周来您经历某些事情的频繁程度：

（26）您有消极感受（如情绪低落、绝望、焦虑、抑郁）吗？

①没有 　②偶尔有 　③时有时无 　④经常有 　⑤总是有

此外，还有三个问题与生存质量密切相关，序号被列在 WHOQOL－101－103：

（101）家庭摩擦影响您的生活吗？

①根本不影响 　②很少影响 　③影响（一般） 　③比较大影响 　⑤极大影响

（102）您的食欲怎样？

①极差 　②差 　③不好也不差 　④好 　⑤很好

（103）如果让您综合以上各方面（生理健康、心理健康、社会关系和周围环境等方面）给自己的生存质量打分，应该打多少分？（满分为 100 分）＿＿＿＿＿＿＿分	
您是在别人的帮助下填完这份调查表的吗？	
①是　　　　　　　　　　　　②否	
您花了多长时间来填完这份调查表？＿＿＿＿＿＿分钟	
您对本问卷有何建议？	

实际评定时，当一份问卷有 20%的数据缺失时，该份问卷作废，如果一个领域中有不多于两个问题条目缺失，则以该领域另外条目的平均分代替该条目的得分。如果一个领域中有多于两个条目缺失，那么不再计算该领域得分。社会领域只允许不多于一个条目缺失。

（二）健康状况调查问卷（SF-36）

SF-36 是目前公认的具有较高信度和效度的普适性生存质量评价量表之一，内容包括躯体活动功能、躯体功能对角色功能的影响、躯体疼痛、总体健康自评、活力、社会功能、情绪对角色功能的影响和精神健康等八个领域。

表 3-6-2　36 项健康调查简表（SF-36）

项目名称	问题内容
躯体功能（10） （physical function，PF）	进行激烈的活动 进行适度的活动 拿起少量重物，搬运上几级楼梯 上一级楼梯 弯腰、屈膝 走 1000m 以上 走几百米 走 100m 自己洗澡、穿衣
心理健康（5） （mental health，MH）	有相当程度的神经质 什么都不想干、情绪低落 虽有情绪低落，但比较稳定 情绪低落处于抑郁状态 心情好
角色-躯体功能（4） （role- physical function，RF）	工作：减少了一般工作的时间 工作：不能进行一般工作 工作：有工作内容减少的现象 工作：对于一般工作感到困难
角色-情绪功能（3） （role- emotional function，RE）	工作：一般的工作时间减少了 工作：不想减少工作时间 工作：不能集中时间工作
躯体疼痛（2） （body pain，BP）	身体疼痛的程度 疼痛总是妨碍工作
总体健康观念（5） （general health perception）	对现在健康状态的评定 与 1 年前相比现在的健康状态 易生病 与别人一样健康 对自己的健康状况感到忧虑
活力（4） （vitality，VT）	很有精神 充满活力 确实很累 感觉很累
社会活动功能（2） （social function，SF）	身体或心理的原因妨碍与亲友和朋友交往 身体或心理的原因妨碍与亲友和朋友的交往时间

（三）生活满意指数量表 A（life satisfaction index，LSIA）

LSIA 是常用的主观生存质量评定方法，共 20 个项目，一般正常人在 12 分左右，分数越高，表示生活越满意。

表 3-6-3　生活满意指数量表 A（LSIA）

项目	同意	不同意	其他
1. 当我年纪变大时，事情似乎会比我想象的要好些	2	0	1
2. 在生活中，和大多数我熟悉的人相比，我已得到较多的休息时间	2	0	1
3. 这是我生活中最使人意志消沉的时间	0	2	1
4. 我现在和我年轻的时候一样快活	2	0	1
5. 我以后的生活将比现在更快活	2	0	1
6. 这是我生活中最佳的几年	2	0	1
7. 我做的大多数事情都是烦人和单调的	0	2	1
8. 我希望将来发生使我感兴趣和愉快的事情	2	0	1
9. 我所做的事情跟以往一样使我感兴趣	2	0	1
10. 我觉得自己已衰老和有些疲劳	0	2	1
11. 我感到年纪已大，但它不会使我麻烦	2	0	1
12. 当我回首往事时，我相当满意	2	0	1
13. 即使我能够，我也不会改变我过去的生活	2	0	1
14. 和我年龄相当的人相比，在生活中我已做了许多愚蠢的决定	0	2	1
15. 和其他与我同龄的人相比，我的外表很好	2	0	1
16. 我已作出从现在起 1 个月或 1 年以后将要做的事情计划	2	0	1
17. 当我回首人生往事时，我没有获得大多数我想要的重要东西	0	2	1
18. 和他人相比，我经常沮丧	0	2	1
19. 我已得到很多生活中我所希望的愉快事情	2	0	1
20. 不管怎么说，大多数普通人都变得越来越坏而不是好些	0	2	1

本 节 小 结

生存质量是指个人的一种生存水平和体验，是康复医学有别于其他临床医学学科的特点之一。生存质量评定的内容包括躯体功能评定、精神心理动能评定、社会功能评定和疾病特征与治疗方面的评定；评定方法包括访谈法、观察法、自我报告法和标准化量表法，其中标准化量表由于客观性强、可比性好、程式标准化、易于操作成为目前最广泛被采用的评定方法。

（刘　瑾）

扫码"练一练"

扫码"学一学"

第七节　环境评定

学习目标

1. **掌握**　环境的概念。
2. **熟悉**　家居环境评定；社区环境评定；工作环境评定；公共场所评定内容及要点。
3. **了解**　环境的作用。
4. 具有良好的临床思维能力、分析解决问题的能力，能与患者及家属进行良好沟通，能运用环境评定对患者及患者周边环境进行环境的评定。

案例讨论

【案例】

患者，男，45岁，车祸中致脊髓损伤，经康复科治疗后。现患者上肢肌力4级，下肢肌力1级，腰以下无感觉。患者可自行驱动轮椅，家住高层12楼，有电梯，出院回家时请你给患者家及周边环境做出评定。

【讨论】

分析该患者环境评定时需要评定什么内容。

一、概述

（一）环境的定义

环境（environment）是指环绕物、四周、外界和周围情况。ICF对环境的定义为："形成个体生活背景的外部或外在世界的所有方面，并对个人功能发生影响。"环境包括物质、社会和态度环境，且物质环境又包括自然和人造环境两大类，环境因素构成人们生活的物质、社会和态度环境。

（二）环境的作用

1. 环境是人类生存和发展的基础　先有自然环境后有人类，人类出现后，为了适应环境，通过不断的改造自然、利用自然，从而在自然环境基础上又增加了人造环境，并与环境构成了一个有机的、相互联系又相互依存的人–环境系统。人在真空里无法生活，只能生活在有阳光、空气和水的地球环境。所以环境是人们赖以生存的世界，特别是人造物质环境，可以说现代人的一切活动都离不开人造环境。

2. 人造环境的正面作用　通过不断创新和发展，使人类这个群体脱离原始的野蛮生活，逐步建立物质文明和精神文明，以至达到今天这种科学、技术、文化都高度发达的现代社会。再从环境与残疾人来看，正是由于近代科学技术的发展，使一些残疾人，通过现代康复治疗后能克服障碍甚至回归社会，这都是人造物质环境的正面作用。

3. 人造环境的负面作用　随着人造环境的不断出现和发展，负面作用也越来越大。改变自然环境后的污染和温室效应已经威胁到人类的生存，人造环境侵占了大量的自然环境，导致耕地减少、绿洲沙漠化、热带雨林消失、淡水过度消耗、海洋酸化、许多物种消亡。特别是现代战争和各种事故已经威胁到人类的生存。

4. 人造环境是典型的双刃剑　例如一些产后窒息的婴儿，在现代医疗条件下，有的甚至窒息 7 分钟也能救活，挽救生命显然是环境的正面作用。可是不久后发现。由于大脑长时间缺氧受损导致脑瘫，将伴随他的一生，给个人家庭和社会均带来了痛苦。随着科学技术的发展，残疾人的数量并没有减少，是环境的影响。

（三）环境评定的作用

1. 功能障碍者（含残疾人）融入社会的需要　通过环境的评定，为残疾人群或功能障碍者创造条件来改变，或新建无障碍的人造环境，实现残疾人的平等、参与、共享，并为社会作贡献。

2. 功能障碍者就学、就业及提高生活质量的需要　通过环境评定，改造物质环境后，建立了不同程度的理想环境，使残疾人能共享人类的物质文明和精神文明并提高生活质量。

3. 功能障碍者发挥潜能做贡献的需要　功能障碍者虽有身体功能或身体结构的损伤，但都有潜能，只是因为环境的障碍束缚了潜能的发挥。通过环境评定，改造为无障碍环境后，许多残疾人和老年人不仅提高了尊严和信心，而且发挥潜能后提高了参与社会遨游并参与各种社会活动的能力。特别是无障碍的互联网，使盲人、聋人和重度肢残人得以在虚拟世界里遨游并参与各种社会活动，为和谐社会做出贡献。

4. 健全人也受益　通过环境评定，改造的无障碍环境，使很多健全人也受益。

二、家居环境评定

（一）家居环境评定概述

居家活动除了包括人类基础性的日常生活外，还包括了工具性的日常生活活动，如外出购物、银行取款、交谈阅读书写等。因此针对居家环境的评定应包括生活环境、行动环境、交流环境、居家环境和公共环境。评定的内容就是残疾人在这些真实环境里活动和参与时，什么地方有困难需要辅助，就是环境的障碍，就要用辅助器具来改造，即创建无障碍环境，以实现全面康复。

（二）家居环境评定方法

完成家庭内部环境评定的常用方法是让患者模拟一天的日常活动。从早上起床开始包括穿衣、化妆、洗澡和饮食准备，以及患者试图完成所有的转移、行走、自理和其他所能做的活动，尽可能独立地进行这个评定。在评定时要注意的是患者在开始评定之前需要休息一会，因为大多患者长时间不在家，当回到家中时会非常激动或兴奋，易发生意外。这种情况在实际家庭评定中可能会发生。

（三）家居环境评定内容

家居环境评定原则是要符合无障碍的要求。通过评定后要改造室内环境，室内环境包括合理的室内空间和实施家具的设计，达到使人在室内的活动高效、安全和舒适的目的。

1. 出入口的路线

（1）如果住处有一个以上的出入口，那么大部分的进入口应是水平可行走路面、很少的台阶、多种的扶手等。

（2）理想的通道应是表面光滑、平坦，易于走到家里。要细心地评定行走的路面，对开裂的和不平坦的路面要修整。

（3）通道要有良好的光照，以便恶劣天气下提供足够的照明。

（4）较高、较多的楼梯要注意，台阶表面不能太光滑，台阶高度不要超过 17.5cm，要有 27.9cm 深（宽），要注意台阶的边缘。如果可能的话，可以移掉或降低。

（5）如有安装扶手的需要，扶手应有 81.3cm 高，至少一边的扶手应延长超过楼梯的底部和顶部 45.7cm，扶手的高度应因患者而异，不宜太高或太矮。

（6）如果是坐轮椅的患者，有必要装一个斜坡，斜坡长度与坡高比为 12:1，宽度有 121.9cm，表面不要太光滑，两侧应有扶手。

2. 入口

（1）平台　对使用轮椅的患者，入口处应有一个足够大的平台，让患者休息和准备进入。如果要打开向外开的门，平台至少 153cm×153cm；如果此门是向内推开的，这块地方至少要 91.5cm×153cm（深×宽）。

（2）门锁　除锁的高度要评价外，还要评定旋转钥匙所需力量的大小。

（3）门把手　安装的门把手仅需很小的握力就能旋转。如把橡皮包在门把手上或使用杠杆类型的门把手，都能使患者用很少的力把门打开。

（4）门的开关　门的开和关对患者来说要比较容易，在门的旁边放一根竹竿，可帮助轮椅使用者离开时关门。

（5）门槛　如果进门处有一个高高的门槛，应该移去。如果不能移去，则要把门槛降到不高于 1.27cm，并附有倾斜的边缘。

（6）门口宽度　应为 81.3～86.3cm，可适合大多数轮椅使用者通过。

（7）房间的门　不要太重，以便某些患者能够自己把门打开。

（8）门口外面　门口的外面可增加一个缓冲台，用于轮椅使用者或其他使用助行器的患者，这个缓冲台从门的底部测量高度应为 30.5cm。

3. 室内活动空间　使用手杖、腋杖和支架的人所需要的活动空间较正常人大，对轮椅使用者则更大。一般用于 90°转弯的空间应为 140cm×140cm，而做 180°转弯时所需的空间应为 140cm×180cm，而偏瘫患者使用轮椅和电动轮椅 360°旋转时需有 210cm×210cm 的空间。家具之间要有通道，必须能使病人由一个房间到达另一个房间。

4. 室内地板

（1）所有地板上的覆盖物应黏牢或钉牢。使用地毯时，较厚的地毯通常有利于轮椅或其他助行器的转移。

（2）散在的小块地毯应被移开。

（3）尽量使用不打滑的地板蜡。

（4）对视力较差的患者，可在地板上画一条明亮的彩带，以帮助他们在光线较差的地方移动。

5. 取暖设备

（1）所有的取暖设备、热气排气管、热水管，都要被遮挡住以免烫伤，对感觉损害的患者尤为重要。

（2）逐渐让患者适当接近热控制，如在热控制装置上采用扩大的、延长的实用的把手，使他们使用起来更方便。

6. 卧室

（1）床应是牢固不动的，并有一个足够的空间有利于转移。可把床靠墙或放在某一个角落，来增加床的稳定性，另外，还可在每条床腿下放一橡皮套子，同样起到稳定床的作用。

（2）床的高度可考虑装上升降装置，也可通过使用规则的木块垫高每一个床腿，其他材料或有弹性的盒状物，也能将床提高一个适当的高度。

（3）要仔细评定床垫，其表面应是坚固、舒适的。

（4）一般建议在床边放置一张桌子或一个柜子，并在其上面放一盏台灯、电话和必要的药品。如果需要的话（如独居的老人），可在床头旁边装一个传呼铃。

（5）对坐轮椅的患者来讲，衣柜需要降低，一般降到距地面132cm，以便轮椅使用者能接近。壁柜上的挂钩应装在离地面142.2cm。衣柜的隔板应装在不同的水平，最高的隔板不超过114.3cm。患者经常使用的衣服、化妆品应放在最容易接近的抽屉里。

（6）对瘫痪患者或老年患者大、小便便盆应给予考虑，是比较重要的。

7. 卫生间

（1）厕所

1）要考虑患者家中的厕所是单独的，还是与浴室在一起，房间的大小、通道，厕所在室内的位置（需考虑轮椅移动的方式），厕所马桶的高度，卫生卷纸固定架的位置，地面的铺设材料。

2）大便池一般采用坐式马桶，高度为40～50cm，旁边安装扶手，地面应防滑，扶手安装如下：扶手是用来抓握起身和坐下，或转移时稳固自己。可为水平性的，也可为垂直性的。水平扶手：高度以距厕所座位22.5cm，长度以50cm为宜；垂直扶手，则应距座位前30cm，高度为离地面80cm左右。

（2）浴室

1）如果门的结构阻止轮椅通过，患者可以在门前转移到带有脚轮的椅子上，或者使轮椅变窄以利于通过，然后再坐在轮椅上。

2）设置一个可以升降的马桶座位。

3）脸盆高度可自己移动者为90cm。轮椅使用者为75cm，脸盆下净高至少为66cm，从墙至脸盆前面应有50cm距离。地面和盆底应有防滑措施，沿边应有直径4cm的不锈钢扶手，水龙头用手柄式较好。

4）浴缸大小、形状有多种，为了便于残疾人使用，多进行部分改进，如在浴缸上或浴缸内装上可调的座板、轮椅–浴缸转移板。也可使用水平的或垂直的扶手（必须安全、牢固地固定在墙上），将有助于转移。还有专供脑瘫儿童洗澡的浴缸洗澡架。

5）淋浴应考虑的事项有淋浴头是单独安装还是装在浴缸上，淋浴头及控制旋钮的位置、使用的淋浴椅或长凳、支持扶手的形式（如果患者站着淋浴，垂直型扶手有助于患者走近，而水平型扶手则有助于患者的平衡）等。

6）洗澡间的其他设备，如连接龙头上的手持式淋浴头，可调控热水温度的装置，在浴盆上应装有一只加粗水龙头把手。此外，应放一个患者易于取到的浴巾架和洗澡用品。在水槽上方装一面大镜子，有时是很重要的。

7）任何一个可接近的热水管都应该被遮挡起来，以免烫伤。

（3）洗手池 池底最低处应＞68cm，以便轮椅患者的膝部能进入池底，便于接近水池以洗手和脸。水龙头采用长手柄式，以便操作。排水口应位于患者能够得着处。镜子的中心应在离地 105～115cm 处，以便轮椅患者使用。

8. 厨房 一般性考虑包括通道、房间大小、台面的高度与深度、碗架的高度，能否开关水龙头，电灯开关的种类及高度。

（1）台板的高度对轮椅使用者应是合适的，胳膊休息台应能放在台板的下面，台面的深度至少有 61cm。台面应是光滑的，有利于重物从一个地方移到另一个地方。

（2）可建议一个带有脚轮的小推车，把一些物品能够很容易地从冰箱或其他地方移到台板上。

（3）桌子的高度应能让轮椅使用者双膝放到桌下。当然，桌子的高度可以升降更好。

（4）要注意电炉、煤气灶的使用，避免引起火灾。靠近燃气灶的台面要防火，有利于烹调时对较热物品的转移。

（5）随着生活水平的提高，一个台式微波炉对某些患者来说是很重要的。

（6）要注意安全，一个家用灭火器是很有用途的。

9. 进餐 要考虑餐桌的高度，桌边使用的椅子移向或移开餐桌的难易程度。

10. 窗户 要考虑窗户打开的难易程度、开关窗帘的难易程度，是否很容易到窗子的附近。

11. 地面材料 最好的防滑材料，应易于清洁，不要使用松软的垫子，因其妨碍运动，地板不应打蜡。

12. 家具 家具的主要功能是实用。

（1）坐椅 高度：应根据工作面高度决定坐椅高度，通常人的肘部与工作面之间有一个舒适距离，距离是（275±25）mm，当上半身有好的位置后，再注意下肢，舒服的坐姿是大腿近乎水平及两脚被地面支持。深度和宽度：通常深度以 375～400mm 为宜，不应超过 430mm；宽度以宽为好，宽的坐椅允许坐者姿势可以改变，最小的椅子宽度是 400mm 再加上 50mm 的衣服和口袋装物的距离。对于有靠手的坐椅，两靠手之间的距离最小是 475mm，不会妨碍手臂的运动。靠背：高度约 125mm。良好的坐椅对人的益处：减轻腿部肌肉的负担、防止不自然的躯体姿势、降低人的耗能量、减轻血液循环系统的负担。

（2）床 见前述。

（3）陈设 盆花、养鱼池、健身器材。

三、社区环境评定

（一）人行道

为了便于轮椅使用者通过人行道，其宽度≥120cm，如果有坡，其坡度不超过 2.54～30.5 度斜面，路面应以坚固防滑水泥、柏油碎石铺成，如以砖石铺设，应平整，砖与砖之间紧密无缝。

（二）路边的镶边石

应呈斜坡状，以利轮椅通过。

（三）斜坡

坡座以 2.54～30.5cm、宽度以 90～120cm 为宜，如斜坡长超过 10m，斜坡改变方向或斜坡超过以上标准，则中间应有一个休息用的平台。所有斜坡的路面应是防滑的，其两侧边缘应有 3.5cm 的路肩，以防轮椅冲出斜坡的边缘。

（四）扶手

为了使斜坡适用于步行者和轮椅使用者，其两侧应装有栏杆，对步行者而言，其扶手高度以 90cm 为宜，而对轮椅使用者则以 75cm 为宜。

（五）可移动的斜坡

如果一建筑物不是经常为残疾人所光顾，则可使用移动式的斜坡，其最大高度约为三级台阶，材料可使用 0.3cm 厚的铝片。

（六）台阶

单级台阶可在附近的墙上装一垂直型扶手，距台阶底部约 90cm，多级台阶则应使用水平型的扶手，应在台阶的底端和顶端各延伸至少 30cm。应注意扶手直径为 2.5～3.2cm，扶手内侧缘与墙之间距离为 5cm，不宜太远。

四、工作环境评定

对工作环境进行考察是环境评定的重要组成部分，评定工作环境最有效的方法是进行实地考察。在工作环境中评定一个人的功能水平时，节省能量和符合人体工程学是治疗师考察时所应遵循的主要原则。

（一）外环境的评定

1. 停车场与办公地点之间的距离。
2. 停车场有无残疾人专用停车位及其标志。
3. 残疾人停车位面积是否足以进行轮椅转移。
4. 残疾人停车位是否便于停放和进出。
5. 残疾人专用停车位数量。
6. 停车场与路沿之间有无斜坡过渡。
7. 建筑物入口有无供轮椅使用者专用的无障碍通道以及入口引导标志。

（二）工作所需的躯体功能水平的评定

在了解被评定者的工作及其特点的基础上，治疗师应分析完成该项工作需具备的各种功能水平，如肌力、姿势、耐力、手指灵活性、手眼协调性、视力、听力以及交流能力等。

（三）工作区的评定

检查被评定者的工作区，包括照明、温度、座椅种类、工作面的种类、高度和面积；被评定者坐在轮椅中时，其活动空间以及双上肢垂直活动范围等。

五、公共场所评定

公共设施的评定也是工作环境评定的一个部分。残疾者除了在自己的工作区活动，还要去工作区以外的地方活动，如上下电梯、去洗手间、使用公用电话等，这些地方是否无障碍，同样是制约残疾者返回工作岗位的重要因素。

本 节 小 结

环境评定是针对患者周围环境、工作环境等进行详定的过程。通过对患者家居、社区、工作环境的评定，使患者在回归家庭后可以尽量减少环境不便对其影响，并为患者重返工作和社会做好评估。

（牛　琳）

扫码"练一练"

习 题

一、单项选择题（A₁/A₂型题）

1. Barthel 指数评定 ADL 能力状况，根据是否需要帮助及帮助的程度分为

  A. 1、2、3、4 级　　　　　B. 1、2、3、4、5、6、7 级

  C. 0、5、10 分　　　　　　D. A、B、C、D、E、F、G 级

  E. 0、5、10、15 分

2. Barthel 指数包括多少项内容

  A. 12 项　　　B. 11 项　　　C. 10 项　　　D. 9 项　　　E. 8 项

3. Barthel 指数的结果判定不正确的是

  A. Barthel 指数得分越高，表示 ADL 的自理能力越好，依赖性越小

  B. 20 分以下者需要极大帮助

  C. 40～21 分者需要很大帮助

  D. 59～41 分者需要帮助才能完成 BADL

  E. 评分在 60 分以上者基本能完成 BADL

4. Barthel 指数的评定内容不包括

  A. 进食　　　B. 洗澡　　　C. 上下楼梯　　　D. 阅读　　　E. 穿脱衣服

5. 一位脑卒中患者，入院 ADL 评定，可控制大小便，较小帮助完成进食，余项目均不能完成，则其 Barthel 指数为

  A. 15 分　　　B. 20 分　　　C. 25 分　　　D. 30 分　　　E. 35 分

6. 某患者，女，46 岁，双膝稍感无力，需手杖帮助上下楼梯，该患者用改良 Barthel 指数评估，上下楼梯项评分为多少

  A. 20 分　　　B. 15 分　　　C. 10 分　　　D. 5 分　　　E. 0 分

7. 下列说法错误的是

  A. FIM 的最高分为 126 分，最低分 18 分

  B. 126 分表示完全独立

  C. 72～89 分表示轻度依赖

  D. 18 分表示完全依赖

  E. 108 分 – 125 分表示有条件的独立或极轻度依赖

8. FIM 评定将 ADL 分为

  A. 5 个方面，20 项　　　B. 6 个方面，18 项　　　C. 6 个方面,20 项

  D. 6 个方面，22 项　　　E. 5 个方面，18 项

9. 失用症评定不包括

  A. 意念性失用　　　B. 运动性失用　　　C. 结构性失用

  D. 注意力障碍　　　E. 穿衣失用

10. 失认症的临床表现不包括下列哪项

  A. 视力正常但看不到东西

  B. 对所见物品不能分辨但用手触摸后则能回答

  C. 听力正常但听不出什么声音

  D. 不能按指令表演刷牙动作

  E. 弄不清手指的名称

11. 患者四肢肌力检查正常，言语对答好，但不能用牙刷刷牙，用梳子梳头，应首先考虑

  A. 韦氏记忆量表   B. 删除试验   C. 失用症评定

  D. 触觉失认检查   E. 空间关系障碍检查

12. 家属反映患者经常丢三落四，说过的事情又忘记，出门后不能回家，不能找到回家的路，此时应首先考虑

  A. 图形背景分辨困难   B. 单侧忽略   C. 失用症评定

  D. 触觉失认检查   E. 空间关系障碍检查

13. 让脑损伤患者在白纸上临摹指定的几何图形，不能完成者（排除运动瘫痪等其他原因）属于

  A. 意念运动性失用   B. 结构性失用   C. 视觉失认

  D. 意念性失用   E. 运动性失用

14. 关于失认症下列说法正确的是

  A. 是指患者对物品、人、声音、形状或气味的识别能力丧失

  B. 是感觉信息向概念化水平的传输和整合过程受到破坏的结果

  C. 可分为视失认、触觉失认和听失认

  D. 常见于脑外伤及中风患者

  E. 以上都是

15. 认知障碍不包括

  A. 焦虑   B. 记忆障碍   C. 感知觉障碍   D. 注意障碍   E. 人格异常

16. 注意的评定内容不涉及

  A. 形状辨别   B. 视跟踪   C. 词的辨意   D. 听跟踪   E. 视觉辨别

17. 患者注意力集中某一事物时，不能再注意与之有关的其他事物，属于

  A. 注意减弱   B. 注意分配   C. 转移转移   D. 注意狭窄   E. 转移疲劳

18. Stroop 字色干扰测验用于评定

  A. 记忆障碍   B. 注意障碍   C. 痴呆   D. 情绪障碍   E. 思维障碍

19. 下列哪个量表是专门用来评估患者记忆功能的

  A. 神经行为认知量表   B. 韦氏记忆量表

  C. MMSE 简明精神状态检查   D. BIT 检查

  E. NCSE 神经行为认知量表

20. 属于临床记忆量表测验内容的是

  A. 经历回忆   B. 联想记忆   C. 背诵数字   D. 背诵数目   E. 逻辑记忆

21. 患者临床记忆量表 MQ 得分 128，提示记忆水平为

  A. 优秀   B. 中上   C. 中等   D. 中下   E. 差

22. 记忆及记忆障碍的相关概念中，哪种说法是错误的

  A. 记忆包括识记、保持、再认和回忆四个基本过程

  B. 识记的事物越久越容易遗忘

  C. 记忆障碍可分为记忆质与记忆量方面的障碍

  D. 虚构症多见于痴呆患者

E. 记忆障碍也可能出现在正常人

23. 家属反映患者经常丢三落四，说过的事情又忘记，出门后不能找到回家的路，此时应该首先考虑检查

    A. 韦氏记忆量表　　　　　　B. 删除试验　　　　　　C. 失用症评定

    D. 触觉失认检查　　　　　　E. 空间关系障碍检查

24. 韦氏记忆量表测试项目不包括

    A. 拼图　　　B. 经历　　　C. 联想学习　　　D. 数字顺序关系

    E. 触觉记忆

25. 下列哪一种手功能评定法可较全面地反映手指肌腱功能情况，且实用价值大

    A. 普渡钉板测试　　　　　　B. 关节活动度评定

    C. 关节总活动度评定　　　　D. 九孔插板试验

    E. 明尼苏达手灵巧度测试

26. 手灵巧度的评定通常采用下列哪种方法

    A. 关节活动度评定　　　　　B. 两点分辨试验

    C. Moberg 拾物试验　　　　　D. Semmes–Weinstein 单丝法

    E. 普渡钉板测试

27. 英国医学研究委员会（British Medical Research Council）将周围神经损伤后的感觉功能恢复情况分为 6 级，其中支配区内浅的皮肤痛觉和触觉部分恢复，其恢复等级为

    A. 1 级（S_1）　B. 2 级（S_2）　C. 3 级（S_3）　D. 4 级（S_4）　E. 5 级（S_5）

28. 测量手指关节总主动活动度时，不需要测量

    A. MP 主动屈曲角度　　　　　B. PIP 主动屈曲角度

    C. DIP 被动屈曲角度　　　　　D. MP 伸直受限角度

    E. PIP 伸直受限角度

29. 王某，男，30 岁。体重 80kg，握力为 50kg，其握力指数为

    A. 6.25　　B. 62.5　　C. 62.5%　　D. 0.625　　E. 6.25%

30. 普渡钉板测试的测试部分不包括

    A. 右手　　　B. 左手　　　C. 双手　　　D. 右手+左手　E. 组装

31. 明尼苏达手灵巧度测试的测试部分不包括

    A. 放置测试　　B. 翻转测试　　C. 双手翻转　　D. 置换测试

    E. 双手翻转和放置测试

32. 患者，女，45 岁。因"外伤后右手活动不能"，3 小时后入院，X 线片显示：右手第 4、5 掌骨骨折，行清创骨折内固定术。术后恢复期，手指感觉减退，采用 Semmes–Weinstein 单丝法检查时，记录的单丝号为 4.31，提示

    A. 轻触觉减弱　　　　　　B. 压觉减弱

    C. 保护性感觉减退　　　　D. 保护性感觉丧失

    E. 感觉完全丧失

33. 帮助患者制定一个重返工作岗位的计划和去向，属于下面哪一个环节

    A. 职业评定　B. 职业咨询　C. 职业培训　　D. 就业指导　E. 职业康复

34. Valpar 系列工作评定样本中的 VCWS9 是评定哪方面

    A. 力量　　B. 关节活动度　C. 视觉分辨水平　D. 注意力　　E. 耐力

35. 下列哪一项属于工作分析的内容
    A. 工作目的　　　　　　　　B. 确定工作的程序和具体步骤
    C. 确定工作中的制度　　　　D. 明确工作对体能和技能的要求
    E. 分析工伤保险条例和政策

36. Valpar 系列工作评定样本中的 VCWS7 是评定哪方面的
    A. 力量　　　　B. 关节活动度　　C. 视觉分辨水平　D. 注意力　　　E. 耐力

37. 下列哪一项属于职业能力评定的内容
    A. 患者的家庭资料　　　　　B. 身体功能评定　　　　　　C. 就业政策
    D. 社会制度　　　　　　　　E. 职业规划

38. 生存质量评定目前主要应用的领域不包括
    A. 人群健康状况的测定与评价　B. 慢性病患者健康评价与治疗决策
    C. 药效评价与卫生管理决策　　D. 基础病理研究
    E. 残疾人健康状况测定与评价

39. 生存质量评价的内容是
    A. 生理状态　　　　　　　　B. 心理状态
    C. 社会交往及主观满意度　　D. 疾病治疗情况
    E. 以上都包括

40. 下列哪一个量表是目前被普遍认可的生存质量测评量表
    A. 健康调查量表　　　　　　B. 健康良好状态指数
    C. 癌症病人生活功能指数　　D. 疾病影响量表
    E. 韦氏智力量表

41. 世界卫生组织生活质量评定量表涉及生活质量的几个领域
    A. 2　　　　　　B. 3　　　　　　C. 5　　　　　　D. 6　　　　　　E. 8

42. 评定生存质量，最不常用的方法是
    A. 访谈法　　　B. 观察法　　　C. 自我报告　　D. 量表评定　　E. 实验室检查

43. 为坐轮椅的残疾人设计的斜坡长度与坡高最佳的比例是
    A. 12:5　　　B. 12:4　　　　C. 12:3　　　　D. 12:2　　　　E. 12:1

44. 残疾人进餐首要考虑的是
    A. 餐桌的高度　B. 餐桌的材质　C. 餐桌的宽度　D. 餐桌的牌子　E. 餐桌的颜色

二、思考题

患者，男，脑外伤 2 个月，言语对答切题，四肢肌力 5 级，不能按指令出示指，也不能模仿治疗师所做手指动作，能说出钢笔的作用，但不能用钢笔写字。该患者存在什么康复问题？如何评定？

第四章

言语治疗评定技术

第一节 概 述

学习目标

1. **掌握** 言语、语言、言语评定和言语评估的基本概念；言语评定的目的。
2. **熟悉** 言语评定主要内容；评定的注意事项。
3. **了解** 高次脑机能障碍理论。
4. 具有良好的临床思维能力、分析解决问题的能力，能与患者及家属进行良好沟通。

 案例讨论

【案例】

患者，女，17岁，高中二年级学生，右利手，因"物体识别困难、穿衣困难两个月余"就诊。患者两个月前无明显诱因下突发心搏呼吸骤停，予急诊心肺复苏和气管插管，半小时后恢复自主呼吸，予高压氧、促醒、营养脑细胞等对症治疗1个月后，患者意识转清。至康复科就诊时，患者肢体运动功能良好，可流畅交流，但存在物品识别和命名困难，并有穿衣困难，影响日常生活。

【讨论】

1. 物品识别、命名和穿衣涉及认知功能的哪些方面？
2. 对该患者可能需要做哪些评估？

一、基本概念

1. 言语（speech） 是通过口说形式进行的交流。狭义上的言语，可以专指"口说"这种形式本身，也可以指语音交流符号系统。广义上的言语，指的是个体层面的、涵盖听者和说者两个方面在内的口语使用活动。

2. 语言（language） 是借助符号系统进行的交流。狭义的语言，既可以指语音、书写或体态等信息传递方式，又可以专指词汇和语法等信息编码符号系统，其往往对应于特定的使用人群和社会文化背景，例如汉语和英语。广义的语言，是指人类社会约定俗称的符号系统，用于整理认知信息、传递思维成果和维护社会关系。

3. 交流（communication） 是人发出语言信息并获取回应的行为，用于满足自我表达的需求，或者建立和维护社会关系。语言交流的出现是进化过程的一大飞跃，它使人类有别于这个星球的其他生命体。全世界存在过5000～9000种语言，目前仍在使用的约有3000种。最常见的交流形式有三种：体态语、口语和书面语。

（1）体态语 又称肢体语言，它可能是最早出现的语言形式。在发育上，幼儿开口说话之前，就已经能理解和使用一部分体态语。在进化过程中，与概念、词汇和语义相关的颞叶结构，在20万～30万年前进化出来，而与语法和发音系统相关的额叶结构则出现于5万～10万年前。在临床上，不能说话的患者，仍有可能通过体态语进行交流，因而可供评定使用。

（2）口语 即狭义的言语，是最常用的和最基本的语言形式。哪怕是最原始的社会，也都拥有最精巧的口语。它可以用有限的词汇或语音单位，表达任何想表达的意思。但是，人类在进化出语音器官的同时，也承担了相应风险。相对于猿类而言，人类的喉部更低，易因吞咽不慎而导致窒息。这在20世纪20年代规范化的气管切开术出现以前，仍然是致命的。言语治疗的实践范围，既包括发音系统障碍，又涵盖了与之密切相关的吞咽系统障碍。

（3）书面语 文字符号系统出现于公元前3000～4000年间。虽然它是从口语基础上发展起来的，但又不同于口语。文字符号采用的是视觉信息通路，不受肺活量限制，可有书写和键盘输入等多种产出手段。文字读写能力，是言语治疗评定的重要方面。

4. 言语－语言病理学（speech-language pathology） 研究如何诊治交流障碍和吞咽障碍的临床学科，其从业人员统称为言语－语言病理学家，通常是指言语－语言治疗师，在一些国家和地区简称为言语治疗师。该学科有以下分野。

（1）音声障碍 功能层面主要围绕嗓音声学展开。解剖结构层面主要涵盖发音相关的动力、振动、共鸣和构语器官。

（2）语言障碍 功能层面包括与字词相关的语音、词形和语义，与遣词造句有关的语法，以及与人际交流有关的语言。解剖结构层面主要涵盖高次脑机能相关的解剖脑区。

（3）吞咽障碍 功能层面包括成年人的摄食和吞咽障碍，以及幼儿的喂食障碍。解剖结构层面主要涵盖与摄食认知相关的脑区，以及吞咽中枢及其效应器。

（4）听力障碍 如果把听力障碍也纳入进来，则可以称为言语－语言－听力病理学。

 知识链接

鲁利亚（Luria A.R.）的脑功能层级理论

心理学家鲁利亚把人脑分为三个层次，并把第二层和第三层分为初级、次级和高级三个级别。第一层是皮质下中枢和脑干，功能是控制肌张力和觉醒。第二层包括颞、顶和枕叶，功能上分别掌控听觉、躯体感觉和视觉。第三层是额叶，功能上负责智力活动。对第二和第三层来说，初级区域接收周围神经的传入。次级区域对传入的神经冲动信号进行预处理、合成和编码，产生专项知觉。高级区域又称第三皮质联合区，功能是整合各个模块的信息，产生综合知觉。通常所说的脑高级功能，又称高次脑机能，涉及的是第二和第三层的高级和次级区域。语言是高次脑机能的重要组成部分。

5. 言语评估和评定 是由言语－语言病理学专业技术人员用于确认患者功能状态和治疗需求的综合化操作过程。如果这种操作过程仅涉及患者本身，称之为言语评估（evaluation），而当操作过程涵盖患者及其交流对象时，可以称之为言语评定（assessment）。

6. 言语治疗学（speech therapy，ST） 是一门内涵和外延不断扩展的康复医学综合学科，主要服务对象是语言功能障碍者，其传统和核心手段是言语交流。除此以外，该学科还涉及吞咽和听力障碍，在广义上还涵盖了与高次脑机能相关的各种障碍及其康复治疗，例如痴呆和失认症。ST、PT 和 OT 是康复医学的三大支柱专业。

二、语言的解剖和生理基础

（一）言语的生成机制

1. 言语链 言语生成要经过三个层面，形成一条完整的言语链，共涵盖六个方面。三个层面分别是：语言学层面、生理学层面和声学层面，分别对应于"说什么""用什么说"和"怎么说"。语言学层面涉及两个方面。首先需要确立思想内容。如果有异常，属于精神智力障碍。然后用相应的语言符号来对思想内容进行编码。如果有异常，属于失语症。生理学层面也涉及两个方面。首先是形成发音器官的运动计划。如果有异常，属于言语失用。然后通过发音器官的协调运动来表词达意。如果有异常，属于构音障碍。声学层面也包括两个方面。一方面是说者的嗓音声学特征，例如音强、音高和音质。另一方面是听者的声音认知。以声学平面为中介，说者和听者的语言学和生理学平面可以相互联系，从而形成"语言学－生理学－声学－生理学－语言学"的言语链。

考点提示 言语链有三个层面和六个方面。

2. 语言信息加工步骤 以词汇产出为例，语言信息的编码包括三个步骤。

（1）**词汇语义加工** 把词汇与概念知识相互印证，即知道要说什么词。

（2）**词汇语音学通达** 把词汇与语音知识相联系，即知道要发出什么音。

（3）**语音编码** 通过发音器官的协调运动，最终说出这个词。

（二）语言的脑区功能定位特点

从 19 世纪中叶开始，通过研究脑损伤和语言功能障碍的关系，逐步形成了"人类用左脑说话"的理论，即把语言中枢定位于左侧大脑半球，常用的有以下认识。

1. 听 Wernicke 区（左侧颞上回后部）是听觉性语言中枢，与听理解有关。

2. 说 Broca 区（左侧额下回中部）是运动性语言中枢，与口语表达有关。

3. 读 左侧顶下小叶的角回是视知觉中枢，有阅读中枢的作用，与失读症相关。

4. 写 左侧额中回后部是书写中枢，其损伤与失写症相关。

5. 左侧弓状束 这部分传导纤维参与构建"Wernicke 区－弓状束－Broca 区"环路，是把听与说联系起来的区域。

6. 颞叶与语义知识 颞叶保存和/或负责调用语义知识。语义知识是关于世界的知识。这种知识可以用语言来解说，但不依赖于语言而存在。换言之，语言的使用需要调用这些知识，但这些知识的使用不一定要调用语言。例如，失语症患者会动手阻止痴呆患者把牙膏涂到脸上，因为前者虽然没法表达"牙膏不是用来涂脸的"，但仍然知道牙膏的用途，而后者已经丧失了语义知识，从而表现出智能受损。

值得注意的是，左脑控制语言的理论，并没有排除右脑在语言形成和言语表达中的作用，整个语言功能是相关区相互协调活动的结果。神经定位只能提供失语症诊断线索，用于提示应当做哪些评定。失语症必须通过功能评定来确诊，或者可以这样说，仅凭功能评定，就可以支持失语症诊断。

（三）语言功能的解剖生理基础

语言功能取决于三个"输入-处理-输出"环路，三者从大到小，环环相扣，层次递进。每个环路内部的各个阶段互相连续，密不可分。任何一个阶段，或阶段内的任何解剖和生理过程出现异常，都会造成语言障碍。

1. 语言功能的信息环路　语言感知-脑内加工-语言表达。

2. 整体层次的生理环路　视听感受器（眼耳）-语言脑区-语言输出器（发音器和肢体）。

3. 大脑层面的解剖环路　"颞叶 Wernicke 区-弓状束-额叶 Broca 区"环路，其中 Wernicke 区对应于语言输入，弓状束对应信息传导，Broca 区对应语言输出。

考点提示 "Wernicke 区-弓状束-Broca 区"是解剖环路，对应的功能环路是言语的"听理解-传导-口语表达"或语言的"输入-传导-输出"。

 知识链接

人类用左脑说话理论和失语症学的创立

1861 年 4 月 4 日，法国医生奥泊汀在巴黎人类学会会议上报道一例额叶损伤伴言语障碍的患者。外科医生布洛卡在 4 月 12 日收治一个相似病例。他邀请奥泊汀参与检查，并在 4 月 18 日报道了第一个确诊左脑损伤的失语症病例，标志着现代失语症学的创立。1864 年，法国医生特鲁索提出用"aphasia"这个术语来指称获得性语言处理受损，从而确立学科名称。

三、言语评定的目的

1. 确定功能诊断，提高诊断精度　不仅要说明"是什么"（诊断），还要说明"不是什么"（鉴别诊断），更要说明"是什么中的哪一种"（诊断精度）。以失语症为例，首先鉴别失语症、构音障碍、言语失用。当确诊是失语症之后，又需要提高诊断精度，确认属于哪一种失语症类型，例如 Broca 失语或 Wernicke 失语。

2. 确认功能现状，判断功能预后　通过评估，可以了解一些可影响功能预后的因素，如病程、每日交流时间长度、文化水平等。以病程因素为例，脑卒中后失语症患者，有半数在一个月内自然恢复，整个自然恢复过程会持续六个月甚至更久。但是，在六个月后仍存在症状的患者，通常其自然恢复的可能性很小。

3. 确定治疗目标，调整阶段计划　在了解功能预后的前提下，通过与患者及家属的沟通，了解患者及其家庭的治疗需求，从而制定合理的远期目标。根据评估所得的功能现状，还可以从远期目标中提取和安排合理的阶段目标，从而指导阶段治疗计划的制定。

4. 分析障碍机制，制定治疗策略　通过综合分析评估结果，可以对患者的功能障碍机制做出判断，从而制定针对性的治疗策略，例如图片命名任务给予语音线索，还是语义线索。

5. 跟踪治疗进程，调整治疗方案　言语评定是一个持续和动态的过程。除了治疗前后的评估以外，还包括了对每次治疗结果的记录和分析，从而不断根据患者的现实状态和需求，调整治疗方案。

6. 总结治疗经验，推动科学研究　持之以恒的评定和记录，有助于提取和总结治疗经验，改进治疗方法，指导科学研究的设计，从而为医学乃至相关的认知神经科学提供宝贵的数据。

四、言语评定的内容

1. 一般病史　包括原发病和基础病的发病时间和诊疗经过。

2. 背景因素　母语、利手、教育程度、文化宗教、语言环境。

3. 社会网络　家庭成员、陪护人员、监护人、社区环境等。

4. 制式评定　根据规范化量表进行的操作。

5. 经验分析　在缺少制式评估量表，或者量表不足以提供完整的评估信息的情况下，根据专业经验分析患者的临床表现，为患者的功能诊断、预后判断和干预策略提供专业意见。

6. 边治边评　在治疗干预过程中，持续进行治疗记录和疗效访谈。这种记录可以是书面记录，例如图片命名正确率的学习曲线，也可以是多媒体的，例如录音和录像。

五、言语评定的注意事项

1. 分层解读结果　需要从不同 ICF 层面和利弊方面展示和解读结果。

（1）在个体结构和功能层面，描述有可能影响交流和/或吞咽行为的因素，包括有利因素和不利因素。

（2）在活动和参与层面，描述交流和/或吞咽受损本身对患者的活动和参与产生的影响。

（3）同样在活动和参与层面，描述患者在恢复活动和参与的过程中，所遇到的阻碍因素，或可以借助的有利因素。

例如，舌体活动障碍的患者，可能无法把食物从齿颊沟中舔出。在个体结构和功能层面上，患者有饭后残留食物误入气道的风险。在参与和心境层面上，可能因食物残留造成浓重口腔异味，造成患者羞于参与社交活动。

2. 确保评定成效　切忌盲目选择评定量表进行评估。如果言语评定的结果不能回答以下至少一个问题，那就要质疑是否有必要进行该评定。

（1）能否确诊交流障碍或吞咽障碍？

（2）是否描述交流障碍或吞咽障碍的临床特征？

（3）是否发现可供鉴别或增添的诊断线索？

（4）能否帮助判断预后？

（5）能否判断患者是否适合治疗？如果适合，需要接受多大强度多长时间的治疗？

（6）能否提供进一步评估的线索？

3. 优化评定计划　言语评定计划，是在言语评定的一般内容基础上，围绕评定目标，制定的实施路径和组合方案。通常需要围绕以下三个方面，制定合理的评定计划。它们也是深入学习言语治疗评定的三个基本方面。

（1）病理机制　例如，吞咽的生理分期与吞咽障碍评估对应。

（2）理论模型　例如，失语症的诊断和鉴别诊断评估，可以围绕正常语言加工模型，也可以参照认知模块理论。

（3）现实需求　例如，同是失语症，画家和会计的需求不同，前者可能需要详细评定视知觉，而后者则需要增加数字计算和记忆评估。

（林　枫）

第二节　失语症评定

扫码"学一学"

学习目标

1. **掌握**　失语症基本概念和基本类型，失语症的诊断和鉴别诊断。
2. **熟悉**　常用失语症评定量表，失语症评定流程及其思路。
3. **了解**　失语症的脑损伤定位知识。
4. 具有良好的临床思维能力、分析解决问题的能力，能与患者及家属进行良好沟通，能对失语症患者进行评估。

案例讨论

【案例】

男性患者，54岁，高中文化，工人，右利手，因"言语不利伴右侧肢体活动不便4个月余"就诊。患者4个月前于下班途中突发右侧肢体乏力，言语不清，诊断"急性脑梗死"。两周后复查CT显示"双侧额叶梗死灶，左侧基底节区出血"。患者经治疗后病情稳定，但仍有右上肢较紧张，右手无法书写。虽然能听懂家人的话，但较病前寡言少语，自发言语费力，而且在句子中夹杂一些无法听懂的词语。

【讨论】

1. 患者可能是什么类型的失语症？依据是什么？
2. 建议做哪些评定？这些评定要按照什么顺序来安排？

一、基本概念

1. 失语症　已经习得某种语言后，因遭受脑损伤而导致语言功能受损或丧失，表现出语言符号的理解、组织和表达等一个或多个方面的功能障碍。失语症不是智力障碍（与成年人的痴呆和小儿的智障鉴别），也不是听力障碍（与听障鉴别）或人格障碍（与精神分裂症鉴别）。由于是习得语言后再丧失语言功能，失语症有别于语言发育迟缓。另外，失语症患者还会共患一些其他功能障碍，包括言语失用、口颜面失用和构音障碍等。

考点提示　失语症前提是已习得语言，且不是智力、听力或人格障碍。

2. 言语失用（speech apraxia）　是因发音运动在计划制定和/或调整方面出现障碍，导致运动性言语功能障碍，而且这种障碍不能用肌肉瘫痪来解释。言语失用有三个核心特征：语速缓慢、韵律异常和语音错语。由于失语症的常见症状（如说话费力、发音错误和寻词困难）往往与言语失用的症状相似，因而有鉴别难度。如果未有上述三个核心特征，可排除言语失用，但如果有这些特征，并不能确诊言语失用。还有一些可支持言语失用的辅助证据：自动言语（如数数字、背诗词）好于任务性言语（如看图说话）；能知错但难以自我纠正；口面部费力动作尝试但错误难消。

3. 口颜面失用（buccofacial apraxia） 是观念运动性失用的一个特殊类型。患者有两大核心特征：随意运动肌群未瘫痪、面部模仿动作障碍。患者在日常生活中可以使用口颜面部位肌肉实施高度自动化的运动，如食物刺激下的咀嚼、吞咽和舔口唇动作，反射性的眨眼和眼球追踪，仪式化的微笑，无意识的屏气和吹气等。但是，患者难以根据检查者指令完成非及物动作，即在没有操作对象的情况下凭空模仿动作。例如。在没有气球的时候模拟吹气球，或没有勺子的时候模仿舔勺子。常见床边检查可观察患者有自动舔口唇动作，但令其主动伸舌则不能完成。口颜面失用通常与左侧额叶岛盖部损伤有关，容易合并 Broca 失语。要注意口颜面失用不同于双侧额叶岛盖部都受损导致的口颜面部活动的自动随意分离（automato-voluntary dissociation），后者表现为患者口颜面部随意肌瘫痪，不能执行及物动作，但却保留自动的哭笑样表情。

4. 构音障碍 见本章第三节。

5. 言语混乱 常见于脑损伤后言语障碍，因失定向、记忆、思维混乱而引起。不是言语的损伤，而是作为言语基础的认知过程的损害。表现为类似于精神错乱的流畅性言语表达、对疾病不自知，语法保留。要注意与韦尼克失语症的表现鉴别。言语混乱能理解并回答问题，只是伴有时间、地点、人物的定向紊乱，并有可能出现虚构和幻想。韦尼克失语症患者虽然也表现为流畅的符合语法和句法的胡言乱语，但往往不能理解并回答问题。

 知识链接

语言的省力原则和费力理论

表达和理解是语言交流的两个基本要素，分别属于说者和听者这两个角色。有效的交流所需付出的费力程度是不变的，差别在于听者和说者的相互妥协。说者要省力，最好是用一个音表示所有意思，免得费力遣词造句，代价是听者很费力。听者如果想要省力，最好的方法是说者每个意思都毫不含糊，免得费力猜测，但代价是说者要费力。交流的最简单形式，则是说者给出一个词，而听者进行复述。表达、理解和复述，是失语症评定的三个基本考察点。

二、失语症的分类

（一）波士顿失语诊断分类

目前常用失语症分类参照的是波士顿失语诊断检查和西方失语症成套测试。它的主要分类框架见图 4-2-1，根据流畅度、理解和复述这三方面能力，分为八个大类。其中，有三种经皮质性失语（感觉性、运动性和混合性）。由于此类失语的脑损伤区域较为广泛，因而称之为"经皮质"（英语 trans 有遍布的意思）。这些脑区并不位于经典的"Wernicke 区-弓状束－Broca"语言脑区解剖环路上，而是分布于环路周边，使环路整体或一部分与大脑的其他区域失去联系。但因环路本身未受损，经皮质性失语患者都有较好的复述能力。要注意的是，在以下描述中，有关损伤部位的神经定位知识，可以帮助理解患者的症状，但并不能作为诊断依据。言语功能评估结果才是失语症的诊断依据。

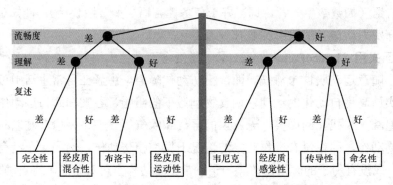

图 4-2-1　八大类型失语症的分类示意度

考点提示　失语症诊断应依据功能评估而不是影像学检查。

1. 完全性失语（global aphasia）

（1）语言特征　完全性失语并不意味着完全丧失语言能力，而是在表达、理解和复述这三个方面都受损，其特征在于听、说、读、写这四个功能模块没有哪个比另外三个更好。治疗预后较差，极少数患者可因理解能力改善而最终转归为 Broca 失语。

（2）损伤部位　通常在优势半球大脑中动脉分布区，尤其是位于左侧半球外侧裂周边，涵盖 Wernicke 区－弓状束－Broca 区、岛叶以及岛盖部在内的大范围区域。患者仍有可能通过面部表情、肢体动作和语音语调来表达思想内容。

考点提示　完全性失语并不意味着完全丧失语言能力。

2. 经皮质混合性失语（mixed transcortical aphasia）

（1）语言特征　是一种较少见的失语症类型，患者在听、说、读和写方面的表达和理解均受损，但其特征性地保留了复述能力。一些患者甚至可以复述复杂的长句。此类患者还有补完现象，即当检查者说完一段词句的上半部分时，患者接着把下半部分说完。例如，检查者说"床前明月光"，患者会接下去说"疑是地上霜"。这种补完现象只是自动反应，续接的词句是什么意思，患者不一定了解，而且患者的自发言语其实是差的。检查者说"a、b、c"，患者可以接着往下说出字母顺序表。但是如果给出指令"把 26 个英文字母说出来"，患者不能完成。该型失语症较少见，且治疗预后较差。

（2）损伤部位　颈内动脉狭窄是其最常见病因，也可见于脑卒中、缺血缺氧性脑病和脑水肿。病灶通常位于左侧分水岭区，涉及三个常见部位的大面积区域，包括：皮质表面的大脑前动脉与中动脉分水岭（额顶交界处）、大脑中动脉与大脑后动脉分水岭区（颞－枕－顶交界处），以及皮质下的大脑前动脉分支与大脑中动脉的豆纹动脉支之间的区域（基底节区）。这些区域的损伤，切断了"Wernicke 区－弓状束－Broca 区"环路与大脑其他区域的联系，但是环路本身未受损，因而该失语症又称为"孤立性失语"。

3. 布洛卡失语（Broca aphasia）

（1）语言特征　布洛卡失语是临床神经心理学术语，认知神经心理学称之为失语法性失语（agrammatic aphasia），也可以统称为表达性失语（expressive）。该型失语主要特征为表达（输出）比理解（输入）差。常伴有口颜面失用或左侧肢体观念运动性失用。常见临床表现有：命名和找词困难；复述困难；书写表达也受损。布罗卡失语患者如果产出句子，会表现为失语法（agrammatism），即句子由实词堆叠罗列而成，缺少介词和连词等虚词，导致句子缺乏语法结构，类似电报文体。治疗预后较好，在复述改善后可转归为经皮质运动性失语。

（2）损伤部位 常见为 Broca 区。但要注意，即使影像学检查发现 Broca 区未受损，只要失语症评估结果支持，仍然可以诊断 Broca 失语。

考点提示 ▶ 布洛卡区受损不一定出现布洛卡失语。

4. 经皮质运动性失语（transcortical motor aphasia）

（1）语言特征 存在与 Broca 失语症相似的命名和找词困难，也有电报式的失语法现象，但患者有良好的复述能力，并能够进行简短会话。预后较好，轻症经言语治疗可恢复正常。

（2）损伤部位 通常位于优势半球额叶，靠近 Broca 区。这些损伤部位把额叶语言区与其他脑区分离，因此患者有自发言语障碍，而且常伴有观念运动性失用和口颜面失用。因 Wernicke 区未受损，理解和复述能力得以保留。枕－顶叶和枕－颞叶视觉通路未受损，因而没有视知觉障碍，并且可以用语义线索来改善图片命名。例如用"这是水果"来提示"香蕉"。

5. 韦尼克失语（Wernicke aphasia）

（1）语言特征 又称为感觉性失语、流畅性失语或接受性失语。患者的理解要差于表达。典型表现为"很流畅的胡言乱语"和疾病不自知，因而可能会被误认为有精神或智力问题，甚至有患者被精神科收治。患者的听理解、命名、复述、阅读和书写能力均受损。核心障碍在于词汇与概念失联，从而使患者不明词义和词不达意。韦尼克失语症患者如果产出句子，会表现为语法错乱（paragrammatism），即实词和虚词都有，但是结构关系紊乱。患者还可能出现错语（paraphasia），包括语音错语（出现音素的替代、置换、脱落或添加，如将"黄瓜"说成"光噶"）、词意错语（词与词之间的替代，造成词不达意，例如把"桌子"说成"椅子"）和新造词（neologism，用无意义的词或新创造的词代替说不出的词，如把"铅笔"说成"光机"）。轻症患者虽然能理解词句，但往往倾向于理解字面意义，而不能解读其背后的社会文化含义。例如，"猫哭老鼠"。预期疗效较差。

（2）损伤部位 常见为 Wernicke 区。但其诊断主要依靠言语评估，而非影像学检查。

6. 经皮质感觉性失语（transcortical sensor aphasia）

（1）语言特征 存在于 Wernicke 失语症相似的理解困难，也有词语错乱和新造词。患者的典型特征是能够复述词或句子，但是却不知道所复述词句的意思。典型表现为患者只复述，而不回答检查者的问题。

（2）损伤部位 通常位于优势半球颞叶，靠近 Wernicke 区。也可以是顶叶、颞－顶分水岭区，或者颞－枕－顶结合区。这些损伤部位把颞叶语言区与其他脑区分离。颞叶语言区负责为概念贴上词汇标签，而概念（或称语义知识）保存在包括颞叶在内的整个大脑中。一旦颞叶语言区与其他部位失联，患者无法为词汇匹配正确的概念，从而出现词不达意或新造词。但由于患者的颞叶语言区本身未受损，因而可以听取并复述词句。又因为颞叶语言区已经与其他脑区的概念知识失联，因而患者不能理解其接收的语言信息。

7. 传导性失语（conduction aphasia）

（1）语言特征　表达和理解均良好，但复述障碍。典型患者在自发言语、复述或命名时，都会出现语音错语。患者有自知能力，虽努力纠正，但错误仍在，并表现出口吃。尽管有语音错语和口吃，但这种错误往往发生在较复杂的复述任务。在日常交谈过程中，患者的自发言语往往是流畅的。

（2）损伤部位　经典的 Wernicke–Geschwind 语言模型理论认为传导性失语是由于弓状束受损导致 Wernicke 区–弓状束–Broca 区环路中断所致。但近年来认为，从语言理解脑区通往语言表达脑区的途径不仅有位于皮质下方的弓状束，还包括了从皮质表面走行的神经网络，其中左侧缘状回是重要的皮质区域。缘状回位于颞–顶–枕交界的高次脑机能区域，由此可以理解患者也会伴有阅读和书写障碍。

8. 命名性失语（anomic aphasia）

（1）语言特征　患者的表达、理解和复述均良好，主要存在命名障碍。典型表现为：长时间停顿、迂回现象（circumlocution）、空谈现象（empty speech），或直接表示"我知道是什么，但说不出名字"。迂回现象是指找不到恰当的词，而以描述说明等方式进行表达。空谈现象是指患者使用的词语具有概括性、一般化和高词频，语句缺乏实际内容。例如，"好多人在吃东西……很多东西……旁边也有很多东西"。患者有较好的阅读和朗读能力，但在书面表达中，也有命名障碍。

（2）损伤部位　左半球后部皮质，包括颞–顶–枕结合部在内，被认为与命名障碍有关。但实际上命名障碍可以是多种其他失语症的最终转归，其损伤部位多种多样。

📋 **知识链接**

1. 杂乱语（jargon）　在语句中出现大量错语，并且有空谈现象，导致说出的话难以理解。

2. 视知觉通路　人类的视知觉主要可以分为两条通路，一条是枕叶通往颞叶的腹侧通路，另一条是从枕叶通往顶叶的背侧通路。腹侧通路主要负责处理对象的颜色和外形等结构特征，背侧通路主要处理对象的速度和方位等动态特征。两条通路的结合部位，就在鲁利亚所描述的颞–顶–枕高次皮质区。它紧邻初级感觉区，并且把这些初级感觉区联结到一起。初级躯体感觉投射到顶叶前端，初级听觉皮质投射到颞叶上部，初级视觉皮质位于枕叶内侧。视觉信息在高次皮质进行整合，形成对物体的综合认识。

3. 视觉失认　视觉失认患者能感受到视觉刺激信息本身（能看到对象），却不能凭视觉信息辨认哪怕是熟悉的物品，只能通过听觉或触觉等其他感知通路的信息来帮助辨认。分为两种。

（1）统觉性失认　发生在对物品的视觉特征（形状、颜色和部件等局部或单一特征）进行统合的阶段。患者不能描摹看到的图形或物体。

（2）联结性失认　发生在进一步把统合的物品印象与记忆中的熟悉物品进行联系对照的阶段，即不能把枕叶的视觉信息与颞叶的语义知识联系起来，又称视觉对象失认。联结性失认患者往往能够很好地复制或描摹图形或物体，但不能准确说出其名称，也不能说出它的现实意义和功能用途。

4. 命名障碍与失认　区别在于能否表述或演示对象的功能用途。命名障碍和失认都无法说出物品名称，但命名障碍能正确描述或演示物品的功能用途。请注意，命名障碍是症状描述，命名性失语是诊断。

5. 格斯特曼综合征（Gerstmann syndrome） 左侧后部高次皮质区的损伤，尤其是顶下小叶的角回（布罗德曼分区第 39 区）受损，其表现为四联征：手指失认、失写、失算和左右定向不能。

（二）皮质下失语分类

西方失语分类法所涉及的八种典型的失语症，是围绕脑皮质上的语言脑区解剖环路进行的分类。如果仅有皮质下损伤，而无皮质病灶，出现语言功能障碍时，要考虑诊断皮质下失语。此类患者在语言功能上较为一致的特征是复述较好。常见病灶有左侧基底核−内囊区域和丘脑区域。前者受损多影响语言信息加工过程的语音编码阶段，造成非流畅性失语。后者受损多影响词汇−语义加工阶段，造成流畅性失语。基底核或丘脑损伤会影响包括语言、注意、记忆和执行功能等在内的多种认知成分。当患者实施语言任务有障碍时，不能简单地判断有失语症。

1. 基底核性失语 基底核紧邻内囊，两者常同时受损。有理论认为病灶偏前时类似布洛卡失语，偏后时则类似韦尼克失语，病灶范围较大时则类似于完全性失语。但通常为非流畅性，复述、命名和理解较好，常伴有言语失用。常见如下特征。

（1）表达方面 发音含糊，存在节律和语调异常。可能有复述障碍，但能较快恢复。图片命名任务以名词较好，列名任务有明显障碍。图片描述以动作较好而场景较差。文字表达比口语表达有更多的词意错语。书写障碍较为明显。

（2）理解方面 口语和文字理解可能都有障碍，但后者更差。在执行阅读任务时，朗读可能比默读更易促进理解。

2. 丘脑性失语 丘脑性失语的典型特点是恢复快和语音低，与基底核性失语的显著差别是其命名障碍明显。但是，患者的语言障碍可能是仅持续数周的一过性表现，或者经短期治疗后有明显改善，最终遗留命名障碍。在交谈时典型表现为较为流畅的近乎于耳语的低声细语。在表达方面，复述一般正常或轻度障碍，四分之三以上患者有明显命名障碍，自发语言有较多的语意错语和语法异常。近半数患者有理解障碍。患者虽能复述或朗读词句，但往往不能理解具体含义。有部分患者可以理解并说出词义，但多数患者在执行口头指令时表现较差。

（三）其他非典型失语症类型

1. 交叉性失语 右利手者，语言中枢在左脑。大部分左利手者的优势半球也在左脑。有少数人的语言中枢不符合该规律，如果他们发生脑损伤并出现失语，就呈现为交叉性失语。典型的是右利手在右脑受损时出现失语。

2. 儿童获得性失语 指已经会说话的小儿，因脑损伤而丧失说话能力。多因脑外伤引起。均为非流畅型，表现为语速较慢，语量偏少，语音韵律异常，音量偏低。可随发育过程逐渐改善，预后较好。

3. 纯词聋 患者听力未受到损伤，言语表达和阅读理解能力也保持良好，只是不能理解口语。典型的特征是在声音识别上的口语音和自然社会音分离现象，即患者能辨别自然音（如狗吠声）和社会音（如门铃声），但不能理解语音。通常与左侧颞叶损伤有关。纯词聋需要与听觉失认鉴别。听觉失认是指不能识别环境中的声音，但是并没有任何口语处理能力障碍，往往与右侧颞叶损伤有关。

4. 纯失读症（dyslexia） 又称纯词盲。主要症状是阅读障碍，表现为形－音－义转换障碍、真假字辨别困难、构字困难（偏旁部首组合错误）和视知觉干扰（字间或行间相互干扰，阅读是跳读或重复阅读）。受损部位可能在胼胝体压部、左梭状回或左侧角回。这些部位的损伤，使枕叶收到的字形信息无法传到颞－顶－枕交界区以及"Wernicke 区－弓状束－Broca 区"环路，引起阅读障碍。之所以称之为"纯"，是因为患者的口语表达、复述和听理解均保持良好，书写能力也往往保留或轻度受损。

5. 原发性进展性失语症（primary progressive aphasia） 是一种少见的痴呆综合征。患者多在 50 岁以上，以男性多见。主要表现为隐匿起病、缓慢进展的语言障碍。早期出现命名障碍和找词困难，此后逐渐影响语法表达和理解功能，也可以伴有构音障碍和言语失用。该病诊断要点：①在起病后的最初两年内，只有语言障碍，而无其他认知功能障碍表现，两年以后可出现记忆障碍、视觉失认和视空间异常等表现，逐渐向痴呆进展；②排除肿瘤、脑卒中或代谢性疾病影响；③PET 或 SPECT 功能影像检查可发现左侧大脑半球颞叶和外侧裂周围能量代谢明显降低。

三、失语症的评定目的

失语症评定既遵循言语治疗评定的一般目标，又有其自身特点，其主要有三个目标。

1. 诊断和鉴别诊断 患者是否有言语语言障碍？语言障碍是原发性的还是损伤造成的？如果确有失语，那么是哪种类型？有多严重？

2. 确认功能水平 除了确认损伤程度以外，还要了解患者仍然残存哪些功能，以及这些功能的残存程度。了解患者能从哪些途径（听说读写）输入或输出信息。在这些途径中，患者能胜任什么难度的任务，会在什么难度时完全无法执行任务。在此基础上，制定合适的治疗方案，确定什么样的输入刺激，可以引发患者最合适的反应、易化患者的信息输入，或者达到最好的功能改善。另外还可以据此判断患者的预后。

3. 推测病灶位置 虽然脑影像学的发展弱化了这方面需求，但评定结果可指导进一步影像学检查。例如，当患者发生进展性的语言功能下降而无其他认知功能损伤时，可考虑行 PET 或 SPECT 检查，观察颞叶部位代谢情况。

四、失语症的评定方法

（一）综合性测试组套

世界上最早的失语症综合测验是明尼苏达失语症鉴别诊断测验（MTDDA），由舒尔（Schuell）在 1948 年提出，到 20 世纪 70 年代出版。1972 年，古德格拉斯（Goodglass）和凯普兰（Kaplan）提出波士顿失语诊断检查（BDAE）。在 BDAE 基础上，衍生出英语的西方失语症成套测试（WAB）、德语的亚琛失语症组套（AAT）和汉语失语症组套（ABC）。这些测试都有一个共同的特征，即对语言相关认知模块进行详细评估，从残存功能来推断失语症的类型，并判断失语症的严重程度。差别在于，MTDDA 的评估结果不用于指导神经定位，而 BDAE 则是试图在没有脑成像的年代，通过神经定位诊断学知识来推测损伤部位。在脑成像高度发展的今天，BDAE 及其衍生出来的系列测试方法，仍然可供脑影像学检查借鉴。另外，从 20 世纪 60 年代中期开始，日本独立研发了失语症标准语言测试（SLTA），中国康复研究中心在此基础上修订开发了汉语标准失语症检查（CRRCAE），两者都侧重于记录语言障碍的程度。

1. 明尼苏达失语症鉴别诊断测验 该测验是世界上最早、最全面和最综合的失语成套测验。在 20 世纪 90 年代以前，该测验被广泛采用，并且为许多失语症测试提供借鉴。主要有三个用途：①语言障碍描述，包括听（9 项）、说（15 项）、读（9 项）、写（10 项）和数学运算（4 项）五个部分共 47 项测试。②制定康复计划：已成功应用于脑卒中和脑外伤后失语康复。③其他病症鉴别：主要是把失语和视知觉障碍、失用、构音障碍和智力障碍区分开来。舒尔用于区分单纯性失语（无其他合并症）、视觉异常性失语（伴有读写障碍），感觉运动性失语（伴失用和偏瘫，相当于布洛卡失语合并失用）和弥散性失语（伴有广泛脑损伤，通常有智力受损）等多种类型。

该测试的优点在于项目涵盖细致，其缺点在于测试时间过长（2~6 小时，平均 3 小时），而且失语症分类与现今采用的不一致，因而近年来使用较少。

2. 波士顿失语诊断检查 自 1972 年发布第一版，到 2001 年发布第三版，BDAE 已经成失语症检查的国际通用范本，许多国家在其基础上修订本国语种的量表。该检查可以满足描述语言障碍程度、制定康复计划的需求，也可以用于八种皮质性失语症类型的鉴别诊断。检查内容包括 27 个项目，共五个部分。①对话与阐释性言语：简单的社交反应、自由交谈和图片命名。②听理解：词、句和故事情节。③口头表达：自发言语、复述和命名。④阅读能力：基本字符、数字匹配、字词匹配、朗读和阅读理解。⑤书写能力：字迹、拼写能力、看图写名、写故事。通过该检测，可以对语言信息的输入途径（口语、图文或肢体语言）、脑内处理过程（理解、分析或判断）和反应途径（写、说或操作）进行完整的考察，从而指导治疗。BDAE 的测试时间有一定弹性，既可以采用精简版（20~45 分钟完成），也可以采用完整版（约需 2 小时）。

3. 西方失语成套测试 科特茨（Kertesz）在 BDAE 基础上加以修订，于 1979 年提出 WAB。国际上已经将其广泛用于临床和科研。在失语症分类上，该测试沿袭了波士顿失语症分类体系，改进之处在于用流畅度、理解、复述和命名这四个基本维度来指导分类。在检查内容方面，分为语言功能和非语言功能两部分。在语言功能部分，流畅性检查包括回答简单问题（信息量）和图片描述（流畅性），用于反映患者一般言语状况。听理解包括是/否问题、听词辨认和执行指令。复述包括 15 个条目，复述字数为 2~20 个字，由少至多逐渐递增。命名包括物品命名、列名、完成句子和反应性命名四个部分。在非语言功能部分，纳入了绘图、计算、组件构造和失用症测试。在测试时间上，WAB 较为精简，可在 1 小时之内完成，也可以省略非语言功能测试，只检查语言功能部分。在失语症严重程度评估方面，WAB 的优势在于可以根据需要算出三种商数，由此为科学研究提供了组间比较指标。①失语商（aphasia quotient，AQ）是口语功能测试部分的各项得分加权计算而得。AQ<93.8可以诊断有失语症。②操作商（performance quotient，PQ）是非口语测试部分的各项得分加权计算而得。③皮质商（cortical quotient，CQ）是口语和非口语的各项加权总分。

4. 汉语失语症组套 ABC 由高素荣等在 1988 年提出。该测验是在 WAB 的框架下，结合汉语自身特点而制定。我国幅员辽阔、民族众多、人民的文化生活环境差异较大。为了克服这种差异，测试内容主要选择常见和简单词句。结构上同样包括语言和非语言功能两大部分。该测验不能计算失语商。将患者听、说、读、写各部分测验的得分除以该部分测验的最高分，即可得出患者各项功能相比于常人的百分数，将百分数标注于总结表上，并加以连线，就可以得到语言功能曲线，用于失语症诊断和鉴别诊断。

5. 日本失语症标准语言测试和中国康复研究中心汉语标准失语症检查　SLTA 由日本失语症研究会（现称为日本高次脑机能障害学会）开发，包括五部分（听说读写和计算）共 26 项检测，采用六级评分法。涵盖了音、词和句三个层次，并且考察了日语特有的两种字符（平假名和片假名）。测试配套材料提供多幅图片，可在每次检查时选用不同图片，从而避免学习效应对检查结果的影响。检查结果可绘制成点线图，易于观察前后变化。对治疗有较好的指导作用。CRRCAE 是在 SLTA 基础上根据汉语特点和我国国情修订而成。检查有 9 部分共 30 项，包括听理解、复述、说、出声读、阅读理解、抄写、描写、听写和计算。也采用 6 级评分法，对反应时间和提示方法有较准确的判断标准。

（二）失语症快速筛查测试

成套测试是在怀疑有失语症的情况下，进行的较为费时的检查，往往需要检查者接受专业训练，并配备相应的检查工具。在实际临床工作中，往往需要在没有专业工具的情况下，首先快速判断有无失语可能，然后再进一步判断是什么类型的失语症及其严重程度。最简单的方式就是与患者交谈并观察其语言行为。

1. Halstead-Wepman 失语症筛查测试　最早由魏普曼（Wepman）独立制定。因其在 1949 年与同事霍尔斯特德（Halstead）共同发表论文而得名。共含 51 个条目，涵盖了失语症相关的大部分问题，可以在半小时内完成。虽然该方法得到广泛使用，但在 20 世纪 70 年代以后，魏普曼本人对该测试提出了质疑。20 世纪 90 年代以后，该测试逐渐修订精简至 37 个条目。

2. 简式标记测试（Short Version of Token Test）　Token 测试最早由德仁兹（De Renzi）和威诺洛（Vignolo）在 1962 年提出，含 62 条指令。1978 年经过修订后形成简式 Token 测试，仅含 36 条指令。该测试主要评估患者的听理解和抽象能力，包括识别由三个属性（大小、形状、颜色）为标志的标记物的抽象能力，对口语的语义复杂性的听理解能力，以及听觉记忆广度和句法能力。因此，该测试结果可能受到听觉记忆等其他非语言因素的影响。

3. 失语症快速筛查测试（aphasia rapid test，ART）　ART 由阿祖尔（Azuar）等在 2013 年发布。仅含 26 个条目，涉及流畅度、理解、复述、命名和构音。可以在 3 分钟内完成筛查。适用于脑卒中急性期评估，最早可在发病后一周内进行，并可以帮助判断发病三个月后的预后情况。总分 26 分，得分<12 分预后良好，>21 分预后欠佳。敏感性为 90%，特异性为 80%。

（三）其他测试

1. Porch 交流能力指数（PICA）　由波奇（Porch）在 1967 年提出。该检查用 10 种日常物品作为刺激，引发患者反应，共测定 18 个项目，包括口语（四项）、肢体语言（八项）和图画交流（六项）。虽然该指数在临床科研中颇受推崇，但有一些局限性限制了它的运用。测试偏重于口语能力评估，对轻和重型语言缺陷不够敏感。采用多元评分系统，含五个维度共 16 个级别。五个维度包括准确度、反应度、充分度、敏锐度和有效性。1 级为无反应，12 级为不完全的部分反应，16 级为充分反应。这使评分颇为复杂，一次检测耗时 1.5～2 小时，而检查者要经过约 40 小时培训才能较好地掌握该检测方法。复杂的评分系统也带来一些优势。这种细致的分级可以更细致地记录失语症相关行为，由此指导治疗时的任务难度选择。治疗师需要选取那种并未超出患者能力范围，又有一定难度的任务。患者在完成这些任务时只是反应缓慢，而不会出现太多错误，即使有错也能自行纠正，从而确保患者能专注于治疗任务。另外，评定结果经换算后可以提供一个均值和总分，可用于预后判断和组间比较。

2. 微缩版交流活动能力测试（mini-communicative activity log，mini-cal） 该量表是由患者家属提供评分信息的主观问卷，共有 16 个问题，评估患者每天的交流质量和交流数量，涵盖言语交流的流畅性（定性）、言语使用频率（定量 1），以及误解频率（定量 2）。内容包含以下四个方面的交流能力：家庭成员、陌生人、电话和应激情况。采用从 0 开始的 6 级评分制。定性和定量 1 中，0–完全没有、1–几乎没有、2–比以前少很多、3–比以前少一些、4–和以前差不多、5–和以前一样。定量 2 中，0–完全误解、1–几乎误解、2–大部分误解、3–少部分误解、4–和以前差不多、5–和以前一样。总分＝定性＋定量 1＋定量 2，满分为 80 分。可用于评估治疗前后的失语程度（表 4–2–1）。

表 4–2–1 微缩版交流活动能力测试

定性：

1. 你与朋友或者家人的交流频率和交流质量怎么样？
2. 你能很好的理解朋友或者家人的话吗？
3. 你与陌生人的交流频率和交流质量怎么样？（例如在超市里）
4. 你能很好的理解陌生人的话吗？
5. 你在打电话时的交流频率和交流质量怎么样？
6. 你在打电话时能很好的理解对方的话吗？
7. 你在紧张时的交流频率和交流质量怎么样？
8. 你在紧张时能很好的理解对方的话吗？

定量 1：

1. 你与朋友或者家人聊天的频率？
2. 你与陌生人聊天的频率？（例如在超市里）
3. 你在打电话时与对方聊天的频率？
4. 你在紧张时聊天的频率？

定量 2：

1. 你与朋友或者家人聊天时误解他们的频率？
2. 你与陌生人（例如在超市里）聊天时误解他/她的频率？
3. 你在打电话时误解对方的频率？
4. 你在紧张时误解别人的频率？

五、失语症评定流程和注意事项

除了要遵循康复评定的总体框架（病史采集—初步观察—实施评估—总结判定），失语症评估还有自身特点和注意事项。

1. 要按照五个问题依次递进选取和安排评估方法 有没有失语（确立诊断）？是什么类型（辨析类型）？有多严重（判断轻重）？在哪方面最严重（排查子项）？对日常生活有什么影响（ICF 层次）？

2. 要注意共患因素的影响 由于导致失语症的脑损伤，往往会影响认知功能的其他方面，因此不能僵化地使用评定量表，而要从认知功能整体角度来考察失语症评估的流程安排和结果解读，必要时增加其他认知功能评定，从而充分考虑有可能影响患者测试表现的各种因素。例如，简式标记检查有 36 个项目，难度逐渐增加。如果患者注意力有障碍，那么势必随着检查的进行，逐渐因注意力涣散而无法完成后续项目。但是，如果在另一次检查中，把后面难度较大的项目拿来给患者做，听理解障碍的患者仍无法完成，而注意障碍的患者就能轻易完成。

3. 要注意评定的环境因素和基本条件　评定应当在安静、舒适、无干扰的环境中进行。患者要能至少维持靠坐半小时以上，并且临床基础疾病稳定。在评定时间安排上，通常一个阶段的评定不超过半小时，以免患者体力不支，或注意力分散。长的检查要分段进行。

4. 避免按照制式表格的既有顺序机械地按序评定　在有些情况下，评定需要先易后难，允许治疗师给出任务示范。

5. 任务指令要清晰，避免使用容易引起歧义的评定项目　例如，不能把英文量表中的"What color is snow"直接翻译成"雪是什么颜色"来用于测试。

6. 借助多媒体工具记录患者表现，便于观察和分析　在与患者和/或家属充分沟通，确保隐私的情况下，可借助录音录像等多媒体工具记录患者在评定过程中的表现，事后观察和分析。

（林　枫）

扫码"学一学"

第三节　构音障碍评定

学习目标

1. **掌握**　构音障碍的概念、分类和 Frenchay 评定方法的八个基本方面。
2. **熟悉**　构音的解剖生理机制，评定目标和注意事项。
3. **了解**　构音障碍的病因、常见共患病。
4. 具有良好的临床思维能力、分析解决问题的能力，能与患者及家属进行良好沟通，能对构音障碍患者进行评估。

 案例讨论

【案例】

患者，男，72 岁，因"言语不清伴右上肢活动不利 26 天"就诊。有高血压和糖尿病病史。发病前日患者与人发生口角后自觉眩晕和步行不稳，第二天晨起发现口齿不清、流涎、右侧肢体乏力和步行不稳。当地医院予诊断"脑梗死"。经治疗后病情稳定，步行能力恢复，但仍有明显言语不利和右上肢轻瘫。磁共振检查示"桥脑腔隙性梗死"。家人诉患者病后言语讷讷不清，鼻音较重，而且在任何时候都是如此。患者能自觉异常，但反复努力仍不能说清，并伴有明显流涎，常左手持手帕擦拭口水。患者右手动作缓慢而笨拙，难以完成持筷子、用钥匙开锁、系纽扣等动作。

【讨论】

1. 患者的主要语言障碍是什么？
2. 应该做哪些评定项目？如何评定？

一、概述

1. 语音　人类发音器官发出的含有一定意义的声音，是语言的载体。

2. 构音　俗称发音，是指在发音器官活动下，产生语音的过程。

3. 构音障碍（dysarthria）　作为临床症状描述的构音障碍，通常是对口语的语音异常的泛称，往往等同于运动性言语功能障碍。作为诊断术语的构音障碍，又称为运动性构音障碍，是运动性言语功能障碍的一种，专指发音肌肉因神经受损而出现运动障碍，从而导致的语音异常。所涉肌肉包括唇、舌、声带和/或横膈。主要表现为嗓音、共鸣或韵律等言语听觉特征的异常。检查可以发现发声困难、语音错误、声响过低或过高、音调异常或节律紊乱。严重者可以表现为缄默。如果是因发音器官本身的形态构造缺损或异常而导致构音障碍，则称为器质性构音障碍。有一部分儿童，不存在任何运动障碍、听力障碍和结构形态异常，但发音不清晰，错误构音处于固定状态，属于功能性构音障碍。通常应准确使用诊断术语，即运动性构音障碍，简称构音障碍。

考点提示　区分临床症状描述和诊断术语。

与失语症不同的是，构音障碍患者的听理解、语法和词义表达未受损。与言语失用不同的是，构音障碍可能有说话费力和发音困难，但语速反而有可能短促，而且有明显的语音质量上的异常，如高调刺耳、低沉气弱或鼻音粗重。

4. 常见病因　可引起构音障碍的疾病非常多，常见的有脑卒中、脑外伤、脑肿瘤、脑瘫、帕金森病、多发性硬化、肌萎缩性侧索硬化、重症肌无力等。构音障碍可以单独发生，但更常见与其他语言障碍共患，如构音障碍合并失语症。构音障碍还会合并非语言障碍，例如构音障碍–手笨拙综合征，或构音障碍合并吞咽障碍。器质性构音障碍常见病因是先天性的唇腭裂、面裂或腭咽闭合不全，另外还见于巨舌症、齿列异常、外伤或手术后构音器官形态及功能异常。

5. 常见症状

（1）发音含混，令听者难以理解。

（2）语速缓慢。

（3）急促但讷讷不清。

（4）唇、舌、下颌的活动受限或活动异常。

（5）声调和韵律异常。

（6）音质异常、嘶哑，或伴有粗重喘息和漏气，或鼻音浓重。

6. 构音的解剖生理机制　构音的解剖生理机制，也就是言语发生机制在言语链的生理学和声学水平的机制。它主要包括三个步骤：呼吸运动、喉部运动和调音运动。

（1）吐气（airstream）　提供三个要件：①动力源，即呼吸肌的收缩。②共鸣腔，包括腹腔、咽喉气道和腹腔。③呼气压：要在一定压力水平和持续时间，通常说话时吸气相只有约 0.5 秒，而呼气相在 5 秒以上。

（2）开声（phonation）　声带在正常呼吸时放松。发音时，控制气流通过喉咽部，声带靠拢，受到气流冲击发生抖动，形成嗓音。要注意的是，喉部不是一种靠强大气流来发声的装置，强大的气压只会使声带受损。喉部的结构使之能在最省力状态下发音。有效的语言和歌声，不仅需要喉部活动，更需要颈背部、胸廓，甚至整个躯干的协同作用，以确保产生适当的气流强度来振动声带，维持适当的气流时长来保持声音，适时地切断气流以产生清晰的声音变换。

（3）调音（articulation） 通过口鼻部位的器官活动与配合，对喉部产出的声音进行变调，其效果在于调整音色，使之发出符合要求的语音。在发元音时，下颌、唇和舌的活动可以改变共鸣腔大小和舌位。唇与舌，舌与齿或颚部的接触与放开，软腭的上提等活动，则用于辅音发音。

7. 语音的基本特征 语音一般分为辅音和元音两大类。两者区别在于气流是否受阻。发辅音时，声道紧闭或声道变窄使气流无法排出，或存在能够辨别出的摩擦。发元音时，气流可以相对不受阻碍地从口腔或鼻腔中排出。在描述辅音时，需要关注气流在口腔中受阻的位置和方式。在描述元音时，需要考虑的主要是舌在口腔中的位置。元音和辅音都是指的单个发音，称为音段。音段的组合可以形成更大的单位，由小到大分别是音节、词、词组、句子。随着语言单位的增大，需要考察的特征称为超音段特征，例如音长、声调和语调等。

不同语音之间，可以用四种声学特征来分辨：音高（pitch）、音长、音强和音质。音高与声带振动频率成正比，用于控制声调和句调。汉语凭借四种声调区别语义，例如"妈""麻""马""骂"。音长与声波持续时间长短成正比，可调节语调。英语和日语等语言，靠音长区别意义，例如 slip 和 sleep。音强与声波振幅成正比，体现的是发音时的呼气强度。音强可以与音长和音高一起，对语调进行调节。音质取决于构音器官的振动形式，其影响因素包括振动发出的部位（如[t]和[k]）、发音形式（如[a]和[p]）和共鸣腔的形状（如[a]和[u]）。在四种特征中，音质是最核心也是最具区别性的特征。

考点提示 语音的四种声学特征及其影响因素。

二、构音障碍的分类

根据神经生理和声学机制，运动性构音障碍可以分为以下六种类型。

1. 痉挛型构音障碍 由锥体系的上运动神经元损伤导致，构音肌群出现肌张力增高和协调障碍。除面神经和舌下神经以外，其余十对颅神经都由双侧皮质延髓束支配。因此，当损伤位于单侧皮质延髓束时，会影响面部活动（面神经）和伸舌功能（舌下神经），而唇、舌、咽喉活动相对保留。如果是双侧皮质延髓束受损，构音障碍严重程度明显重于单侧损伤。常见表现如下。

（1）发声 声音嘶哑、粗糙、费力，甚至因过于紧张而发出类似于卡住喉咙的紧张声音，也可因突然打开声门而出现抽泣样声音。

（2）共鸣 鼻音明显，但通常不至于漏气鼻音。

（3）韵律 可能会一开始就发出高音而不降低。声调异常对汉语的四声辨别影响明显。

（4）其他 语速降低、语音拖长、出现不自然的中断。唇舌运动减弱，软腭上抬减退。

此类患者符合上运动神经元损伤的一般表现，包括无明显肌萎缩、肌张力增高、腱反射亢进、病理反射阳性、咽反射亢进、掌颌反射阳性。可伴有假性球麻痹的吞咽障碍。常见病因为双侧脑血管病、脑外伤、脑肿瘤、多发性硬化和脑瘫等。

2. 弛缓型构音障碍 因下运动神经元损伤或肌肉本身疾病引起的构音肌群软瘫所导致。符合下运动神经元损伤的一般表现：肌张力低下、肌力减弱、腱反射减弱或消失、肌萎缩。常见表现如下。

（1）发声　双侧声带麻痹要比单侧更多见。音量普遍偏弱，音调过低，发音不清，叹息样语音（或称气息音，因声门闭合不全导致）。

（2）共鸣　鼻音低沉，并常见漏气鼻音。

（3）韵律　音高、音强的区别丧失，从而使音量低且难以分辨四声调。

（4）其他　随着病程进展，患者会因失神经支配而出现肌肉萎缩和肌纤维颤动，尤其在张口观察舌体时，可见舌部蠕动样肌颤。可伴有真性球麻痹的症状。

3. 失调型构音障碍　因小脑及其传导束受损，构音肌群运动不协调而导致。韵律失常是其突出表现。常见表现如下。

（1）发声　声音忽高忽低，明显费力，会突然出现音量增高而显得突兀（爆发性语音）。

（2）共鸣　鼻音可能会加重，但并不多见。

（3）韵律　发音有明显中断现象，在字词之间会出现不恰当的停顿而状若赋诗，并且在重音和语调方面存在异常。

（4）其他　醉酒样步态和语音，在发音的强度、范围、时间和方向上都存在障碍。

4. 运动减少型构音障碍　因锥体外系疾病导致，主要发生于帕金森病。机制在于中脑黑质部位（基底核的一部分）的多巴胺能神经元受损，使经由黑质–纹状体多巴胺能通路的基底核输出信号过多，从而使丘脑–皮质环路对皮质运动功能产生过度抑制。也可见于抗精神病药物反应或外伤性帕金森综合征（拳击者脑病）。构音肌群的活动特征与帕金森的肢体肌肉活动特征类似，以震颤为主，并由于原动肌和拮抗肌均处于收缩状态而表现出僵直。典型发音特征为：①单一无变动的语调、音量和音长；②启动困难和缓慢迟疑；③表现为短促慌张样语音。如果步行的时候开口说话，可能不得不停下脚步。

5. 运动过多型构音障碍　因锥体外系损伤导致，主要发生于舞蹈病、手足徐动症、肌阵挛等疾病。机制在于纹状体（基底核的一部分）的多巴胺能神经元退行性变导致基底核输出减少，继而使丘脑–皮质环路对皮质运动功能产生过强易化作用。构音肌群的活动特征与舞蹈症类似，以肌肉不自主运动为主，并由于肌张力过高而产生协调异常。典型发音特征为：①语音扭曲跑调；②音强急剧变化，突然呼气或吸气伴有爆发语音而看似强哭强笑或呻吟；③不适宜的顿挫；④鼻音过重。

6. 混合型构音障碍　上下运动神经元都受损而导致。症状取决于上运动神经元与下运动神经元哪一方受损更重。如果上运动神经元受损为主，则发音嘶哑低沉。如果下运动神经元受损为主，则发音呈叹息样语音。病因多种多样，如多发性硬化、肌萎缩性侧索硬化、肝豆状核变性或皮质下脑干小脑部位的多发性梗死等。

考点提示　构音障碍分为六种类型。

三、构音障碍的评定方法

1. 经验性人工测评　评定者要按序检查以下问题，完成经验性测评，形成诊断和鉴别诊断，并指导进一步量表评估或器械评估。

（1）患者口头表达是否有问题？

（2）如果有问题，要怎么来描述这些问题？

（3）这些问题是否源于神经疾病？

（4）如果是神经源性疾病，那么是突然发病，还是缓慢起病？

（5）问题是否仅限于言语产出？有没有可能伴有失语？

（6）如果的确只是言语产出问题，有没有可能是发音顺序问题？例如言语失用。

（7）如果不是发音顺序问题，那么言语错误有什么特点？错误与运动障碍有什么关系？

（8）在回答上述问题后，评定者遵循吐气–开声–调音的构音解剖生理机制，着重考察吐气、共鸣、调音、准确性、稳定性和肌张力六个方面。

2. 量表人工评定法 理想的量表要能够涵盖 ICF 框架的不同水平，但目前还没有开发出这种量表。目前国内常用的是由河北省人民医院康复中心修订的 Frenchay 构音障碍评估表。

（1）达利（Darley）等级评定表 由达利等于 1969 年提出，采用 1～7 级评分，共有 38 个维度，可形成七个聚类，包括：①音调；②响度；③音质（包括喉部及共鸣功能紊乱）；④呼吸；⑤韵律；⑥清晰度；⑦综合印象（可懂度和奇异度）。最初用于七种疾病：假性球麻痹、真性球麻痹、小脑损伤、帕金森病、肌张力障碍、舞蹈病和肌萎缩性脊髓侧索硬化。

（2）Frenchay 构音障碍评估表（Frenchay dysarthria assessment，FDA）及其中文改良版 FDA 于 1983 年提出，共有反射、呼吸、唇、颌、软腭、喉、舌和言语 8 大项，细分为 28 个子项。检查结果可以分等级垂直涂布于柱状图上。检查者既可以全做，也可以根据个人经验选取其中一部分（如唇大项）针对评估。经过河北省人民医院康复中心改良后，可用于汉语构音障碍评定（表 4–3–1），是目前我国临床康复应用最广泛的构音障碍评定量表。该评定能为临床诊断、分型、治疗方案制定、疗效动态观察，提供较为客观的依据。一般轻症者用时不超过 30 分钟。每个子项按照 a～e 评级，a 级为正常，e 级为严重损伤。通过统计 a 级的子项数，还可以为吞咽障碍程度提供一个总评分数（表 4–3–2）。

表 4–3–1 Frenchay 构音障碍评价总结表

功能	反射	呼吸	唇	颌	软腭	喉	舌	言语
功能正常 ↑ ↓ 功能异常								
a 级								
b 级								
c 级								
d 级								
e 级								
	咳嗽 吞咽 流涎	静止状态 言语	唇止状态 唇角外展 闭唇鼓腮 交替发音	言语	静止状态 言语	进流质饮食 抬高 言语	发音时间 音调 音量 言语 静止状态 伸舌 上下运动 两侧运动 交替运动 言语	读字 读句子 会话 速度

表 4–3–2 构音障碍严重程度计算

评定指标	评定级别				
	正常	轻度障碍	中度障碍	重度障碍	极重度障碍
a 项数/总项数	27～28/28	18～26/28	14～17/28	7～13/28	0～6/28

（3）中国康复研究中心构音障碍评定法 包括构音器官检查及构音检查两大部分。第一部分可以通过构音器官的形态及粗大运动检查，来确定构音器官是否存在器质异常和运

动障碍。主要内容包括观察安静状态下的构音器官，通过指示或模仿，做粗大运动，对障碍部位、构音器官形态、障碍程度、性质、运动速度、运动范围、运动力量、运动的精巧性、正确性、圆滑性进行评价。第二部分是以汉语普通话语音为标准音，结合构音类似运动对患者的各个言语水平及其异常的运动障碍进行系统评价。评定结果能用于判断构音障碍的类型，找出错误构音，描述错误构音的特点，指导构音障碍的训练。

3. 器械评定法 常见的有嗓音声学分析、电声门图、喉肌电图和电子腭位图等手段，主要获取嗓音物理性质、气流动力、器官结构和电生理等参数，发掘病因。但此类手段需要特殊设备，限制了其临床应用。嗓音声学分析是最便捷的方式，其最原始形式是采用多媒体录音供评定者反复考察，而语音识别技术的发展为声学分析提供了软硬件发展背景。

 知识链接

语音学软件 Praat

语音学软件 Praat 是一款荷兰阿姆斯特丹大学开发的多功能语音分析专业软件（www.praat.org）。可以对语音进行数字化存储、标注和分析，测量音高、音强和音长等多种声学参数。自 20 世纪 90 年代发布以来，已经广泛应用于语音分析教学和研究领域，近年来用其作为工具的临床研究也逐渐增多。

四、构音障碍评定的注意事项

（1）指令要清晰，可做示范。

（2）充分放松，避免紧张，可能存在肌张力异常的患者尤要注意。

（3）先易后难，如果时间较长，可分阶段完成。

（4）可借助录音录像等多媒体手段，记录和分析评定结果，但要注意保护患者隐私。

（5）最好能治疗师和患者一对一检查，避免陪人干扰。

（6）兼顾患者可能合并的其他功能障碍，例如合并吞咽障碍时，要尽量避免在不断流涎的情况下强行完成任务，必要时可帮助擦拭并做吞咽动作后再进行评定。

（林　枫）

第四节　吞咽障碍评定

学习目标

1. **掌握** 吞咽障碍的概念、摄食－吞咽障碍的生理病理机制，延髓麻痹的诊断和症状鉴别。

2. **熟悉** 常见吞咽障碍评定方法，吞咽障碍的诊断思路。

3. **了解** 吞咽障碍的临床病因和流行病学。

4. 具有正确的康复评定理念、良好的临床思维能力、分析解决问题的能力，能对吞咽障碍患者进行评估。

扫码"学一学"

案例讨论

【案例】

男性患者，81岁，因"进食减少伴身体虚弱一年，加重1个月"就诊。患者平素体健，约一年前开始逐渐进食减少，身体虚弱、消瘦和多病。近一年来因肺炎住院两次。近一月来每餐仅进食少量米粥。一年前头颅磁共振示"多发性腔隙性梗死，脑白质病变"。

【讨论】

1. 患者面临的功能障碍是什么？该障碍有可能产生什么后果？
2. 应该选择哪些评定？如何安排和执行这些评定？

一、概述

（一）定义

吞咽障碍（dysphagia）是指将食物经口转移到胃的生理功能发生障碍。该术语并不涉及食物进入口腔之前的转移障碍（摄食障碍，feeding disorder），也不包括食物到达胃部之后的转移障碍（如十二指肠瘘）。

> **考点提示** ▶ 吞咽障碍定义及鉴别。

（二）关注吞咽障碍的意义

1. 功能重要 健康人每天需吞咽600～1000次，是日常生活活动能力基本组成部分。

2. 发病率高 随着年龄增长，会出现吞咽时间延迟和咳嗽反射减弱，因此老年人本身就容易出现吞咽问题。在70～79岁，有近1/4的老年人有不同程度的吞咽障碍。在80岁以上，这个比例则升至1/3。吞咽障碍导致的吸入性肺炎，有近90%为隐匿起病，临床表现不典型，病初不易引起家属及医护人员注意。约有45%的正常老年人会在睡眠中发生误吸（包括隐性误吸在内），由误吸引发的肺炎病死率占到全部肺炎病死率的1/3。35%～45%的脑卒中急性期患者存在吞咽障碍。这些患者中约半数无法在发病后的第一周内恢复吞咽功能，从而在脑卒中后出现长达数月甚至持续终生的吞咽障碍。脑外伤患者在急性期过后也有约60%存在不同程度的吞咽障碍。

3. 后果严重 吸入性肺炎、营养不良和脱水是吞咽障碍的三大内科问题。食物侵入气道、营养不良和脱水是发生肺炎的三大危险因素。在脑卒中所引发的死亡中，肺炎所导致的约占34%。在伴有吞咽障碍的脑卒中患者中，一周后有48.3%开始出现营养不良。营养不良会导致患者体能低下和免疫力下降，从而无法实施肢体功能康复计划。吞咽障碍可能导致患者不敢喝水或不能喝水，从而引起慢性脱水状态。唾液分泌减少，容易发生口腔和肺部感染；导致乏力、嗜睡和淡漠状态，进一步影响吞咽能力。此外，还有可能出现食物在口腔残留导致的感染和龋齿、进食和口腔护理不当导致的软组织或牙齿的损伤、颞下颌关节制动和龋齿等因素导致的疼痛、流涎和口臭导致的社会心理问题等。这些并发症均显著影响患者的生活质量，增加患者致残率和死亡率。

4. 吞咽治疗有效 吞咽治疗能有效减少并发症、提高患者生存质量、延长患者生存期。部分患者通过吞咽治疗可恢复生理性吞咽功能。

二、摄食-吞咽的生理和病理机制

如果将一次吞咽所能咽下的食物看作具有一定体积的食团，那么根据食团的位置，吞咽的生理过程可以粗略分为三个期：口腔期、咽部期和食管期。其中口腔期又可以细分为口腔准备期和口腔转运期（图 4-4-1）。虽然在吞咽障碍的界定中并不包括摄食阶段，但是由于摄食和吞咽是一个连续的主动进行的过程，因此通常将这个过程合称为"摄食-吞咽"过程。如果从摄食阶段的先行期开始，摄食-吞咽过程可以划分为五个时期：先行期、口腔准备期、口腔转运期、咽部期、食管期。

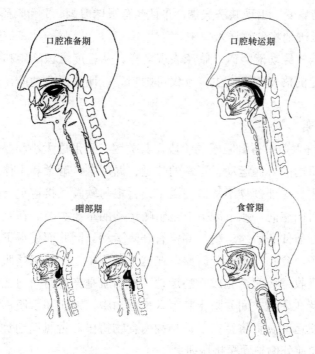

图 4-4-1 吞咽分期中的食团运动示意图（由冯纯手绘提供）

（一）先行期

1. 生理 包括对食物和工具的感知和认知、对摄食程序的计划和摄食动作的执行。大脑皮质接受食物信息并进行分析，认识食物的硬度、黏稠度、温度、气味和一口量等信息，决定进食速度与食量，同时预测口腔内处理方法，还可以反射性引起唾液和胃液等分泌增加。这个阶段以食物入口为止。

2. 病理 理论而言，任何影响食物认知和摄食动作的神经肌肉系统损伤都会引起先行期摄食障碍。在脑损伤方面常见有以下几种情况。

（1）额叶受损 主要是执行功能障碍，对摄食产生以下一项或多项影响：①行为启动障碍：可以是进食的内驱力降低，也可以出现言行不一致的"病理性惯性"，即患者可以说出应该如何正确摄食，但却不能真正实施，严重者表现为淡漠、无反应或缄默；②行为切换障碍：出现持续现象或刻板行为，例如患者持续不断地进行摄食动作，即便将餐具和食物取走之后仍然不停止，或者患者对不同的食物和进餐环境始终执行同一套刻板的摄食动作；③终止障碍：通常被家属描述为进食失去控制，狼吞虎咽和暴饮暴食；④自我觉知能力障碍：患者不能意识到自己的缺陷，行为不考虑场合和社会习俗，甚至出现极端化的人格。

（2）非优势半球皮质受损　尤多见于顶叶下部受损患者。对右利手的右侧半球损伤患者而言，常出现左侧空间忽略，左侧进食忽略和左侧食物残留。

（3）颞叶、顶叶和枕叶受损　尤其是涉及多种感觉信息加工的皮质联合区受损，出现失认和失用，从而影响正确的食物认知和食具使用。

（4）锥体系受损　典型的是损伤到皮质脊髓束的内囊血管病变。早期肢体软瘫，随后出现痉挛性偏瘫和反射亢进，上肢随意运动受累导致摄食动作无法完成。

（5）锥体外系受损　典型的是基底节病变，例如帕金森病或舞蹈病，主要表现为协调运动障碍，由于不能正常抓取食物而影响摄食功能。

（6）前庭-小脑病变　出现共济失调，并且伴有眼球震颤、平衡障碍、步行困难或构音障碍。摄食时无法准确地将食物送入口中。

（7）脑干和多脑神经功能障碍　临床表现多样，从轻度意识障碍和肢体运动障碍到严重危及生命体征稳定的病变均可发生。不仅可影响先行期的摄食功能，而且还常常影响吞咽的其他阶段。

（二）口腔准备期

1. 生理　食物进入口中得到咀嚼的阶段，其关键在于形成大小和黏稠度适于下咽的食团。唇、颚和舌部肌肉的协调运动、正常的味觉、温度觉、触觉和本体觉是完成这一过程的必要条件。唇部闭合保证食物不从口腔溢出，舌根与软腭相接避免食物落入咽部，由此而使口腔形成一个封闭空间。颞下颌关节是咀嚼运动的重要关节。在咀嚼和研磨运动中，下颌在两侧轮流进行前伸和后缩运动，并伴有升降运动。因此而使得下颌牙齿可以呈对角线方式磨过上颚牙齿，食物得到充分研磨。在这个过程中，所有咀嚼肌都被动员起来。这些肌肉有节律地轮流收缩而配合完成咀嚼运动。翼内肌是产生对角斜线运动的主要肌肉。为了能够将食物保持在牙齿之间并防止其落入齿颊沟中，颊肌和舌肌都分别要在咀嚼中起到相应的作用。颊肌运动负责将存在于齿颊沟内食物挤出。舌肌运动负责将食物搅拌成食团，并且将食团推向前外侧与硬腭挤压研磨。

2. 病理　影响上述生理环节的多种因素均可引起口腔准备期的功能障碍。

（1）口腔前部闭合不良　唇部闭合不良导致食物溢出口腔。唇齿部的抿合动作是触发吞咽的要素之一。患者即便存在吞咽反射，也有可能因为抿合动作不良而产生呛咳。

（2）口腔后部闭合不良　舌根与软腭之间闭合不良，导致食物容易向后落入气道引起误吸。

（3）齿颊沟内食物残留　通常由颊肌瘫痪导致，而舌肌运动障碍则导致患者无法将食物从颊齿沟中舔出。常见于偏瘫患者鼻唇沟变浅一侧，伴有鼓腮漏气，提唇和露齿动作障碍。残留于齿颊沟的食物未得到充分咀嚼，并且容易在不进食的时候漏入口腔并造成误吸。

（4）食团形成障碍　水分、半流质食物不需要咀嚼，但也不容易形成适宜的食团。半固体食物较易形成食团，但需要舌部的搅拌和挤压。固体食物需要咀嚼。选择了不适于患者咀嚼能力的食物，舌部的运动的障碍以及唾液分泌功能异常等因素均可引起食团形成障碍。

（5）颞下颌关节咬合障碍　常见于患者因鼻饲导致颞下颌关节长期制动引起的关节活动范围障碍和疼痛。咀嚼肌由三叉神经下颌支支配，因此三叉神经损伤也可引起咬合障碍。例如一侧三叉神经下颌支损伤，张口时下颌歪向患侧，咬合无力。此外，脑损伤患者还可能出现咬肌无力或痉挛。

（6）认知功能障碍或精神异常　可以引起误吸、食物残留和咀嚼不利等多种问题。

（三）口腔转运期

1. 生理　指把咀嚼形成的食团送入咽部的阶段。这是随意运动过程，其受皮质延髓束控制。舌部开始向后推送食团的时刻为口腔期的开始，而食团越过腭舌弓的时刻是咽部期的开始。首先，准备期形成的食团位于舌面正中。然后，舌尖开始向舌上方运动，舌与腭的接触扩大至后方。舌部由前向后呈波浪形上抬，食团被推向咽部。

2. 病理　可以出现与口腔准备期障碍相同的病理因素，另外还可能因舌根部无力而导致食物向咽部推送不利。

（四）咽部期

1. 生理　食团通过吞咽反射由咽部向食管转移的阶段。整个阶段正常情况下不超过 1 秒钟，并伴有呼吸运动的瞬间停止。这个阶段在食团通过腭舌弓时开始，在喉部上抬后结束。在食团越过腭舌弓之后，舌根部向上向后继续推挤食物，软腭的感受器首先受到刺激，引发软腭上抬，咽后壁向前与软腭相接，封锁鼻咽与口咽的间隙，闭合腭咽部以防止食物倒流入鼻腔。食团被舌根、软腭和咽壁包围。咽缩肌收缩，食物向环咽肌方向推挤，出现向下的咽蠕动波。与此同时，喉部通过关闭声门和杓状会厌皱襞而封闭喉腔，防止食物落入气道。在喉部上提的同时，环咽肌（食管上括约肌）受到牵拉而随之松弛，食管开放，吞咽过程进入食管期。吞咽反射的传入神经主要来自软腭（第Ⅴ、Ⅸ对颅神经）、咽后壁（第Ⅸ对颅神经）和会厌（第Ⅹ对颅神经）。吞咽中枢位于延髓，其中孤束核、疑核和靠近颅神经运动核的其他脑干网状结构目前被认为是吞咽动作的延髓中枢模式发生器。支配舌、咽和喉部肌肉动作的传出神经位于第Ⅴ、Ⅸ和Ⅻ对颅神经。

📋 知识链接

成年人的喉部通常位于颈椎 4～7 水平，而新生儿和 2 岁前婴儿的喉部位于颈部较高位置，对应于枕骨底部或第 1 颈椎水平到第 4 颈椎上缘之间。其他灵长类动物以及大多数其他哺乳动物，喉部都高于第 4 颈椎上缘。这种称为高位喉的解剖特征，使动物可以在进行许多活动时保持气道开放，即在进行呼吸的同时做到：幼儿吸吮母乳、反刍动物反刍食物、食肉动物用嘴钳紧猎物颈部、食草动物在吃草时同能够察觉到捕食者的气味、各种各样的嘴部操作（例如，海狸叼住树枝筑巢、猫叼住幼崽）。人类进化出低位喉的解剖特征，一方面赋予了发展语言的可能性，另一方面也使吞咽时伴有呼吸暂停，并且增加了多种风险，包括窒息、呕吐物误吸、胃食管反流入气道、睡眠呼吸暂停综合征等。

---

2. 病理

（1）软腭异常　软腭上抬无力导致腭咽部无法闭合，吞咽过程中口咽与鼻咽仍然相通，食物向鼻腔倒流，从而在吞咽后发生误吸。同样的情况也可以发生在腭裂患者，或者因鼾症等疾病接受了悬雍垂切除术的患者。

（2）咽喉部上提异常　甲状舌骨肌和腭咽肌功能障碍以及舌骨上提障碍均可导致咽和喉部的上提异常，气道在吞咽过程中未能及时关闭，导致误咽。

（3）咽缩肌无力　可导致会厌谷和梨状隐窝食物残留，在吞咽结束后产生误吸。

（4）环咽肌功能障碍　环咽肌松弛障碍、张力异常、纤维化或增生肥大均有可能导致吞咽协调障碍。

（5）延髓麻痹　可以分为真性延髓麻痹和假性延髓麻痹，两者的病因和鉴别在本章中另有独立介绍。

（五）食管期

1. 生理　食团由食管向胃部移送的阶段。这个阶段受脑干（第Ⅸ和第Ⅹ对颅神经）和肌间神经丛的控制。从咽部开始的蠕动波逐渐向下行进，推动食团跨越食管的三处生理性狭窄，最终到达胃部。食管第一个狭窄位于其起始处，距离中切牙约 15cm；第二个狭窄位于左主支气管后方与之交叉处，距离中切牙约 25cm；第三个狭窄在穿膈的食管裂孔处，距离中切牙约 40cm。此阶段以食物跨越食管上括约肌为开始，以食物跨越食管下括约肌为结束。食管下括约肌与食管上括约肌不同，其在食物向下行进过程中不需要其他肌肉的牵拉就能主动松弛。一旦食物跨越食管下括约肌，该肌保持一定的张力以维持食管下口闭合，防止食物从胃部反流入食管。

2. 病理

（1）食管运动障碍　弥漫性食管痉挛、食管失弛症、硬皮病、老年性食管功能紊乱、环咽肌功能障碍。

（2）食管炎　胃食管反流症、食管感染（HIV 的并发症，念珠菌或疱疹等）、放疗引起的放射性食管炎、药物引起的药物性食管炎（尤见于胶囊或糖衣片在食管内破裂或拆开服用、钾盐溶液、奎尼丁、维生素和矿物质片）。

（3）结构异常　异物嵌顿、肿瘤或淋巴结肿大等因素均可导致吞咽异物感和吞咽困难。Zenker 憩室可导致吞咽困难，食物在其内残留还可能导致夜间误吸。

三、吞咽障碍的诊断

（一）需警惕可能存在吞咽障碍的情况

当出现下列危险信号时，请警惕可能存在吞咽障碍，需要进一步检查。食物或药物无法下咽；吞咽时咳呛，喝水时尤为明显；吞咽后感到食物停顿在食管或胸口；在吃过东西以后口腔有食物残留或感到有食物返回口腔；经常有烧心感或口苦感；嗓音发生改变；言语交流时感到嗓音有一种湿润感或带有咕噜声；经常要做清嗓子的动作，尤其是在进食的时候更为明显；反复发生不明原因的肺炎；其他相关因素：持续体重下降和营养不良；相关疾病史：脑卒中、脑外伤、神经肌肉系统疾病、糖尿病、甲状腺疾病、痴呆、近期肉毒毒素注射史。

需要警惕的是，有部分患者对吞咽障碍没有自我觉知，还有一部分患者没有明显的呛咳症状（沉默型误吸，silent aspiration），因此没有主诉和呛咳症状并不意味着不存在吞咽问题。

（二）怀疑有吞咽障碍时需要做的体格检查

1. 一般查体，包括营养状态、体重、视觉等。

2. 觉醒程度检查和精神智能状态检查：判断患者吞咽时的危险性和配合治疗能力。

3. 头颈部颅神经功能检查，尤其是 Ⅴ、Ⅶ、Ⅸ、Ⅹ 和Ⅻ对颅神经检查。

4. 口腔、唇、齿、软腭和咽部检查，具体参见以下有关康复评定内容。

5. 触诊颈部有无肿块、听诊局部有无杂音和检查甲状腺有无异常。

6. 听诊肺部有无干湿性啰音或哮鸣音等异常体征。

7. 神经系统体征还需要包括肌力、反射、运动协调能力和姿势体位的检查。

（三）吞咽障碍的诊断性检查

诊断性检查需要遵循以下两大类问题。

1. 是否存在吞咽障碍？吞咽障碍发生在哪个时期？ 明显的吞咽困难和呛咳通过病史和查体就可以诊断。但是，有些患者存在沉默型误吸。因此可能需要以下检查来进一步明确吞咽障碍的发生部位以及严重程度。

（1）吞咽造影（VFSS） 钡餐吞咽造影是诊断吞咽障碍的"金标准"，也可以用于评估某些治疗策略的有效性。但钡餐有侵入气道风险，也不适于危重症患者。

（2）纤维内镜检查（FEES） 当患者受病情所限无法转运至放射科进行吞咽造影的时候，FEES是更为实用的检查方法。该方法可以用于探察包括鼻咽、口咽和喉咽在内各部位的食物残留情况和活动情况。该法在插入内镜的过程中，对体位无特殊要求。这一方面使检查便于进行，但另一方面也干扰了吞咽生理过程，如鼻腔的封闭性或正常的头位。

（3）超声检查 用于了解口腔准备期、口腔转运期和咽期的软组织运动状况。超声检查尤其适用于儿童吞咽障碍患者的舌部协调运动障碍，而当其与纤维支气管镜联合使用的时候可以弥补纤维支气管镜无法发现壁下或壁外损伤的缺陷。

（4）经鼻食管镜检查 适用于食管检查（如肿瘤和憩室）。

（5）核素显像 通常让患者吞下放射性核素^{99m}Tc标记的胶状显影剂。扫描的范围包括口腔部位、颈部和胸部。该检查的优点在于其可以定量测定误吸的速度和程度，还可以发现无呛咳的唾液误吸。

（6）同步钡餐压力梯度造影 在造影的同时采用压力计检测咽部和咽食管结合部的压力梯度变化。

（7）肌电图检查 主要用于单块肌肉的功能检查。

（8）颈部听诊 当没有其他检查设备的时候，最简便实用方法就是将听诊器置于颈部听诊典型的吞咽声。

2. 吞咽障碍的原发疾病 以下检查可能对吞咽障碍的原发疾病有所帮助。

（1）血清学检查，包括维生素B_{12}、促甲状腺素、肌酸激酶等多种血生化指标。

（2）头颈部CT或MRI。

（3）胸部X-线检查和肺功能检查。

（4）脑干听觉诱发电位和视觉诱发电位。

（5）某些神经源性的吞咽障碍只有通过神经定位诊断学检查才能确诊。

（四）吞咽障碍的鉴别诊断

吞咽障碍并不是疾病诊断，而是一种对系列症状描述的总称，或者说是一种功能诊断。因此，当在临床实践中得出吞咽障碍的诊断时，必须要进行以下鉴别。

1. 分期鉴别 根据摄食-吞咽的生理分期对吞咽障碍发生在具体哪个时期和部位进行鉴别。

2. 病因鉴别

（1）中枢神经系统疾病 脑卒中、脑外伤、帕金森病、阿尔茨海默病、肌萎缩性侧索硬化症、多发性硬化、脑肿瘤、吉兰-巴雷（Guillain-Barré）综合征、亨廷顿舞蹈病

（Huntington disease）、中枢神经系统感染、脊髓灰质炎后综合征/肌萎缩。

（2）神经肌肉接头疾病　重症肌无力。

（3）肌病　肌萎缩、脊髓性肌肉萎缩症、脊髓灰质炎、多发性肌炎、皮肌炎。

（4）周围神经病变　例如累及喉神经的感觉神经病变。

（5）内分泌系统疾病　由皮质醇增多症、甲状腺功能亢进和甲状腺功能减退所导致的肌病、维生素 B_{12} 缺乏导致皮质延髓束功能障碍而引起的假性球麻痹。

（6）医源性吞咽障碍　药物包括抗精神病药物、中枢系统抑制剂、皮质类固醇类药物、降脂药、秋水仙碱、氨基糖苷类抗生素、抗胆碱能药物。尤其要注意 H_2 受体拮抗剂与吞咽障碍的显著相关。手术包括治疗阻塞性睡眠呼吸暂停的腭咽成形术可能导致软腭功能障碍，颈动脉内膜切除术、颈椎融合术或甲状腺手术有可能损伤咽喉部神经丛。

（7）其他严重疾病　消化道肿瘤、耳鼻喉以及纵隔部位肿瘤。硬皮病导致的 CREST 综合征（皮下钙质沉着、雷诺现象、食管低张力、肢端硬化、毛细血管扩张）。

（8）心因性吞咽障碍　是一种排除性的诊断，其特征为口唇失用，但言语交流能力和支配咽喉部的颅神经功能正常。通常伴有抑郁、焦虑、胃肠道不适、疑病或饮食行为异常。在胃中可能发现吞入的异物。

3. 特殊鉴别　真性和假性延髓麻痹：中枢神经系统疾病引起的吞咽障碍中，尤其要注意鉴别延髓麻痹（又称为球麻痹）中的两种不同类型：真性延髓麻痹和假性延髓麻痹。在不接受治疗时，两者具有同等的危险性。但是假性延髓麻痹对康复治疗的效果要优于真性延髓麻痹。

（1）解剖基础　延髓位于脑干的最下端，连接脑桥和脊髓，全长约 3cm。延髓腹侧与脑桥腹侧之间以脑桥延髓沟为上界。延髓背侧与脑桥背侧之间以髓纹为上界。延髓下方与脊髓之间以枕骨大孔、椎体交叉和 C_1 前根为下界。延髓上部还有一个由下髓帆形成的顶盖。下髓帆从延髓背侧的脉络丛移行处向髓纹方向延伸并隆起，构成第四脑室顶部的下半部分。延髓背侧髓纹以下部分与下髓帆之间围成的腔隙即为第四脑室腔隙的下半部分。延髓是机体的心血管、呼吸和消化中枢所在部位，对肌张力调节、睡眠和觉醒的维持也有重要作用。

（2）病理机制　从延髓的解剖结构来看，其损伤可以导致 V～XII 对颅神经及其核团的所支配的功能发生障碍，从而导致延髓麻痹的两大特征：吞咽障碍和构音障碍。

真性延髓麻痹主要是延髓及其发出的颅神经受损导致，属于下运动神经元损伤。典型疾病为由于吞咽中枢的受损，导致吞咽反射极其微弱甚至消失；由于吞咽相关肌群的失神经支配，导致肌肉萎缩，引起构音障碍。典型疾病为小脑后下动脉梗塞引起的延髓外侧综合征（Wallenberg 综合征）。

假性延髓麻痹主要是指支配延髓的皮质延髓束及其以上部分受损，属于上运动神经元损伤。最常见原因为多发性脑梗死。由于延髓的运动神经核团受到双侧皮质延髓束的支配，因而单侧皮质延髓束损伤几乎不产生明显的延髓功能障碍，但是当双侧皮质延髓束受损的时候，延髓功能会发生严重障碍，同时还伴有其他上运动神经元损伤的表现。因此出现三大特征：①吞咽和构音障碍。②额叶释放症状：病理性脑干反射阳性，临床常用检查为吸吮反射和掌颏反射。③情感障碍：发作性强哭强笑。另外，锥体外系（尤其是其主要成分基底核）受损也可引起假性延髓麻痹表现，但伴有基底核受损的其他表现，诸如帕金森综合征、运动过多或肌强直。

（3）症状鉴别 从吞咽障碍的症状来鉴别两种延髓麻痹通常需要自问以下两大问题：①吞咽反射是否存在？②食物误入气道是由于误吸（aspiration）还是由于误咽（penetration）？

1）真性延髓麻痹 在先行期、准备期和口腔期都无障碍或仅有轻微障碍，而咽部期障碍明显。在吞咽方面的主要特征是：①吞咽反射消失。由于吞咽中枢受损，在食物通过腭舌弓之后，软腭反射和咽反射无法有效诱发。咽部期结束时喉部上抬不利；同时引起食管入口处扩张不良，从而使咽部期和食管期之间过渡障碍，食团滞留于咽部。张口检查时可见软腭低垂，并且刺激软腭和舌根部之后软腭收缩上抬无力。②发生误吸。与假性延髓麻痹的误咽不同的是，真性延髓麻痹的误吸发生在吸气的过程中。食物进入气道的过程是被动吸入的过程。③通常没有脑高级功能障碍，但由于咳嗽中枢也位于延髓，因此真性延髓麻痹有可能伴有咳嗽反射的迟钝或减弱，从而出现吸入物无法及时咳出或沉默型误吸。

2）假性延髓麻痹 在吞咽的准备期和口腔期有严重障碍，但是咽部期吞咽反射仍然保留。在吞咽方面的主要特征是：①吞咽反射存在。食物咀嚼、食团形成和口腔转运障碍是由于皮质延髓束受损。张口检查可见软腭低垂不明显，刺激软腭和舌根部可诱发软腭上抬和吞咽动作。②发生误咽。与真性延髓麻痹的误吸不同的是，假性延髓麻痹的误咽发生在食物下咽过程中。食物进入气道的过程是主动咽入的过程。主要是由于食物通过腭舌弓之后，软腭反射和咽反射虽能得到诱发，但动作存在时滞，气道不能及时关闭，食物在舌根推动下主动落入气道。③常伴有脑高级功能障碍。因此还可能存在先行期摄食障碍，例如持续现象、刻板行为、执行功能障碍、半侧空间忽略和咀嚼肌协调障碍等。

考点提示 ▶ 真性和假性延髓麻痹的症状鉴别。

四、吞咽障碍评定的意义

1. **筛查** 患者有无误吸或误咽的危险因素。
2. **诊断** 吞咽障碍是否存在。
3. **鉴别** 吞咽障碍的病理和生理因素，推荐辅助测试方法。
4. **预后** 估计康复治疗效果。
5. **治疗** 指导康复方案制定。

五、吞咽障碍评定的内容

（一）筛查问卷

为避免临床问诊中遗漏重要线索，可以采用表4-4-1所示日本大熊吞咽障碍问卷（以其研发机构圣隶三方原医院命名），其中有15个项目，集中关注肺炎史、营养状态、咽喉功能、口腔功能、食管功能和声门防御机制。答案分为三级：A为严重症状，B为轻微症状，C为无症状。吞咽造影证实，只要回答中有一个为A，对吞咽障碍诊断的明暗度为92%，特异度为90.1%。

表 4-4-1　日本大熊吞咽障碍问卷

指导语：您好，为了了解您的吞咽功能（饮水或经口吃东西到胃里）状态，我将询问一些问题。请您仔细考虑在过去 2~3 年内，有没有出现过这些症状。每个问题有 A、B、C 三个备选答案。

提问	A	B	C
1）有过肺炎诊断吗？	多次	一次	从未
2）越来越消瘦？	明显	轻微	没有
3）感到越来越难以下咽？	明显	轻微	没有
4）在进餐时发生呛咳？	明显	轻微	没有
5）喝水时发生呛咳？	明显	轻微	没有
6）除了进餐当时或刚进餐完，在其他时候喉咙里有咕噜声（感到有痰）？	明显	轻微	没有
7）进餐后感到喉咙里有食物残留？	明显	轻微	没有
8）吃饭速度变慢？	明显	轻微	没有
9）如果食物不软，就难以下咽？	明显	轻微	没有
10）食物从口中漏出？	明显	轻微	没有
11）食物残留在口腔里？	明显	轻微	没有
12）食物或酸液从胃里反流到咽喉？	明显	轻微	没有
13）有没有感到过食物卡在胸口而没能下滑？	明显	轻微	没有
14）夜间因咳嗽而醒来，或因咳嗽而无法入睡？	明显	轻微	没有
15）声音嘶哑（嘎啦声或沙哑）？	明显	轻微	没有

（二）口腔、唇、齿、软腭和咽部检查

观察唇颊部闭合能力、舌部运动能力和力量、咀嚼能力、泌涎能力、味觉和口腔感觉。观察口腔黏膜和牙齿状况，及时发现黏膜破损或溃疡、龋齿和牙列问题。软腭上抬：观察发音时双侧软腭的对称程度和上抬情况。喉部上抬：用两指置于颈前喉部位置，感受吞咽动作时喉部上抬能力，如减弱或消失，提示吞咽时喉部闭合防止食物误入气管的保护机制减弱或丧失。恶心反射：通常用压舌板按压舌根部诱发。值得注意的是，恶心反射与吞咽障碍并不是一一对应的关系。恶心反射消失者可以没有吞咽障碍，而吞咽障碍患者也可以诱发恶心反射。但是，当发生恶心反射的时候观察到一侧软腭向侧方偏移时，往往提示对侧软腭无力，应考虑可能存在单侧延髓病变。吞咽观察：可采用床边目测筛查测试。

（三）床边目测筛查测试

一些经过设计和验证的测试方法简单易行，尤其适用于无法或不便进行影像学或其他器械检查的老年患者，也可用于预估患者发生吸入性肺炎的可能性。

1. 反复唾液吞咽测试（repetitive saliva swallowing test，RSST）　日本学者才藤荣一于 1996 年提出该方法，主要用于吞咽障碍的筛查。患者采取坐位或靠坐位，要求身体放松。检查者将手指放在被检查者的喉结和舌骨位置，让被检查者尽量快速反复吞咽。观察喉结及舌骨随着吞咽运动越过手指，向前上方移动再复位的次数。计算 30 秒内完成的次数。健康成人至少能完成 5~8 次。如果<3 次/30 秒，提示有可能存在吞咽障碍，需要进一步检查。

2. 饮水吞咽测试　在我国应用较广的是日本学者窪田俊夫在 1982 年提出的洼田饮水试验。检查分为两个阶段。第一个阶段先用茶匙让患者喝水（每茶匙 5~10ml），如果患者在这个阶段即发生明显噎呛，则无需进入下一阶段，直接判断为饮水吞咽测试异常。如在第一阶段无明显呛咳，则进入第二个阶段，让患者采取坐位姿势，将 30ml 温水"像平常一

样喝下"，记录饮水情况。分为5种概况。概况①：可一口喝完，无噎呛。概况②：分两次以上喝完，无噎呛。概况③：能一次喝完，但有噎呛。概况④：分两次以上喝完，且有噎呛。概况⑤：常常呛住，难以全部喝完。概况③、④和⑤的表现不稳定，不能用于分级评定。但是，根据五种概况，可以把吞咽功能分为三种状态：正常、可疑或异常。在概况①中，若5秒内喝完为正常。如超过5秒喝完，则为可疑。概况②也为可疑。概况③、④和⑤则可以判断为异常。如果患者Glasgow昏迷量表小于13分，或即使在帮助下也不能维持坐位，就不适于采用此法评估。以吸入性肺炎为参照，诊断吞咽障碍的敏感性为77.8%，特异性为68.1%。

为降低呛咳风险，减少检查所用饮水量，可以使用改良饮水吞咽测试（modified water swallowing test，MWST）：患者取坐位或靠坐位，检查者一手用注射器向患者舌底注入3ml水，另一手以RSST方法放置于患者颈部。然后让患者将水咽下，进行1～5级评分（表4-4-2）。主要观察患者的吞咽动作、呛咳、呼吸变化和湿润样嘎啦声。呼吸变化是指出现憋气或者气喘等症状。湿润样嘎啦声是指类似于喉中有痰的水泡样嘎啦嘎啦声。吞咽造影证实MWST的敏感度为70%，特异度为88%。评级标准如下（≤3级为异常）。

表4-4-2　改良饮水吞咽测试

	有吞咽	有呛咳	呼吸症状	或湿润样嘎啦声
1级	−	−	+	+
2级	+		+	+
3级	+	+		+
4级	+	咽完后30秒内，无法追加空（唾液）吞咽2次		
5级	+	咽完后30秒内，还能追加空（唾液）吞咽2次		
□补充测试1	如第一次为3级以下，就直接确定级别，不再补充测试			
□补充测试2	如第一次为4级或5级，则需补做两次。最终共三次测试都没问题，可确定为5级。如果补做的两次有问题，最后所得级别应当取最差一次的级别			

要注意的是：①注入水的时候不要位于舌背上，以免直接流入咽部增加误吸风险。②如果出现吞咽动作的话，可让患者发"啊"音，以确认是否存在湿润样噪音。

3. 简易吞咽激发试验（simple swallowing provocation test，SSPT） 以吸入性肺炎为参照，诊断吞咽障碍的敏感性为94.4%，特异性为86.4%。由于该试验无需患者任何主动配合和主观努力，尤其适用于卧床不起者。具体操作方法：将0.4ml蒸馏水注射到患者咽部的上部（可以在仰卧位从鼻腔插入15F胃管，插入深度14～16cm，使胃管前端置于患者咽部），观察患者的吞咽反射和从注射后到发生反射的时间差。如果从注射到诱发吞咽反射的时间＞3秒，即判断为异常。

4. 咳嗽反射测试（reflex cough test） 通过鼻喷雾器，将2ml 20%生理盐水酒石酸溶液喷入鼻腔，刺激喉部咳嗽感受器，引发咳嗽反射。如咳嗽反射存在，可表示患者能够通过该反射防止食物进入气道深处。咳嗽反射的减弱或消失则意味着误吸或误咽的可能性大大增加。

（四）量表法

经过实验设计和验证的量表有两大用途：①筛查吞咽障碍和评估吞咽能力，②指导吞咽训练目标的制定和效果的评估。

1. 多伦多床边吞咽筛查测试（Toronto bedside swallowing screening test，TOR-BSST） 由马蒂诺（Martino）等在 2009 年报道。经吞咽造影检查证实该方法的敏感性为 91.3%，对脑卒中急性期吞咽障碍的阴性预测值为 93.3%，对恢复期患者阴性预测值为 89.5%。内容仅占一页双面纸，可在十分钟内完成。包括饮水前的发音和伸舌动作，十次茶勺饮水和一次茶杯饮水，饮水后发"啊"音检查。该检查不提供量化结果，仅供判断有无吞咽障碍。只要有一项内容未通过，即判断有吞咽障碍。

2. Gugging 吞咽功能评估量表（GUSS） GUSS 筛查由特拉博（Trapl）等在 2007 年发布，以其在奥地利机构位置命名。最初用于评估急性脑卒中的吞咽障碍。与内镜检查比较，敏感性为 100%，特异性为 50%～69%，阳性预测率为 74%～81%，阴性预测率为 100%。因而 GUSS 能快速准确地判断脑卒中吞咽障碍及误吸风险。澳大利亚 2010 年脑卒中临床指南推荐使用此量表。GUSS 在结构上分为间接吞咽测试（表 4-4-3）和直接吞咽测试（表 4-4-4）两部分。其中直接吞咽测试中依次进行糊状物、水及固体食物吞咽测试。该量表融合了构音检查、自主咳嗽、饮水、吞糊实验，能更加直观、全面地反映患者的吞咽功能。该方法还提供了评价分值和障碍诊断标准（表 4-4-5），让测试者、患者及家属对患者的障碍程度一目了然，更容易配合检查与治疗。评定时需要严格按照顺序依次进行，每一部分测试不满 5 分就不再进行下一步，总分 20 分。20 分为无吞咽障碍；15～19 分为轻微吞咽障碍；10～14 分为中度吞咽障碍；0～9 分为严重吞咽障碍。

表 4-4-3 GUSS 的初步检查/间接吞咽测试（患者取坐位，至少 60°）

	是	否
警惕（病人是否有能力保持 15 分钟注意力）	1□	0□
主动咳嗽/清嗓子	1□	0□
吞咽口水		
● 成功吞咽	1□	0□
● 流口水	0□	1□
● 声音改变（嘶哑，过水声，含糊，微弱）	0□	1□
总计：	5 分	
分析：	1～4 分：进一步检查	
	5 分：进入第二步	

表 4-4-4 GUSS 的直接吞咽测试（材料：水、茶匙、食物添加剂、小片面包）

按下面的顺序：	1	2	3
	糊状食物*	液体食物**	固体食物***
吞咽：			
● 不能	0□	0□	0□
● 延迟（大于 2 秒，固体大于 10 秒）	1□	1□	1□
成功吞咽	2□	2□	2□
咳嗽（不由自主）：			
（在吞咽前时，吞咽后～3 分钟后）	0□	0□	0□
● 是	1□	1□	1□
● 否			
流口水			
● 是	0□	0□	0□
● 否	1□	1□	1□

续表

	糊状食物*	液体食物**	固体食物***
声音改变（听病人吞咽之前和之后的声音，他应该说"O"）			
● 是	0□	0□	0□
● 否	1□	1□	1□
合计：	5 分	5 分	5 分
	1～4 分：进一步检查[1]	1～4 分：进一步检查[1]	1～4 分：进一步检查[1]
	5 分：继续用液体	5 分：继续用固体	5 分：正常

总计（直接和间接吞咽测试）： （20 分）

★ 首先给予病人 1/3～1/2 勺半固体（类似布丁的食物）。如果给予 3～5 勺（1/2 勺）没有任何症状，则进行下面的评估。

★★ 3、5、10、20ml 水——如果没有症状继续给 50ml 水应以患者最快速度进食评估和调查时得出的一个标准。

★★★ 临床：一小片干面包，重复 5 次。10 秒时间限制包括口腔准备期。

内镜：蘸有色液体的干面包。

1. 使用透视（VFES）或内镜做吞咽检查（FEES）。

表 4-4-5 GUSS 的结果评价

成绩		严重后果	建议
20 分	成功吞咽糊状、液体和固体食物	轻微的或没有吞咽困难，吸入性肺炎的可能最小	● 正常饮食 ● 定时给予液态食物（第一次在语言治疗师或有经验的神经科护士的监督下进食）
15～19 分	成功吞咽糊状和液态食物，但不能成功吞咽固态食物	轻微吞咽困难，有很小的吸入性肺炎的风险	● 吞咽障碍因素（浓而软的食物） ● 比较慢的摄入液态食物（一次一口） ● 使用透镜（VFES）或内镜（FEES）做吞咽检查 ● 听语言治疗师的指导
10～14 分	吞咽糊状食物成功，但不能吞咽液态和固态食物	有些吞咽困难，有吸入性肺炎的可能	吞咽困难的饮食顺序： ● 固态的如同婴儿的食物，额外的静脉营养 ● 所有的液态食物必须浓 ● 药丸必须研碎混入浆液 ● 禁用液态药物 ● 进一步吞咽功能评估（透视、内镜） ● 语言治疗师的指导 补充包括可以经鼻导管或静脉营养
0～9 分	初步调查不成功或不能吞咽糊状食物的	严重吞咽困难，有较高吸入性肺炎的风险	● NPO（禁止经口进食） ● 进一步吞咽功能评估（透视、内镜）

3. Frenchay 构音障碍评定表 由于吞咽器官与发音器官的密切关系，因此在评定构音障碍的量表中往往会包括对吞咽功能的评定部分（表 4-3-1）。例如：唇大项中有闭唇鼓腮小项。操作时让患者按要求完成下面的一项或两项动作，以评估闭唇鼓腮时能达到的程度：①让患者用气鼓起面颊并坚持 15 秒，示范并记录患者所用的秒数。注意是否有气从唇边漏出。若有鼻漏气，治疗师应该用拇食指捏住患者的鼻子。②让患者清脆的发出"P"音 10 次，并鼓励患者夸张这一爆破音，记下所用的秒数并观察发"P"音后闭唇的连贯性。分级标准为：

a 级：极好的唇闭合。能保持唇闭合 15 秒或用连贯的唇闭合来重复发出"P""P"音。

b 级：偶尔漏气。气冲出唇，在爆破音的每次发音中，唇闭合不一致。

c 级：患者能保持唇闭合 7～10 秒。在发音时观察有唇闭合，但不能坚持，听不到发音。

d 级：很差的唇闭合。唇的一部分闭合丧失，患者试图闭合，但不能坚持，听不到发音。

e 级：患者不能保持任何唇闭合，看不见也听不到患者发音。

4. 吞咽肌功能分级表 可参见表 4-4-6。

表 4-4-6 吞咽肌功能分级表

	I级	II级	III级	IV级
舌肌	可紧抵上腭及左右牙龈	可紧抵上腭但不能抵左右牙龈	可上抬但不能达上腭	不能上抬
咀嚼肌及颊肌	可左右充分偏口角，鼓气叩颊不漏气，上下牙齿咬合有力	鼓气可紧缩，叩颊漏气，上、下牙齿咬合一侧有力，一侧力弱	鼓气扣不紧，有咬合动作，但力弱	鼓气完全不能，咬合动作不能
咽喉肌	双软腭上抬有力	一侧软腭上抬有力	软腭上举无力	软腭上抬不能

（五）专家分期评定法

筛查法和量表法均存在一定的不足，两者通常只考虑固定的测评项目，而有时候并不能适合临床具体病例，也很难体现出医生和治疗师的经验价值。因此还可以采取根据吞咽生理的分期评定方法。这种评定需要检查者对吞咽生理和分期鉴别有充分的掌握。在临床实践中，首先区分摄食障碍、口咽性吞咽障碍和食管性吞咽障碍。这种区分往往通过详细的病史询问即可完成。病史采集一定要包括以下问题：①自觉吞咽困难发生的部位；②引发吞咽障碍的食物性状；③吞咽障碍是进行性还是间歇性；④症状持续多久。由此可以鉴别如下。

1. 口咽期吞咽障碍 患者对不适感的主诉多位于口咽部和颈部，常常表现为：无法进行咽下动作、有食物向鼻腔反流、吞咽时有咳嗽或憋气（但要注意有部分误吸无症状）、交谈时出现明显鼻音或构音不良、口腔异味、颅神经相关症状（如多发性硬化引起的神经源性口咽性吞咽障碍可伴有复视）。如果属于口咽性吞咽障碍，那么需要进一步鉴别口腔准备期、口腔转运期和咽部期吞咽障碍。

（1）口腔期吞咽障碍 无法在口腔前部保留食物，常见于唇部闭合不良。无法形成食团或无法保持食团位于舌面中央，常见于舌部活动欠佳或不协调。无法正常咬合，常见于颞下颌关节功能障碍。食物嵌入颊齿间隙，常见于唇或颊部张力不足或舌部活动障碍。食物不能得到充分碾压或黏附于硬腭部，常见于舌部无力、舌抵上腭不能。舌部在口腔内反复不停地滚动，常见于帕金森病患者，类似于静止性震颤。食物向后运送启动吞咽的时间过长，常见于失用或口腔感觉障碍。

（2）咽部期吞咽障碍 咽反射延迟，食物向鼻腔反流。气道口、会厌谷或梨状窝食物残留而导致吞咽后吸气时发生误吸和呛咳。吞咽时发误咽和呛咳。

2. 食管性吞咽障碍 对不适感的主诉多位于下颈部和胸部，少数患者有烧心感和胸痛，甚至误诊为心绞痛。如果患者对固体食物发生吞咽障碍，提示存在食管结构异常，可行消化道内镜检查。如患者主诉吞咽障碍进行性加重，喜食汤粥类食物，并伴有体重锐减，要警惕消化道肿瘤。此时必须触诊探察颈部和锁骨上淋巴结，并进行其他实验室和器械检查。如果患者对液体和固体食物都存在吞咽困难，症状间歇发作并伴胸痛，提示存在食管动力障碍，可行吞咽造影检查。

（六）区别判断误咽和误吸

食管钡餐造影等多种实验室器械检查均有助于对吞咽障碍进行评估，但都不是首选康复评定手段。这些检查有助于区别判断误咽和误吸。当同时描述涉及误吸和误咽情况的时候，可采用"侵入"一词。影响气道侵入的主要因素：侵入物性质、侵入的深度、呼吸能力和气道异物清除能力。大量和深度的异物侵入气道很明显比少而浅的侵入更危险。大块固体异物的侵入会引起气道阻塞，而酸性物质（包括呕吐的胃内容物）对气道刺激极为明显。侵入物还可能会造成气道抗感染能力的下降和反复发生感染。气道对异物的清除手段主要有两种：纤毛活动和咳嗽。当气道受到酸性物质或感染的反复刺激之后，其感受刺激诱发咳嗽的能力会下降，有可能出现更为危险的沉默型误吸。

当需要进行更准确地描述时，需要对误咽和误吸加以区别。在运动形式上，误咽为吞咽过程中气流停止状态下食物在舌根推动下主动落入气道的过程，而误吸则是在吞咽之后吸气过程中食物在气流带动下被动进入气道的过程。另外，两者在食物侵入气道的深度方面也有差异：误咽通常是指较浅的不越过声门的侵入，而误吸则是指较深的跨越至声门以下的侵入。误咽本身也可能造成进一步的误吸，因此两者又密切相关。较为实用的量表为误咽误吸评定量表（penetration aspiration scale），分为八个级别（表4-4-7）。必要时可采用影像学或内镜等器械检查辅助评定。

表4-4-7　误咽误吸评定量表

误咽/误吸	描述	级别
无	异物未侵入气道	1
误咽	异物侵入气道，位于声带上方，可从气道中咳出，咳后没有残留	2
	异物侵入气道，位于声带上方，但不从气道中咳出，咳后可见残留	3
	异物侵入气道，触及声带，可从气道中咳出，咳后没有残留	4
	异物侵入气道，触及声带，但不从气道中咳出，咳后可见残留	5
误吸	异物侵入气道，到达声带下方，可咳嗽排入喉腔或咳出气道，咳后无声门下残留	6
	异物侵入气道，到达声带下方，如果不用力就无法从气管中咳出。无论患者如何努力，咳后都有声门下残留	7
	异物侵入气道，到达声带下方，用力也无法咳出，或者患者没有反应	8

考点提示　误咽和误吸的区别。

六、吞咽障碍评定的注意事项

1. 吞咽障碍往往与认知功能障碍并存，一方面要与认知功能共评，另一方面要兼顾认知功能对吞咽任务指令执行的影响。必要时可使用图文和动作示范等多种感觉输入形式传递评估指令。

2. 吞咽障碍的评估具有一定的危险性，患者需要神志清晰，能理解并配合检查指令。

3. 头位和闭嘴对于患者的吞咽表现极为重要。仰头或开口状态下，进行吞咽动作会变得更困难。因此，评定过程中要注意选择合适的体位。对于不能维持坐位者或维持头位者，一些对体位有要求的测试，如RSST、洼田饮水测试、MWSP和GUSS等，就要考虑实施评估的合理性，以及如何解读评估结果。

4. 评定要在进食后至少半小时进行，以免呛咳引起食物反流后误吸/误咽。评定前首先要进行口腔清洁。对于口腔非常干燥的患者，可给予极少量的水帮助湿润唇舌部以后再开始进行评定。要在现场配备吸引器等必要设备，以防意外发生，尤其是采用食物进行直接吞咽评估时。在食物直接吞咽任务完成后，要注意清洁口腔方能结束评定，以防食物残留。

5. 当患者在评定时没有发生任何反应时，始终要警惕沉默性误吸的可能。

本章小结

言语治疗是与物理治疗和作业治疗处于同等地位的康复医学三大支柱专业，其服务对象主要但又不仅限于语言功能障碍患者，应该还包括认知功能障碍的各个方面，并且还涵盖了与语言功能在解剖基础上密切相关的吞咽功能。在言语治疗评定中，任何一项评定任务，都同时涉及多种功能基础。因此，检查者应当围绕言语、语言和吞咽的解剖生理基础和病理机制，合理组合多种评定任务，综合分析评定结果，审慎地看待评定结论，并在康复干预过程中动态地追踪、监测和反思已有结论，从而深入认识患者的功能障碍。

（林　枫）

习　题

扫码"练一练"

一、选择题

（一）单项选择题（A_1/A_2 型题）

1. 以下关于失语症患者的描述，哪一项正确

　　A. 智力受损　　B. 听力受损　　C. 人格受损　　D. 一定是成年人

　　E. 以上都不对

2. 布洛卡失语患者的临床特征不包括

　　A. 表达不流畅　B. 听理解差　　C. 复述差　　　D. 命名障碍　　E. 电报式语言

3. 经皮质性失语具有以下哪个特征

　　A. 语言流畅　　　　　　　　B. 听理解相对好

　　C. 复述相对好　　　　　　　D. 病灶位于优势半球 Broca 区前、上部

　　E. 病灶位于优势半球颞、顶分水岭区

4. 运动性构音障碍的分类中不包括

　　A. 痉挛型　　　B. 弛缓型　　　C. 失调型　　　D. 混合型　　　E. 功能型

5. 以下哪种方法是诊断吞咽功能障碍的"金标准"

　　A. VFSS　　　　B. FEES　　　　C. 超声检查　　　D. 经鼻食道镜检查

　　E. MWST

6. 以下各项，哪一项正确

　　A. 言语是口说形式的交流

　　B. 语言是借助符号系统进行的交流

　　C. 交流是人类发出语言信息并获取回应的行为

　　D. 口语、书面语和体态语是三种常见交流形式

　　E. 以上都正确

7. 以下各项，哪一项正确

A. Wernicke 区是听觉性语言中枢，与听理解有关

B. Broca 区是运动性语言中枢，与口语表达有关

C. 左侧顶下小叶的角回是阅读中枢，与失读症相关

D. 左侧额中回后部是书写中枢，其损伤与失写症相关

E. 以上都正确

8. 以下各项，哪一项正确

A. 体态语、口语和书面语都属于交流形式

B. 语言是通过口说形式进行的交流

C. 吞咽障碍治疗不属于言语治疗师的从业范围

D. 语义知识是有关语言意义的知识

E. 失语症诊断必须要有脑影像学检查结果支持

9. 以下各项，哪一项错误

A. 语速缓慢、韵律异常和语音错语是言语失用的三个核心特征

B. 口颜面失用的随意运动肌群未瘫痪，但面部模仿动作障碍

C. 功能性构音障碍的错误构音处于固定状态

D. 基底核性失语通常为流畅性失语

E. 丘脑性失语通常为流畅性失语

10. 以下各项，哪一项错误

A. 韦尼克失语典型表现为"很流畅的胡言乱语"和疾病不自知

B. 韦尼克失语的核心障碍在于词汇与概念失联，从而使患者不明词义和词不达意

C. 布罗卡失语患者如果产出句子，会表现为语法错乱

D. 命名障碍者能正确描述或演示物品的功能用途

E. 布洛卡失语主要特征为表达比理解差

（二）多项选择题

11. 以下哪些失语症类型可能会出现找词困难

A. 完全性失语　　　　　　B. 布洛卡失语

C. 经皮质运动性失语　　　D. 传导性失语

E. 命名性失语

12. 痉挛型构音障碍的言语症状包括

A. 说话费力　　B. 鼻音过重　　C. 发音错误固定　D. 鼻音减弱　　E. 粗糙音

13. 正常摄食 – 吞咽过程包含以下哪些分期

A. 先行期　　　B. 口腔期　　　C. 咽部期　　　　D. 食管期　　　E. 胃期

二、思考题

一名 76 岁女性患者，"脑干出血"后肢体活动不利 2 个月余入院。发病以来，患者因进食呛咳而长期留置鼻饲管。此次入院希望能撤除鼻饲管。病程中，反复出现体温升高和咳痰加重，行抗感染治疗好转。近期家属曾尝试训练其经口进食，但配合不佳，且经常有哭闹现象。查体发现患者对口头指令的反应较为迟缓，掌颌反射（＋）。MWST3 级。该患者可能是假性延髓麻痹还是真性延髓麻痹？要做哪些评估来鉴别这两者？

第五章

神经肌肉电生理评定技术

学习目标

1. **掌握** 正常肌电图及异常肌电图检测结果；异常肌电图检查的临床意义。
2. **熟悉** 检查结果的分析及判断。
3. **了解** 检查的基本要求、方法及注意事项。
4. 具有正确的康复评定理念、良好的临床思维能力、分析解决问题的能力，能与患者及家属进行良好沟通，指导患者选择电生理评定项目。

案例讨论

【案例】

患者，男，40岁，右手食指和中指麻痛，曾诊断为 CTS，并行腕管局部注射糖皮质激素和物理治疗，症状已经完全缓解，但是现在症状复发。

【讨论】

请分析该患者可采用哪项神经电生理检查，以确定最佳治疗方案（保守治疗或手术治疗）？

扫码"学一学"

第一节 概　述

一、基本概念

神经、肌肉为可兴奋组织，正常活动时伴随着生物电的变化，在神经、肌肉病变及损伤中均可记录到特征性的电位改变，因此临床上常用神经肌肉电生理来检查人体神经生理学功能。它根据神经系统解剖特点，通过不同的神经肌肉电生理检查技术对神经的不同节、神经肌肉接头及肌肉疾病进行检测、分析和诊断，可用于康复治疗前后的评定，用于指导治疗、判断预后。

广义的神经肌肉电生理检查包括所有的生物电活动检查，如心电图、脑电图、肌电图、神经传导速度检查和诱发电位检查等。狭义的神经肌肉电生理检查仅指刺激式电检查，如直流-感应电检查、强度-时间曲线检查等。

二、神经肌肉电生理特性

（一）静息跨膜电位

1. 静息电位及其特点　静息电位是指细胞在安静状态下，存在于膜两侧的电位差，表现为膜内电位较膜外为负，一般在 $-100 \sim -10mV$。其特征是：①在大多数细胞是一种稳定的直流电位；②细胞内电位低于胞外，即内负外正；③不同细胞静息电位的数值可以不同，人类骨骼肌细胞的静息跨膜电位为 $-90mV$。

2. 静息电位产生机制　静息电位主要由 K^+ 外流形成，接近于 K^+ 的电-化学平衡电位。

（1）细胞内外 Na^+ 和 K^+ 的分布不均匀，细胞外高 Na^+ 而细胞内高 K^+。

（2）安静时膜对 K^+ 的通透性远大于 Na^+，K^+ 顺浓度梯度外流，并达到电-化学平衡。

（3）钠-钾泵的生电作用，维持细胞内外离子不均匀分布，使膜内电位的负值增大，参与静息电位生成。

（二）动作电位

1. 动作电位及其特点　动作电位是指可兴奋细胞受到有效刺激而发生兴奋时所产生的一个迅速的可向远处传播的膜电位波动。其特征是：①全或无现象，就单条神经纤维来说，如果刺激未达到阈值，则不引起动作电位，而动作电位一经引起，其幅度就可达最大值，其大小不随刺激强度而变化；②不衰减性传导，同一细胞上动作电位的大小与传导距离无关；③脉冲式发放。

2. 静息电位产生机制

（1）静息时，由于细胞膜内外液存在各种离子的浓度差，膜对这些离子通透性的不同，K^+ 可以自由通过细胞膜，而 Na^+ 则不能，使得轴突膜内外维持着 $-70mV$ 左右的静息电位。

（2）当细胞受到刺激时，细胞膜发生去极化，膜对 Na^+、K^+ 通透性发生变化；首先是 Na^+ 的电控门通道活化，允许 Na^+ 大量涌进，使膜内电位变正，这更加速了膜的去极化，当 Na^+ 去极化达到临界水平及阈值时，就会产生一个动作电位。

（3）随后，K^+ 通透性增加，而 Na^+ 通透性则逐渐降低至最终 Na^+ 通道失活、K^+ 通道活化，内向 Na^+ 电流下降，K^+ 外流形成很大的外向电流，动作电位突然下降到静息水平，膜超极化，随后再缓慢回到静息电位水平，完成一个复极化周期。

（三）容积传导

不论神经传导或针电极肌电图，其记录电极所记录到的电位都是细胞内电位经过细胞外体液和周围组织传导而来的，这种传导方式叫容积传导（volume conduction），容积传导又根据其电位发生源和记录电极之间的距离远近分为近场电位（near-field potential）和远场电位（far-field potential），神经传导和肌电图记录的都是近场电位，诱发电位记录的是远场电位。在神经电生理检查中，凡是向上的波均被称为负相波；向下的波均被称为正相波。当容积传导的这种近场电位接近，通过并且离开记录电极下面时，就会产生一个典型的三相波，多数感觉神经或混合神经电位都具有这种典型三相波；当容积传导的这种近场电位位于记录电极下面时，就会出现一个典型的双相波，负相在先，正相在后，这也是常规运动神经传导中记录到的典型波形。

三、神经肌肉电生理检查的基本要求

通常在进行检查之前，检查者须充分了解患者病史，进行有针对性的神经系统体格检查，并结合临床需要确定检查项目。检查时，要注重根据患者具体情况，调整检查内容，而不能对所有的患者都遵循某一特定模式，也就是说对患者检查一定要个体化，以期达到最后的目的。神经肌肉电生理检查是一项实践性强、技术要求严格、与临床结合非常紧密的检查，其结果的准确性将直接影响最后的诊断，而要保证结果准确的首要前提就是严格、规范的操作。

神经肌肉电生理检查要求检查室噪声低，光线柔和，安静舒适，室温最好保持在28～30℃，而患者的肢体温度最好保持在32℃以上。房间要远离电源，检查设备使用独立的电源插座。检查前要向患者解释该检查的过程、目的，有无疼痛，需要患者如何配合，不要让患者产生恐惧感。检查时，患者要充分放松，取舒适体位，充分暴露所要检查的部位。

四、神经肌肉电生理检查的仪器与设备

肌电图诱发电位检查仪的主要组成部分包括电极、放大器、显示器、扬声器、记录器、刺激器以及存储各种数据的部件。肌电图电极是收集电信号的部分，分为针电极和表面电极两类。针电极是传统的常规电极，有同心圆针电极、双极同心圆针电极、单极针电极或单纤维针电极，临床上最常用的是同心圆针电极，它主要记录电极周围有限范围内的运动单位电位的总和；表面电极记录到电极下较大范围内电活动的总和，常用于神经传导测定、诱发电位的检查、表面肌电图等。放大器是一台仪器最关键部分，前置放大器应当噪声低，阻抗高，共模抑制比高。噪声低则易于检出纤颤电位和诱发电位，阻抗高则波形失真小，共模抑制比高则抗干扰能力强，放大器要求频带宽（20～5000Hz），高低截止频率均可调。显示器中阴极射线管是很重要的组成部分，由于它可以无限制地反映频率的变化，以便分析运动单位时限、波幅和波形。肌肉动作电位的音调有特异性，因此在进行肌电图测定时，应用扬声器辨别各种自发电位和肌电活动的声音特点，对分析诊断很有帮助。

第二节 肌电图检查

扫码"学一学"

一、概述

肌电图是将同心圆针电极插入肌肉中，将肌肉在静息和收缩状态的动作电位引出，经过肌电图仪的放大器、示波器等装置（图5-2-1），记录其电位活动及其变化，并以图像显示出来。肌电图测定范围小，较精确，可以很好的研究深层肌肉的神经生理学和运动学活动。

1. 基本原理 当神经兴奋时，冲动由前角细胞向远端通过电－化学－电形式传导，并经运动终板使肌纤维兴奋，产生肌肉收缩，同时伴有电位的变化，这是肌电图电信号的来源（图5-2-2）。

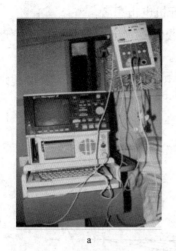
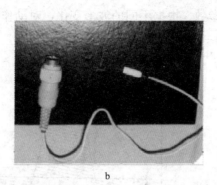

a   b

图 5-2-1 肌电图仪

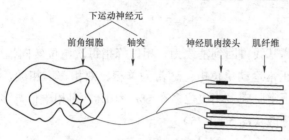

图 5-2-2 肌电图电信号的产生

2. 仪器设备 使用肌电图仪,一般由电极、放大器、显示器、扬声器、记录器、平均器、刺激器和信号贮存器等组成。其重要部分为放大器,作用是将生物电流不失真的放大显示出来。电极则是将人体生物电检识出来的工具,分为表面电极和针电极两大类,可分别用于记录和刺激(图 5-2-3)。

检查时,常采用同轴单芯针电极插入骨骼肌,经对称分差放大器放大,在显示器上观察到肌电的图形,刺激器多采用输出恒压或恒流。

近年来,采用了计算机控制,可自动记录和分析肌电情况,进行平均电压计算与显示、频谱分析、神经传导速度计算,以及储存、打印,使之更为精确、方便。

3. 注意事项

(1)检查前要认真了解病史,确定肌电检查目的,避免不必要的检查或遗漏某些肌肉检查而延误诊断。

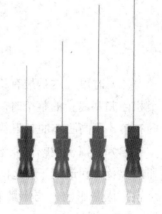

图 5-2-3 电极

(2)肌电仪器要放置在空气干燥、温度适宜(15~25℃)、无干扰的房间(最好在屏蔽室内)。

(3)肌电检查要有定性和定量的结果。定性是对肌肉放松时的静息电位、收缩时的运动单位电位的时限和幅度作出诊断。定量是对足够数量运动单位电位的时限和电压求取平均值。

(4)结合临床检查和肌电图的结果全面分析作出正确诊断。

257

（5）操作完成后，电流输出回零。避免再次开机电击患者。

（6）检查当日不做物理治疗和其他检查，空腹时不宜进行。对于某些检查，检查前要停药，如新斯的明类药物应于检查前 16 小时停用。

4. 基本参数 根据不同的波形变化，对动作电位的时限、波幅、波形和频率等参数进行分析（图 5-2-4）。

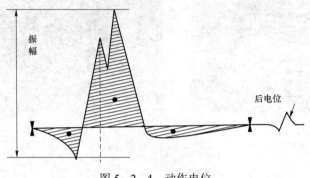

图 5-2-4 动作电位

（1）相 波形偏离基线再回到基线为一相。峰指每次电位转向幅度超过 $20\mu V$ 为一峰，不论其是否过零线。正常运动单位电位通常为单相、双相、三相波，共占 80% 左右，五相以上称为多相电位，正常肌肉多相电位多在 5%～10%。多相电位与多峰电位意义相同，均表示运动单位的时间分散（图 5-2-5）。

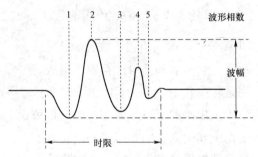

图 5-2-5 运动单位的时限、波幅、波形相数

（2）时限 这是最有诊断价值的指标。测定方法是从第一个相偏离基线开始到最后一个相回归基线止的整个时间，一般为几毫秒至数十毫秒。温度对时限的影响不明显，而不同年龄、不同肌肉的时限数值差异较大（见图 5-2-5）。

（3）波幅 波幅是亚运动单位肌纤维兴奋时动作电位幅度的总和，通常测定其峰值，即最大负峰和最大正峰之间的电位差，单位为 mV 或 μV。波幅的大小受电极的类型、电极位置等因素影响，与年龄有密切关系。肌肉平均波幅的大小对诊断有一定参考价值（见图 5-2-5）。

（4）极性 基线以下为正，以上为负。

（5）频率 电位每秒发生的次数（见图 5-2-4）。

二、常用肌肉解剖定位和进针部位

1. 第一背侧骨间肌（图 5-2-6）

（1）神经支配 尺神经，内侧束，下干和 C_8～T_1 神经根。

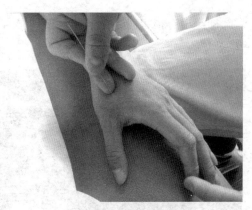

图 5-2-6　第一背侧骨间肌

（2）进针部位　手呈中立位置，腕横纹与第二掌指关节中点倾斜进针。

（3）激活方式　示指外展。

（4）注意事项　进针不宜过深，可能进入拇收肌。

（5）临床意义　尺神经深支运动传导检测时，可于该肌记录。尺神经在腕部、肘部及 $C_8 \sim T_1$ 神经根有损害时，可出现此肌肉异常。

2. 小指展肌（图 5-2-7）

（1）神经支配　尺神经，内侧束，下干和 $C_8 \sim T_1$ 神经根。

（2）进针部位　在小指掌指关节尺侧和腕横纹的中点进针。

（3）激活方式　外展小指。

（4）注意事项　进针过深可能进入小指对掌肌或蚓状肌。

（5）临床意义　在尺神经运动传导检测中，常以该肌作为记录肌肉。尺神经在腕部、肘部及 $C_8 \sim T_1$ 神经根有损害时，此肌肉可出现异常。

3. 拇短展肌（图 5-2-8）

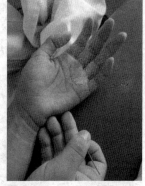

图 5-2-7　小指展肌

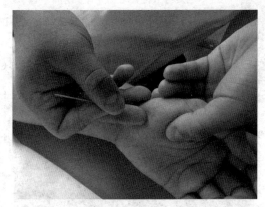

图 5-2-8　拇短展肌

（1）神经支配　正中神经（内侧头），内侧束，下干和 $C_8 \sim T_1$ 神经根。

（2）进针部位　掌心向上，第一掌指关节掌侧和腕掌关节之间连线的中点进针。

（3）激活方式　拇指外展。

（4）注意事项　进针过深可能进入拇对展肌，过于偏内侧会进入拇短屈肌。

（5）临床意义　在正中神经运动传导检测中，常以该肌作为记录肌肉。在腕管综合征、

259

臂丛内侧束、下干及 $C_8 \sim T_1$ 神经根有损害时，此肌肉可出现异常。

4. 指总伸肌（图 5-2-9）

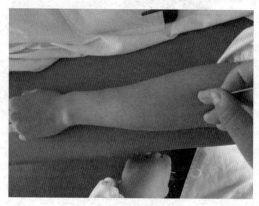

图 5-2-9　指总伸肌

（1）神经支配　后骨间神经，桡神经，后束，中干，下干和 $C_8 \sim T_1$ 神经根。

（2）进针部位　掌心向下，前臂背侧中、上 1/3 处，尺、桡骨之间进针。

（3）激活方式　背伸掌指关节。

（4）注意事项　进针太靠桡侧可能进入桡侧腕伸肌，太靠尺侧可能进入尺侧腕伸肌。

（5）临床意义　在桡神经运动传导检测时，常于该肌记录。在桡神经任何部位损害如腋部、桡神经沟处和后骨间神经处，均可出现此肌肉异常。

5. 旋前圆肌（图 5-2-10）

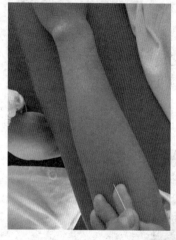

图 5-2-10　旋前圆肌

（1）神经支配　正中神经，外侧束，上干，中干和 $C_6 \sim C_7$ 神经根。

（2）进针部位　前臂旋前，掌心向上，肱骨内上髁与肱二头肌腱连线以远约两指宽处进针。

（3）激活方式　前臂旋前。

（4）注意事项　进针太靠桡侧可能扎到肱桡肌，太靠尺侧可能扎到桡侧腕屈肌上。

（5）临床意义　在臂丛外侧束、$C_6 \sim C_7$ 神经根损害时，此肌可出现异常。

6. 肱二头肌（图 5-2-11）

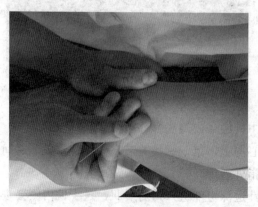

图 5-2-11　肱二头肌

（1）神经支配　肌皮神经，外侧束，上干和 C_5 ～ C_6 神经根。

（2）进针部位　上臂中 1/2 处肌肉最丰满处进针。

（3）激活方式　前臂旋后时屈曲肘关节。

（4）注意事项　进针太靠远端可能刺到肱肌。

（5）临床意义　C_6 神经根代表肌，在肌皮神经、外侧束和 C_5 ～ C_6 神经根损害时，此肌肉可出现异常。

7. 三角肌（图 5-2-12）

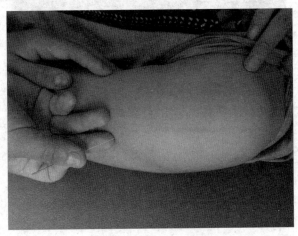

图 5-2-12　三角肌

（1）神经支配　腋神经，臂丛后束，上干和 C_5 ～ C_6 神经根。

（2）进针部位　肩峰与三角肌粗隆连线中点处进针。

（3）激活方式　上臂外展。

（4）注意事项　进针太靠远端可能刺到肱肌。

（5）临床意义　腋神经及 C_5 ～ C_6 神经根损害时，此肌肉可出现异常。

8. 趾短伸肌（图 5-2-13）

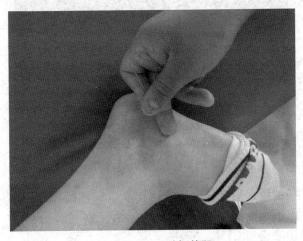

图 5-2-13　趾短伸肌

（1）神经支配　腓深神经，腓总神经，坐骨神经，骶丛和 L_5、S_1 神经根。

（2）进针部位　外踝远端三横指处。

（3）激活方式　背伸足趾。

（4）注意事项　此肌肉表浅，宜浅进针。

（5）临床意义　在腓总神经运动传导检测中，常以该肌作为记录肌肉。

9. 胫前肌（图5-2-14）

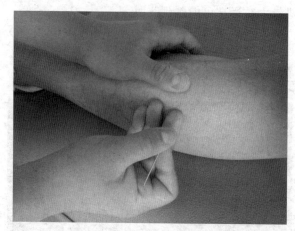

图5-2-14　胫前肌

（1）神经支配　腓深神经，腓总神经，坐骨神经，骶丛和 L_4、L_5 神经根。

（2）进针部位　胫骨结节下四横指，胫骨嵴外侧一指宽处进针。

（3）激活方式　踝背伸。

（4）注意事项　此肌肉表浅，进针太深会刺到趾长伸肌。

（5）临床意义　在腓深神经、腓总神经、坐骨神经、骶丛和 L_4、L_5 神经根损害时，此肌肉可出现异常。

10. 腓肠肌内侧头（图5-2-15）

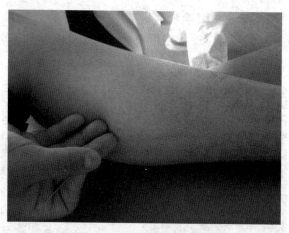

图5-2-15　腓肠肌内侧头

（1）神经支配　胫神经，坐骨神经，骶丛和 S_1、S_2 神经根。

（2）进针部位　在小腿内侧，腘窝皱褶下约一手宽处进针。

（3）激活方式　踝跖屈。

（4）注意事项　进针太深会刺到趾长屈肌或比目鱼肌。

（5）临床意义　胫神经、坐骨神经、骶丛和 S_1、S_2 神经根损害时，此肌肉可出现异常。

11. 股内侧肌（图5-2-16）

（1）神经支配　股神经，腰丛和 L_2、L_3、L_4 神经根。

（2）进针部位 在大腿前面，髌骨内上角上方 4 指宽处进针。

（3）激活方式 伸膝、屈髋上抬下肢。

（4）注意事项 进针太靠后会扎到缝匠肌，进针太靠前会扎到股直肌。

（5）临床意义 股神经、腰丛和 L_2、L_3、L_4 神经根损害时，此肌肉出现异常。

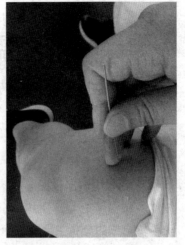

图 5-2-16 股内侧肌

三、正常肌电图

做针极肌电图检查时，对于每一块需要检查的肌肉，通常分四个步骤来观察：①插入电活动：将记录针插入肌肉时所引起的电位变化；②放松时：观察肌肉在完全放松时是否有异常自发电活动；③轻收缩时：观察运动单位电位时限、波幅、位相和发放频率；④大力收缩时：观察运动单位电位募集类型。

1. 插入电活动

（1）插入电位 在针电极插入肌肉或在肌肉内移动时，因针的机械性刺激，导致肌肉纤维去极化，可产生一个短促电活动，即为插入电位，时限平均为 465.3ms±2.73ms。

插入电位与神经支配无关，针极移动一旦停止，电位即消失。其诊断意义不大，在失神经和炎症情况下，插入电位增大增宽；插入电位消失则为肌肉坏死的征象（图 5-2-17）。

（2）终板电位 针极插到肌肉运动终板附近进行记录，正常肌肉可出现两种自发电活动，称终板电位和终板噪声。

终板电位呈单相或双相（先呈负相，这可与纤颤电位相鉴别），波幅可达 250μV，时限 1~5ms。终板电位是自然生理现象，可在完全正常的肌肉中见到，故无诊断价值，重要的是要与纤颤电位相鉴别（图 5-2-18）。

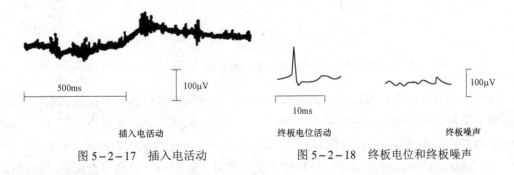

500ms	100μV		10ms		100μV

插入电活动　　　　　　　　　　终板电位活动　　　　　　终板噪声

图 5-2-17 插入电活动　　　　图 5-2-18 终板电位和终板噪声

终板噪声的特点是基线的不规则变动，波幅 10~40μV，发放频率为每秒 20~40Hz，并听到海啸样声音，患者诉说进针处疼痛，将针稍退出疼痛即消失。

2. 电静息 肌肉在松弛状态下不产生电位变化，不出现肌电活动，显示器上呈平线状，称为电静息。

结合患者的主动放松、小力收缩及最大力收缩 3 个时相的表现，判断神经肌肉的功能状态，预测神经损伤的恢复等，以协助制定正确的诊疗及康复计划（图 5-2-19）。

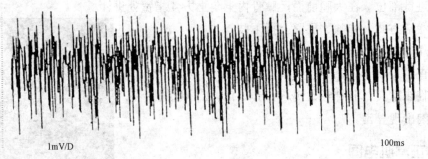

1mV/D   100ms

图 5-2-19 电静息

3. 轻收缩时肌电图 肌肉轻收缩时可记录到运动单位电位（图 5-2-20）。由于运动单位本身结构、空间排列和兴奋程序不同，可记录到不同形状、时限及不同波幅的电位。运动单位电位的分析主要有 3 个参数：时限、波幅、位相，此外还有稳定性和发放频率。

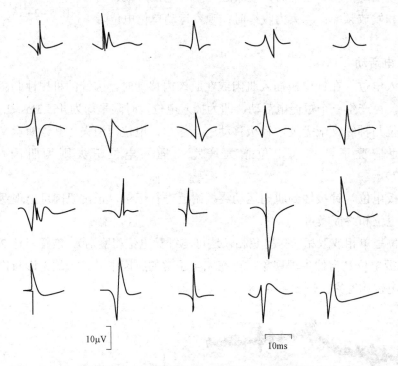

10μV   10ms

图 5-2-20 轻收缩时 30 岁正常人肱二头肌 20 个不同部位运动单位电位

（1）运动单位电位时限测量 运动单位变化的总时间，即自第一个相偏离基线开始，至最后一个相回归基线止。它反映了一个运动单位里不同肌纤维同步兴奋的程度。不同部位肌肉和不同年龄的运动单位时限差别很大，一般为 4～13ms，不超过 15ms（图 5-2-21）。

（2）运动单位电位波幅测量 波幅代表肌纤维兴奋时所产生的动作电位幅度的总和。一般取峰-峰电压值计算波幅，即最大负峰和最大正峰之间的电位差，单位为 mV。运动单位电位的波幅变异甚大，主要取决于电极与运动单位的距离及活动纤维的密度，正常情况下，一般不超过 4mV。

（3）运动单位电位位相测量 检测运动单位不同肌纤维放电的同步性。测量运动单位的位相时，一般是由电位跨越基线次数再加 1 而得到。正常的运动单位电位为双相或三相，4 相及以上称多相电位，正常多相电位占 5%～10%，但不同的肌肉差异较大。运动单位电位 3 个主要参数：时限、波幅、位相。

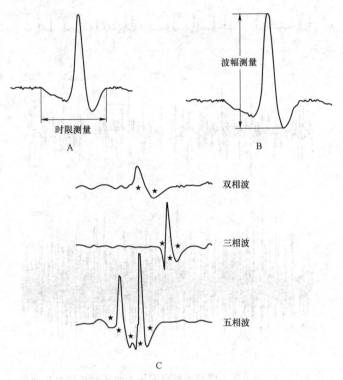

图 5-2-21　运动单位电位参数

A. 运动单位时限测量；B. 运动单位波幅的测量；C. 运动单位位相的测量

正常肌电单位见图 5-2-22。

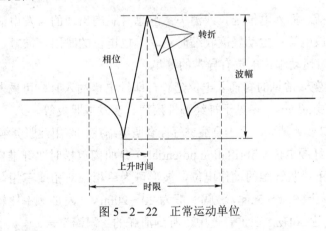

图 5-2-22　正常运动单位

4. 运动单位电位募集和发放类型　见图 5-2-23。

（1）单纯相　肌肉轻度用力收缩时，只有几个运动单位参加收缩，肌电图上表现为孤立的单个电位。

（2）混合相　肌肉中度用力收缩时，募集的运动单位增多，有些运动单位电位互相密集不可区分，有些区域仍可见到单个运动单位电位。

（3）干扰相　肌肉最大用力收缩时，肌肉呈完全强直收缩，肌纤维募集更多，放电频率增高，参加活动的运动单位增多，此时运动单位的动作电位互相重叠而难以分辨，称为干扰相。

考点提示　运动单位的相关概念及基本参数，正常肌电图的特征表现。

265

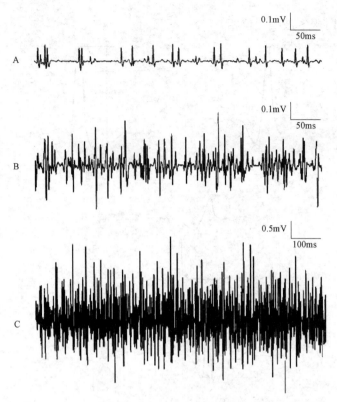

图5-2-23　正常人肌肉不同程度用力时运动单位募集现象
A. 单纯相；B. 混合相；C. 干扰相

四、异常肌电图

肌电图异常包括：插入电位延长或消失；静息时肌肉出现的自发电活动如纤颤电位、正锐波、复杂重复放电等；主动轻度收缩时运动单位电位的时限、波幅、位相和发放频率有异常；大力收缩时运动单位电位有异常的募集。

1. 插入电位改变　常见的有插入电位延长，即针电极插入时，可诱发较长时间的反复放电，持续时间超过300ms，多见于神经源性疾病、多发性肌炎等。

插入电位亦可减弱或消失，见于重症进行性脊肌萎缩症、废用性肌萎缩以及肌肉纤维化。

2. 纤颤电位　纤颤电位（fibrillation potentials）是肌肉放松时肌纤维自发收缩产生的电位，为失神经支配下单肌纤维的动作电位，波形可为单相、双相或三相，以双相多见。相位先正后负，时限范围在1～5ms，波幅一般为20～200μV，发放频率比较规则，多为每秒0.5～10Hz，有时高达30Hz，在扩音器中可听到清脆的"雨滴"声。

凡下运动神经元损伤、肌纤维失神经支配均可产生纤颤电位，如前角病变、神经丛、神经根、周围神经病变等；肌原性病变亦可出现纤颤电位，但须结合病史及肌电图其他指标方可作出诊断（图5-2-24）。

3. 正锐波（正尖波）　正锐波（positive sharp waves）常与纤颤电位伴发，波形特点为双相，呈"V"字形，起始为一正相，之后为一时限较宽、波幅较低的负向。其时限为10～100ms，波幅变化范围较大，从10～100μV，有时可达3mV，发放频率比较规则，介于每秒0.5～10Hz，有时达30Hz。肌电图检查时可发出比较钝的爆米花声。

正锐波的临床意义同纤颤电位，为失神经支配的肌纤维变性的指标，纤颤电位出现往往较正锐波为早，肌原性疾病也偶见正锐波。

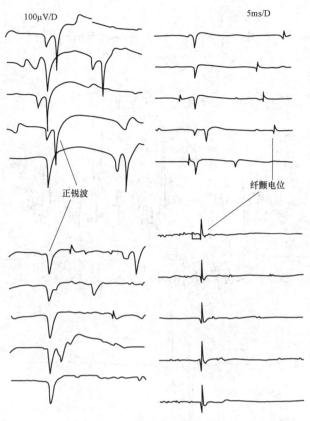

图 5-2-24　纤颤电位和正锐波

4. 复杂重复放电　复杂重复放电（complex repetitive discharges，CRD）又叫肌强直样放电或怪样单位，是一组失神经肌纤维的循环放电，在肌电图检查时，表现为突发突止，频率为 20～150Hz，波幅为 50～500μV，规律出现，每次发放的形态基本一致，并且会出现持续的像机关枪样的声音。它可以在神经源性损害或肌源性损害中出现，但通常它的出现多提示病变进入慢性过程（图 5-2-25）。

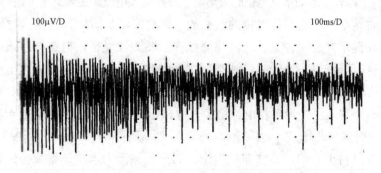

图 5-2-25　肌强直放电

5. 束颤电位　束颤时肉眼可见，束颤电位是肌肉抽动时运动单位的全部或部分肌纤维的自发放电，可为各种位相，波幅一般＜2mV，时限 2～10ms，部分达 20ms（图 5-2-26）。束颤电位起源可能与脊髓前角细胞兴奋性升高或因病变刺激周围神经根、丛、干时的轴突反射有关。可见于正常人，典型的束颤电位多在前角细胞病变病变时出现，特别是大于四相，波宽在 10ms 以上，幅度高于 1mV 的束颤电位更具有诊断价值（有的称之为恶性束颤电位），是脊髓前角细胞疾病的征象，在周围神经病变或嵌压性神经病变时也可出现。

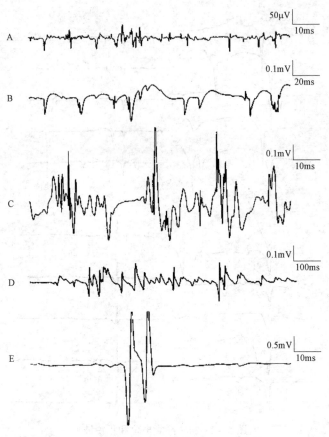

图 5-2-26 各型异常肌电图

A. 纤颤电位；B. 正锐波；C. 复杂重复放电；D. 肌强直电位；E. 束颤电位

6. 轻度收缩时的异常肌电图

（1）时限的异常 运动单位电位时限小于正常值的20%时,即表示运动单位电位的时限缩短,又称小电位。主要见于肌源性损害,其原因系患者运动单元不同程度的肌纤维丧失所致;时限大于正常值的20%,即表示运动单位电位时限增宽,又称巨大电位。主要见于下运动神经元病变。

（2）波幅的异常 运动单位电位的波幅的诊断意义不如时限,常结合时限的改变作出诊断,波幅增高提示神经源性受损,波幅降低提示肌源性受损,但在神经损伤早期,神经再生初期波幅也可降低。在神经损伤或神经吻合术后至少一个月以上,可出现再生电位。其表现为波幅达 4mV 以上,时程稍宽,表示肌肉重新获得神经支配,预后良好。

（3）波形的异常 主要为多相电位增多,位相超过 5 相以上甚至达数十相。按波形特点可分为：①短棘波多相电位,时限短（<3ms）,波幅不等（<300~500μV）,见于肌源性损害的病变及神经再生早期,又称新生电位,其产生原因为当肌纤维或神经损伤后肌纤维或末梢神经的兴奋及传导呈现时间差异,参加收缩的肌纤维不同步所致。②群多相,位相多,波幅高,时限可达 30ms,又称复合电位,意义与巨大电位相同。

7. 大力收缩时的异常肌电图 下运动神经元病变,大力收缩时运动单位电位数量可减少,根据病变程度不同,可表现为混合相或单纯相,波幅增高;上运动神经元病变,大力收缩也可引起运动单位电位数量减少,这需结合肌电图其他改变（如自发电位、运动单位电位时限）才能作出诊断;肌源性受损者,大力收缩时运动单位电位数量常呈反常增加,可为干扰相,电位数量有时甚至较正常人为多,故又被称为"病理干扰相"（图5-2-27）。

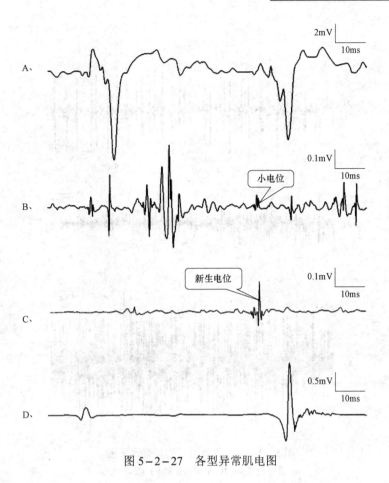

图 5-2-27　各型异常肌电图

考点提示　异常肌电图的临床意义

五、常见病变异常肌电图类型

在肌电图检查时，我们可以根据自发电位出现的情况、运动单位电位形态、发放频率和募集形式来判断病变性质、程度和预后。以下是一些常见病变异常肌电图类型（图 5-2-28）。

1. 周围神经病变及损伤

（1）急性轴索损害　2～3 周后，插入电位延长，肌肉放松时，可见大量正尖纤颤电位，轻收缩时，可见运动单位电位形态保持正常，当大力收缩时，出现运动单位电位募集相减少。当损害后 1 周内做肌电图检查，未见自发电位，仅出现正常运动单位电位募集相减少，所以急性周围神经病变时，过早做肌电图检查，意义不大。

（2）慢性轴索损害　插入电位延长，正尖纤颤电位明显减少或消失，有的患者出现复杂重复放电，主动轻用力时出现时限增宽、波幅高的运动单位电位，即大电位，重用力时募集相减少。一旦出现复杂重复放电或大电位，就标志着病程已经几个月或几年，进入慢性期。

（3）以脱髓鞘为主的周围神经病变　插入电位不延长，无自发电位，运动单位形态正常，但募集相减少。主要靠神经传导检查来确定。

2. 脊髓前角细胞病变　可有插入电位延长，有正尖纤颤电位，常见束颤电位，轻收缩时，可见运动单位电位时相增宽，波幅高，常有巨大电位，多相波多，大力收缩时，有的单位数量减少，呈高频发放的单纯相。

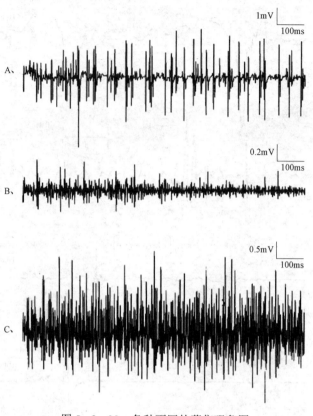

图 5-2-28　各种不同的募集现象图

A. 募集相减少；B. 早期募集现象；C. 干扰相

3. 肌源性损害病变

（1）急性肌源性损害　可有自发电位，轻收缩时运动单位电位时限缩短，波幅减小，多相电位增多，大力收缩时，可出现早期募集现象。

（2）慢性肌源性损害　可有小的纤颤电位，有长时限、高波幅多相运动单位电位与短时限、低波幅多相运动单位电位同时存在，大力收缩时，可出现早期募集现象。

总之，神经源性损害的肌电图表现为宽大电位及单纯相，而肌源性损害的肌电图表现为矮小电位及早期募集现象。

 知识拓展

神经源性疾病与肌源性疾病的肌电图的鉴别

通过测定运动单位电位的时限、波幅，安静情况下有无自发的电活动，以及肌肉大力收缩的波形及波幅，可区别神经源性损害和肌源性损害。

1. 神经源性损害　插入电位延长，有正尖纤颤电位，轻收缩时，运动单位电位可时限增宽，波幅高，多相波多，大力收缩时，运动单位数量减少，呈单纯相。

2. 肌源性损害　可有自发电位，轻收缩时运动单位电位时限缩短，波幅减小，多相电位增多，大力收缩时，出现早期募集现象。

第三节　神经传导检查

神经传导检查（nerve conduction velocity，NCV）是一种客观的定量检查，是研究神经在传递冲动过程中的生物电活动。神经受电刺激后，神经冲动按一定的方向传导，运动神经则将兴奋传向远端肌肉，即离心传导；而感觉神经将兴奋冲动传向中枢，即向心传导。利用此特性运用脉冲电流刺激运动或感觉神经，记录神经刺激点的激发电位，经过计算分析，测定神经传导速度，从而研究与判断周围神经的运动或感觉兴奋传导功能。

由于不同神经的解剖位置和结构各异，所以具体的检查方法各不相同，但基本原理是一致的。通常进行神经传导检查的神经在上肢为正中神经、尺神经和桡神经，在下肢为胫神经、腓神经和腓肠神经。

一、运动神经传导检查

运动神经传导（MCV）研究的是运动单位的功能和整合性。通过对运动传导的研究可以评估运动神经轴索、神经和肌肉接头以及肌肉的功能状态，并为进一步作针电极肌电图检查提供准确的信息。

1. 运动神经传导速度测定原理　一般采用两点刺激法。如图 5-3-1 中分别在 A 点与 B 点刺激，在肌肉中记录，以两点之间的距离除以两点刺激的潜伏期之差，即为两点之间的传导速度。

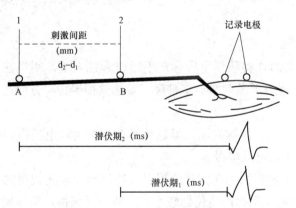

图 5-3-1　运动神经传导速度测定

2. 电极　刺激电极为直径 1cm，相距 2cm 的两个银制或不锈钢的圆盘，分别为正负极，用于刺激周围神经，正极置于神经近端，负极置于神经远端（靠近记录电极）。记录电极可用两种电极，同心针电极或皮肤表面电极。针电极定位准确；表面电极使用方便、无痛，易为受试者接受。接地线可用金属片或金属条，浸以盐水，固定于刺激电极和记录电极之间。

3. 测定和分析方法　患者取卧位（测定上肢可取坐位），安置地线，记录电极放在所测定神经支配的肌肉上，准确选择刺激电极的位置，然后给予电刺激。首先用较小刺激量，然后逐渐加大刺激量至超强刺激（引起最大肌肉动作电位的强度再增加 20%～30% 量）可得到正负两相的肌肉动作电位（compound muscle action potential，CMAP），通过对此动作电位波幅、潜伏时和时限分析，来判断运动神经的传导功能。

$$运动神经传导速度（m/s）=\frac{两刺激点间的距离（mm）}{两刺激点刺激潜伏时差（ms）}$$

以尺神经为例：

A 极置于肘部尺神经沟处，B 极置于腕部尺神经干处，在尺神经所支配的小指外展肌处安放记录电极 C。

（1）分析指标

1）潜伏期　从脉冲刺激开始至记录到动作电位（M 波）出现之间的潜伏时间称潜伏期，以 ms 表示。

2）传导时间与距离　对神经的各个不同端点分别进行刺激，在其所支配的远端记录到动作电位（M 波），两个端点潜伏期之差称为传导时间，再从人体表面测出两端点间距离。

（2）神经传导速度　假设 AC 所需潜伏期（T_1）为 8ms，BC 所需潜伏期（T_2）为 4ms，AC 之间距离为 28.9cm，BC 之间距离为 6.4cm，则 AB 之间的运动神经传导速度为：MCV= $(AC-BC)/(T_1-T_2)=(0.289-0.064)/(0.008-0.004)=225/4=56.25m/s$。

二、感觉神经传导检查

感觉神经传导（SCV）是反映冲动在神经干上的传导过程，它研究的是后根神经节和其后周围神经的功能状态。

1. 电极　刺激电极为环形皮肤电极，套在手指或脚趾末端。记录电极可采用皮肤电极或针电极。

2. 测定和分析方法

（1）顺向法　检查时，将环形电极套在手指或脚趾末端，阴极应放在阳极的近体侧，两环间距 20mm，用超强刺激刺激末梢神经，顺感觉神经传导方向在神经干近端记录激发电位。

（2）逆向法　电极安放同顺向法，但以神经干上的两对电极作为刺激电极，而以示指或小指上的环状电极作为记录电极。

一般顺向法稍快于逆向法，在实际应用中，选择脉冲时间较短的电流，避免近端刺激（逆向法）引起运动。此法测得的电位比较小，一般不易测得，常需用平均叠加技术才能使波形更加清晰的显示出来，然后记录其形态、波幅、宽度及潜伏时，再作测算。由于感觉神经测定没有神经肌肉接头的参与，其传导速度可直接用潜伏时除以刺激点到记录点的距离计算出来。

$$感觉神经传导速度（m/s）=\frac{刺激点与记录点的距离（mm）}{诱发电位的潜伏时（ms）}$$

三、影响神经传导检查的因素

无论是运动或感觉神经损伤，髓鞘损伤的病变主要表现为神经传导速度减慢，快纤维比慢纤维更明显；轴突损伤的病变主要表现为反应波的波幅降低，也可通过反应波的面积计算加以区别。另外，神经传导速度受被试者年龄、性别以及不同的神经、节段的影响。

1. 技术因素 影响神经传导速度的技术因素，如肌电图仪的放大倍数、扫描速度的选择、刺激电极的极性位置、测量距离的准确性等均对其有影响。

2. 温度 温度对传导速度有明显的影响，皮肤温度下降时，传导速度将减慢，潜伏时延长。研究表明，体表温度每下降 1℃，运动传导速度下降 2～2.4m/s，感觉传导速度下降 2m/s。故测定前需测量皮肤温度，低于 30～32℃时，应先予以升温。

3. 年龄 新生儿的神经传导速度约为成人的 50%，4 岁时接近成人值，然后相对稳定直至 60 岁，此后以大约每 10 年以 1.5% 的速度下降，尤其是感觉神经更为显著。

4. 身高 身高与神经传导速度呈负相关。身高较高的受试者，其末端传导在一定范围内的减慢属正常现象。

考点提示 ▶ 神经传导速度的常见影响因素。

四、常见神经传导检查

1. 正中神经 正中神经比较表浅（图 5-3-2），运动神经传导测定时，多在 Erb 点（位于锁骨中点向上 2～3cm 位置）、腋下、肘部和腕部刺激，在大鱼际肌上记录，接地极置于腕部。顺向感觉神经传导测定时，上述刺激点即成记录点，将环形电极套在示指、中指或拇指上刺激，可反映不同神经根的感觉神经异常。逆向感觉神经传导测定时，环形电极作为记录电极放在示指或中指上，刺激电极在腕部正中神经上距离记录电极约 13cm，阴极朝向记录电极。

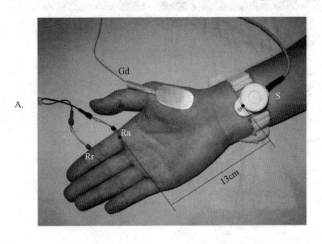

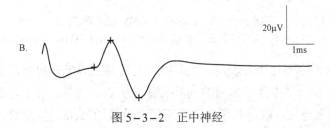

图 5-3-2 正中神经

正中神经感觉传导的测定见图 5－3－3。

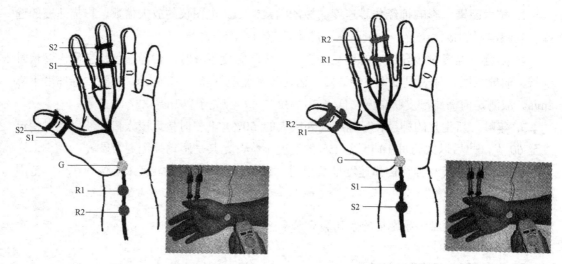

图 5－3－3　正中神经顺向性 SCV 测定方法、逆向性 SCV 测定方法

正中神经运动传导的测定见图 5－3－4。

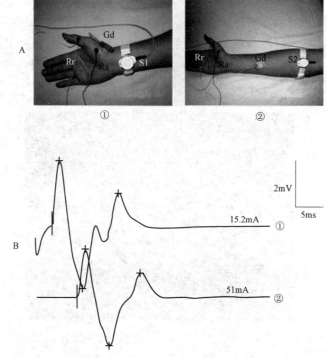

图 5－3－4　正中神经 MCV 测定方法

A. 正中神经运动传导检查；B. 正常人正中神经运动传导在腕部和肘下刺激，在拇短展肌记录波形图

2. 尺神经　尺神经干也比较表浅，尤其肘段更明显，一般在尺神经运动传导测定时，肘关节应屈曲 90°检查较准确。常用的刺激点有 Erb 点、腋下、肘上、肘上及腕部，多在小指外展肌收集激发电位，腕部刺激点阴极距记录电极约 5cm，接地极置于腕背上。顺向感觉神经传导测定时，环形电极套在小指上刺激，然后在尺神经干各点（即运动传导测定的刺激点）上记录。逆向感觉神经传导测定时，环形电极作为记录电极放在小指上，刺激电极在腕部尺神经上距离记录电极约 11cm，阴极朝向记录电极。尺神经损害多见于肘管综

合征，也称迟发性尺神经炎，通过肘上到肘下段的传导速度改变，可迅速作出定位诊断，除此之外，还常见到尺神经腕部传导延时。

3. 桡神经　桡神经不像正中神经、尺神经容易刺激，由于它的解剖特点所致，较佳刺激点有 Erb 点、腋部肱二头肌与肱三头肌内侧头之间、肘部肱桡肌与肱二头肌肌腱之间髁上 6cm 处、前臂的尺侧腕伸肌和小指伸肌之间，在这些点刺激时，通常在指伸总肌或示指伸肌上记录激发电位，多采用针电极记录。逆向感觉神经传导测定可用环形电极置于手背拇指和示指形成的 V 字形底部，刺激电极在手背距离记录电极约 10cm，阴极朝向记录电极。桡神经在肱骨桡神经沟受压是最常见的障碍，也常见于旋后肌综合征。

4. 腓总神经　刺激腓总神经多在腓骨小头上部及外踝处，在指短伸肌记录，接地极置于踝下。感觉测定时，可在足背外侧刺激，在腓骨小头作顺向记录；也可以在腓骨小头处刺激，逆向地在踝部记录。

5. 胫神经　刺激点在腘窝和内踝，在踇短展肌记录，内踝刺激点阴极通常距离记录点约 9cm，腘窝处刺激强度要大。

6. 腓肠神经　腓肠神经属于感觉神经，主要由 S_1 根支配，从胫神经分支出来后，在小腿屈侧下 1/3 处穿出，与腓总神经分支联合，分布于足背外侧。测定时，刺激电极置于小腿屈侧下 1/3 偏外处，记录电极放于外踝或足背外侧，接地极置于二者之间。如果做顺向传导，就将刺激与记录对调。该神经激发电位易显示，一般不用平均技术，它的传导速度是对周围神经最为灵敏的测定。

五、神经传导检查的正常范围

神经传导测定时观察的成分有混合肌肉动作电位的潜伏时、传导速度、波幅、时程、面积，其中潜伏时、传导速度、波幅是最主要的。由于神经传导受许多因素的影响，所以各实验室应该建立自己的正常值范围，下面是海南省人民医院肌电图室部分神经传导测定的正常值范围，供参考。

1. 运动神经传导正常值　见表 5-3-1。

表 5-3-1　运动神经传导正常值（成人）

神经	记录部位	末端潜伏时（ms）	传导速度（m/s）	波幅（mV）
正中神经	拇短展肌	≤4.0	>50	>4.5
尺神经	小指展肌	≤3.0	>50	>4
桡神经	示指固有伸肌	≤2.2	>50	>2.5
腓总神经	趾短伸肌	≤4.5	>40	>2.0
胫神经	踇短展肌	≤5.0	>40	>4.5

2. 感觉神经传导正常值　见表 5-3-2。

表 5-3-2　感觉神经传导正常值（成人）

神经	记录部位	潜伏时（ms）	传导速度（m/s）	波幅（mV）
正中神经	示指	≤3.0	>50	>15
尺神经	小指	≤2.5	>50	>10
桡浅神经	手背桡侧	≤2.5	>50	>10
腓肠神经	外踝下	≤4.5	>45	>5

六、常见异常神经传导类型

1. 轴索损害 混合肌肉动作电位波幅明显下降，神经传导速度和末端潜伏时正常或轻度异常。

2. 髓鞘脱失 神经传导速度减慢，波形离散或传导阻滞，末端潜伏时明显延长，但混合肌肉动作电位波幅下降不明显。

3. 传导阻滞 运动神经近端刺激时引出的混合肌肉动作电位波幅和面积较远端下降大于 50% 时，并且近端刺激出现波形离散，此种现象被称为传导阻滞。

知识拓展

Kennedy 病（Kennedy's disease，KD）又称脊髓延髓肌萎缩症（SBMA），病变主要累及脊髓前角及延髓运动神经元和脊髓后根感觉神经节，是一种晚发的性连锁遗传病。中年起病，病程冗长，进展缓慢，常在病程十几年时尚保持某种程度的工作能力和相对完好的生活自理能力。

患者几乎均为男性，症状多自下肢开始，近端受累突出，舌肌萎缩常见，无上运动神经元受累征象；可有乳房女性化和睾丸萎缩等内分泌改变；可有感觉减退的症状或体征，神经传导速度检查除运动神经传导速度减慢外，可提示感觉受累。

第四节　特殊检查

扫码"学一学"

特殊检查包括 F 波（F response）、H 反射（又叫迟发反应，late response）、瞬目反射（blink reflex）等，主要研究的是近端神经节段，它们对于了解周围神经近端神经的功能状态具有重要的价值，目前已广泛应用于各种周围神经病中。

一、F 波

F 波最初是由足部小肌肉（the small muscles of the feet）测得，故而得名。它是用超强刺激作用于神经，产生冲动后沿神经干作双向传导，向远端传导的冲动会引起肌肉的反应，产生动作电位，通常称为 M 波，而向近端传导的神经冲动则沿神经轴索传至运动神经细胞，使该神经细胞兴奋后又发出冲动经轴索向远端传导，引出肌肉又产生一个激发电位，即 F 波。它是同一运动神经元的回返兴奋，出现的时间比 M 波长。

1. 检查方法 刺激电极置于神经某一点，阴极朝向记录电极，用表面电极在该神经相应支配肌肉处记录，超强刺激 10～20 次至出现最大的 M 波和 F 波。

2. F 波的测定及计算方法 通过测量刺激点至脊髓的距离、F 波潜伏时与 M 波潜伏时之差，可以算出神经在近体端的传导速度，尤其能判断脊髓前角细胞传导有无异常。正常情况 F 波出现率平均为 79%，波幅为 M 波的 5%～10%，近端神经传导速度的测量公式为：

$$F波传传导速度（mm/ms）= \frac{刺激点至棘突（C_7或L_1）的距离（mm）\times 2}{F波潜伏时 - M波潜伏时 - 1（ms）}$$

其中，公式中减1则是减去冲动在脊髓前角细胞的时间延搁。

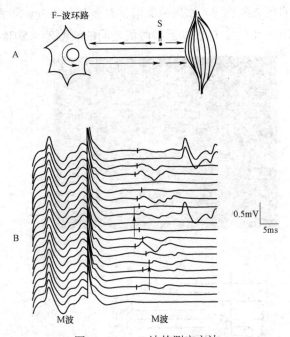

图5-4-1　F波的测定方法

A. F波环路；B. 正常人正中神经F波。第1个箭头代表F波最短潜伏时；
第2个箭头代表F波最长潜伏时；F波出现率为75%

3. F波的临床应用

（1）通过测定某一神经干 F 波的潜伏时及传导速度，可以了解该神经近髓段神经传导状况，对于神经根或神经丛病变有一定的诊断价值。

（2）通过观察 F 波的波幅及出现率，可以了解神经元池的兴奋性，用于评估痉挛程度。

二、H 反射

H 反射为低阈值反射，同时也是脊髓单突触反射，故用弱电流刺激胫神经，引起脊髓单突触反射，从而导致它所支配的腓肠肌收缩，即 H 反射，由 Hoffmann 而得名。

H 反射感受器是肌梭，由 I a 类感觉神经传入，经后跟进入脊髓，中枢为脊髓前角 α 小运动神经元，再由胫神经 α 运动纤维传出，效应器主要是红肌，从而导致腓肠肌收缩。它是一个真正的反射，可代表脊髓前角运动神经元的兴奋性。

H 反射在成人仅能在胫神经上引出，和 F 波一样，它也是反映周围神经近髓段的功能状态。

1. 检查方法　患者取俯卧位，两腿伸直，小腿充分放松，足踝下放一枕头使腓肠肌轻度牵张，以提高前角细胞兴奋性，易于引出 H 波。刺激电极置于腘部胫后神经上，记录电极置于腓肠肌内侧头肌腹，参考电极放在距记录电极远端3~4cm，接地线置于刺激电极与记录电极之间。在腘窝处刺激胫神经，阴极朝向近端，从最小的刺激强度开始，电刺激时限为0.5~1ms，每次刺激间隔3秒，逐渐增加刺激量。

2. H 反射的观察　在一定刺激强度时 H 反射能恒定引出，随着刺激强度的增加，H 反射波幅开始渐增而后渐减，最强或超强刺激时 H 反射反而消失，而 M 波波幅不断增高以至最大。其实 H 反射最佳刺激强度是既最大限度兴奋了 I a 类感觉传入纤维，又不同时兴奋运动纤维。H 反射的正常值和身高有关，但潜伏时一般不超过 35ms，通常要两侧对比，而且两侧刺激点到记录点的距离要相等，如果两侧潜伏时差超过 1.5ms 即为异常；波幅在 2.4mV 左右，但波动较大，H/M 比值在 64% 以下，两侧之间的波幅差＜50%。

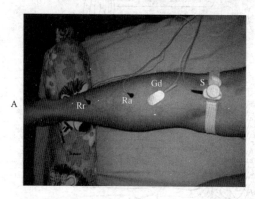

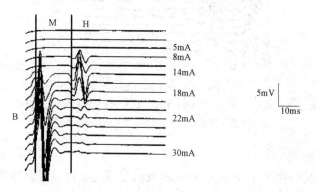

图 5-4-2　H 反射的测定方法

A. H 反射的记录方法；B. H 反射图，在低强度刺激时，H 反射出现，但 M 波未出现，当刺激强度逐渐增大时，H 反射逐渐消失，M 波逐渐变大

3. H 的反射的临床应用

（1）在近端胫神经病、坐骨神经病、腰骶神经丛病、骶 1 神经根病变时，都可以出现 H 反射潜伏时延长或消失。

（2）通过观察 H / M 比值，可以了解神经元池兴奋性，用于评估痉挛程度。

（3）感觉神经有损害时，H 反射消失，可用于评估早期周围神经病变，特别是糖尿病周围神经病。

三、瞬目反射

临床上瞬目反射主要是用来评估面神经、三叉神经以及脑干的功能。此反射的传入神经是三叉神经，传出神经是面神经。瞬目反射包含两个成分，即早发反应 R1 和迟发反应 R2。当刺激同侧三叉神经眶上支时，仅在刺激眼时可以记录到 R1 波，而 R2 波在两眼都可记录到。R1 波通常比较稳定，而且重复性比较好，R2 波通常为多相波，并且波型多变。早发反应 R1 波被认为是三叉神经感觉和同侧面神经核之间的一个单突触反射。而迟发反应 R2 则被认为是脑干内三叉神经脊束核和面神经核之间的多个中间神经元多突触反射。

1. 检查方法　患者仰卧，眼睛睁开或轻微关闭，电极记录放在双侧眼轮匝肌下缘瞳孔下方，参考电极置于外眦，地线放前额中央，刺激一侧眶上神经，用超强刺激，但要注意刺激强度不要太大，以免引起刺激伪迹。一般重复刺激几次，选择波形稳定，重复性好的波形来测量 R1、R2 最短潜伏时。

2. 瞬目反射的观察　主要观察 R1 波及 R2 波的波幅和潜伏时，正常值 R1 在 13ms 以内，左右侧间差为 1.2～1ms；R2 在 40ms 以内，两侧间差不超过 5ms。

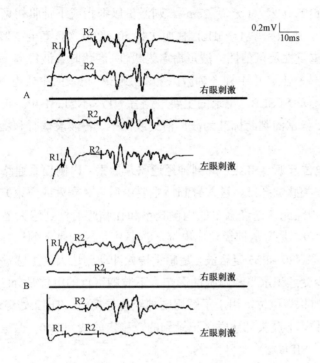

图 5-4-3　瞬目反射的测定方法

A. 正常瞬目反射图；B. 左面神经炎患者的瞬目反射图，刺激右侧时，R1、R2 潜伏时正常，但左侧 R2 延长；刺激左侧时，左侧 R1、R2 潜伏时延长，波幅低，但右侧 R2 正常

3. 临床应用　三叉神经损害时病侧诱发的所有成分潜伏时均延长或消失；面神经损害时，任一侧刺激时损伤侧 R1 波及 R2 波均延长或消失；中枢损害时则可出现多种情况。

考点提示▶ F 波与 H 反射的特征及区别

四、诱发电位

诱发电位指中枢神经系统在感受内在或外部刺激过程中产生的生物电活动。诱发电位的出现与刺激之间有确定的和严格的时间和位相关系，即所谓"锁时"特性，具体表现为有较固定的潜伏时。理论上，各种感觉形式都可被检查到，但在实际上只有少数几种可在临床上常规应用，它们包括躯体感觉诱发电位、脑干听觉诱发电位（BAEP）、视觉诱发电位（VEP）和运动诱发电位（MEP）。各种诱发电位都有特定的神经解剖传输通路，并有一定的反应形式。

（一）躯体感觉诱发电位

躯体感觉诱发电位（somatosensory evoked potential，SEP）是指电刺激或机械刺激混合神经干、神经末梢或皮节等，在特定神经通路的任何部位记录到的与刺激有锁时关系的电位变化。临床上最常用是短潜伏期躯体感觉诱发电位（SLSEP），特点是波形稳定、无适应性、不受睡眠和麻醉药的影响。

1. 检查方法　将表面电极置于周围神经干，在感觉传入通路的不同水平及头皮相应的投射部位记录其诱发电位反应。上肢常用的刺激部位是正中神经和尺神经，下肢常用的刺激部位是胫后神经和腓总神经。正中神经刺激时，阴极置于近端，记录电极可置于肘、Erb氏点、C7、C3'和C4'（Cz后2cm向左右旁开7cm处）。胫后神经刺激时，记录电极可置于腘窝点、臀点、T12、Cz'（Cz后2cm）。刺激量以拇指或小趾肌初见收缩为宜，通常为感觉阈值的3～4倍，刺激频率1～5Hz，叠加次数50～200次，直至波形稳定光滑为止。每侧测定2次，观察重复性及可信性，波形命名为极性+潜伏时（波峰向下为P，向上为N）。

2. 波形及正常值　上肢正中神经刺激，诱发SLSEP，记录的主要电位有N9、N13、N20；下肢胫神经刺激，诱发SLSEP，记录的主要电位有N17、N21、P40。正常值范围通常在均值+2.5～3SD以内。异常的判断标准为波形消失或低平、各波潜伏时和峰间期延长、两侧潜伏时差明显增大等。

3. SLSEP的电位起源　SISEP解剖神经通路是后索–内侧丘系通路，传入神经属直径粗大、有髓鞘的Ⅰa类感觉纤维，进入脊髓后主要由后索（楔束或薄束）上传，在延髓的薄束核和楔束核交换神经元，途经脑干的内侧丘系和丘脑腹后核到达大脑皮质主感觉区。上肢Erb点的电位是N9，是臂丛神经动作电位，C7棘突记录的是下颈段脊髓后角电位，上肢头部感觉区记录的是N20–P25复合波，是感觉传入冲动到达大脑主感觉皮质后的最早原发反应（SIPR），较少受意识水平和睡眠的影响。下肢腘窝点的电位是N7，是胫后神经动作电位，作为周围"监护"电位，用于了解周围神经传导功能，Th12处记录的N21电位是腰脊髓后角节段性电位，下肢头部感觉区记录到的较稳定的波为P40，也是属于大脑主感觉皮质的最早原发反应（SIPR）。

4. SLSEP的临床应用

（1）周围神经病　臂丛神经节前后损伤的鉴别诊断；协助颈或腰骶神经根病的诊断；间接测算病损周围神经的感觉传导速度。

（2）脊髓病变　对脊髓外伤有辅助诊断意义，可判断损伤程度、范围和预后。

（3）脑干、丘脑和大脑半球病变　取决于病损部位及是否累及SLSEP通路。

（4）中枢脱髓鞘病（MS）　SLSEP的异常率为71.7%，下肢体感通路异常率较上肢的高。

（5）协助昏迷预后的评估及脑死亡的诊断。

（6）脊柱和脊髓部位术中监护、颅后窝术中监护。

（二）脑干听觉诱发电位

脑干听觉诱发电位（brain–stem auditory evoked potential，BAEP）是利用短声刺激双耳，在头颅表面记录听神经至脑干的电活动。

1. 检查方法　多采用短声（click）刺激，刺激强度为短声阈上50～60dBSL，刺激频率10～15Hz，单侧耳给声，对侧耳白噪声（30～40dB）掩盖，双耳分别测试，分析时间10ms，叠加1000～2000次。记录电极通常置于颅顶的Cz，参考电极置于耳垂或乳突，接地电极置于FPz。一般使用盘形表面电极，电极间阻抗＜5K，每侧重复测试2次，检验重复性和可靠性，两次所测的峰间潜伏时差应小于0.1～0.2ms。BAEP不易受麻醉剂、镇静剂、意识状态及睡眠等影响，但要求受试者要安静，全身放松，儿童或不能合作者，检查前可口服适量的10%水合氯醛。

2. 波形及正常值　正常的 BAEP 通常由 5～7 个波组成,依次以罗马数字命名为Ⅰ、Ⅱ、Ⅲ、Ⅳ、Ⅴ、Ⅵ、Ⅶ。前 5 个波潜伏时稳定,波形清晰,在脑干听觉系统中有特定的神经发生源,因此有肯定的临床意义,特别是Ⅰ波、Ⅲ波和Ⅴ波是最稳定可靠的三个主要反应波,出现率为 100%,价值更大;Ⅱ波、Ⅵ波和Ⅶ波有时可缺如,因此用途不大。各波潜伏时的正常范围在均值+3SD 以内,Ⅴ波波幅最高,Ⅴ/Ⅰ波波幅比值不能<0.5。BAEP 异常的判断标准主要依据各波分化程度及重复性、各波绝对潜伏时(PL)、峰间潜伏时(IPL)、波幅(AMP) 及双耳波潜伏期差(ILD)。BAEP 主要异常表现:①波形异常,Ⅰ波、Ⅲ波和Ⅴ波缺如或波形分化差难以辨认;②PL 及 IPL 延长,超过正常均值+3SD;③左右耳的 PL 和 IPL 的耳间差(ILD)超过 0.4ms;④波幅的相对值Ⅴ/Ⅰ<0.5。

3. BAEP 各波的起源　Ⅰ波为听神经颅外段的电位活动;Ⅱ波一部分起源于听神经颅内段,另一部分起源于耳蜗核;Ⅲ波起源于桥脑下部的上橄榄核;Ⅳ波起源于脑桥上部的外侧丘系及其核团;Ⅴ波起源于外侧丘系上方或下丘脑的中央核团;Ⅵ波起源于内侧膝状体;Ⅶ波起源于皮层听辐射。

4. BAEP 的临床应用

(1)脑干内肿瘤 BAEP 的异常率可达 90%,特别是听神经瘤 BAEP 是最重要的辅助诊断。

(2)对中枢脱髓鞘病有辅助诊断作用。

(3)颅脑外伤及脑干血管病 BAEP 的动态观察有助于病情及预后的推断。

(4)BAEP 作为客观电反应测听方法,应用于临床听力学。

(5)BAEP 还可用于颅后窝手术的监护。

(三)视觉诱发电位

视觉诱发电位(visual evoked potential,VEP)也称皮质视觉诱发电位,是指视网膜给予视觉刺激时在大脑各区,主要是枕叶和颞叶后部记录到的由视觉通路传导并产生的诱发电位。根据刺激方式不同,临床常用的有棋盘格翻转 VEP(PRVEP)及闪光刺激 VEP(FVEP)。PRVEP 波形简单,异常率高,重复性好,易于分析和解释,视力在 0.3 以上者常用;FVEP 波形及潜伏时变化大且异常率低,但适用于视力较差者或婴幼儿、昏迷患者及其他不能合作者。这里仅介绍 PRVEP。

1. 检查方法　通常在光线较暗的条件下检测,刺激模式为黑白棋盘方格交替翻转,故又称图形翻转视觉诱发电位。刺激要求受检者眼与屏幕水平距离 70～100cm,一只眼用眼罩严密遮盖,另一只眼注视屏幕中心标记,两眼分别测试,每侧重复测定 2 次。可采用全视野、半视野、1/4 视野黑白棋盘格翻转,图形翻转率为 2Hz,分析时间 300ms,叠加平均200 次。纪录电极置于枕骨粗隆上 5cm 的中线 Oz 和此点向左右旁开 5cm 分别为 O_1、O_2,参考电极置于前额 Fz。

2. 波形分析和测量　PRVEP 是一个 NPN 三相复合波,按潜伏时命名为 N75、P100、N145,由于 N75 难以辨认,N145 潜伏时及波幅变异大,故临床将潜伏时最稳定且波幅最高的 P100 作为唯一可靠的波成分。测量项目有峰潜伏时,左右眼侧间差值和波幅。P100 潜伏时的正常值范围通常为均值+3SD 以内。异常的判断标准为 P100 潜伏时延长>均值+3SD,左右眼潜伏时侧间差>10ms 以上,波幅<3μV 或波形消失等。

3. VEP 的临床应用　VEP 最有价值之处是发现视神经的潜在病灶,视神经病变常见于视乳头炎和球后视神经炎,PRVEP 异常率可达 89%;VEP 对多发性硬化的诊断也很有意义。

（四）运动诱发电位

运动诱发电位（motor evoked potential，MEP）主要用于检查运动系统，特别是中枢运动神经通路–锥体束功能的神经电生理技术，是诊断中枢运动功能障碍性疾病的一种直接和敏感的方法。常用的刺激有电刺激及磁刺激。因为磁刺激比较安全、无疼痛、可重复性，而且操作简单，近年来广泛应用于临床。

磁刺激运动诱发电位是经颅磁刺激大脑皮质运动细胞、脊髓及周围神经运动通路时，在相应的肌肉上记录的混合肌肉动作电位。

1. 检查方法 上肢磁刺激部位通常是大脑皮质相应运动区、C_7棘突、Erb点，常用的记录部位为拇短展肌；下肢磁刺激部位通常是大脑皮质运动区及L_4，常用的记录部位为胫前肌。采用磁刺激器为圆形刺激线圈，外径14cm，中心磁场2.5Tesla。皮质刺激强度为最大输出的80%～90%，神经根刺激强度为70%～80%，一般在肌肉放松状态下记录，靶肌轻微随意收缩可促使电位异化，表现刺激阈值降低，电位波幅增大，潜伏时缩短。某些患者松弛状态下引不出电位，可采用随意收缩刺激发出电位来检查。对癫痫及脑出血患者应慎用。

2. 波形分析和测量 混合肌肉动作电位的起始潜伏时和波幅是两项主要测量指标。刺激颈或腰部的电位潜伏时粗略反映上、下肢运动神经的周围传导功能。将刺激大脑皮质的反应潜伏时减去刺激颈或腰部的反应潜伏时，差值称为中枢运动传导时（CMCT），代表上、下肢皮质脊髓束的传导时间，这是运动诱发电位检查的一个重要诊断参数。各段潜伏时及中枢运动传导时的正常值范围是均值+2.5SD。混合肌肉动作电位的波幅变异较大，临床意义远不如潜伏时，通常进行双侧波幅比较。MEP异常主要表现为：①反应波缺失，或反应阈值增高，如肌肉在安静状态下不能记录动作电位、易化后才有反应；②潜伏时和（或）CMCT延长，伴有或不伴波形离散；③双侧潜伏时侧间差延长；④双侧波幅比值有明显差异。

3. MEP 的临床应用 利用MEP主要是测量近端段神经传导，特别是测量锥体束的传导功能，所以临床常用于：①脑损伤后运动功能的评估及预后的判断；②协助诊断多发性硬化及运动神经元病；③客观评价脊髓型颈椎病的运动功能和锥体束损害程度。

五、表面肌电图

表面肌电图（surface electromyography，sEMG），也称动态肌电图或运动肌电图，是用表面电极采集肌肉活动产生的电活动的图形。或者说是，肌肉兴奋时所产生的电变化，利用表面电极加以引导、放大、记录后所得到的图形，经计算机处理为具有对肌肉功能状态特异和敏感的客观量化指标，用于评价神经肌肉功能。它的特点是将电极置于皮肤表面，使用方便，可用于测试较大范围内的肌电信号，并很好地反映运动过程中肌肉生理、生化等方面的改变；同时，它不须刺入皮肤就可以获得肌肉活动的电信息，提供了安全、简便、无创、无痛的客观量化指标；它不仅可以在静止状态下测定肌肉活动，而且可以在运动过程中持续观察肌肉活动的变化；另外，它既是一种对运动功能有用的诊断方法，同时也是一种较好的生物反馈治疗技术。

（一）sEMG 仪及肌电测量

sEMG信号形成于众多运动单位的生物电活动在时间和空间上的总和，主要是浅层肌肉的肌电信号和神经干上电活动的综合效应，需经计算机处理才能用来定量分析。表面肌电图仪由表面电极、传输导线、放大器、数据记忆卡、2～16通道肌电信号处理器、电脑及专门的分析软件等组成。sEMG系统中具有先进的肌电信号分析处理软件，可对采集的肌电信号进行自动分析。肌电测量有两种方式，即联机的即时测量方式和采用记忆卡的无线摇控的脱机方式。前者肌电信号采集与信号处理及屏幕显示同步进行、便于调节肌肉收缩强度、运动方式及标记等；后者可在各种姿势、体位及运动中测量，不受环境限制，先用肌电测试仪采集肌电信号储存到记忆卡中后，再转移到计算机进行肌电信号的处理加工。

sEMG使用时应注意以下事项：

1. 根据需要选择记录通道，临床上常采用1～2个记录通道进行测定，一般选择肌群中有代表性的肌肉，比如一块原动肌肉或者一组原动肌和拮抗肌。

2. 测定单一活动肌肉时，表面电极应尽可能置于肌腹之上，电极之间的距离不宜过大，一般为2cm，否则易记录到附近其他肌肉的电活动。

3. 若肌群中肌肉的相互位置很接近，须确定有哪些肌肉共同完成运动，并以整组肌群的活动来解释活动。

4. 应根据肌肉的大小选择肌肉。

5. 为降低阻抗和避免两个电极之间的阻抗不平衡，应做好充分的皮肤准备，比如用细砂纸擦磨皮肤、去除毛发等。

6. 应注意避免在运动过程中覆于肌肉上的皮肤与肌肉发生相对移位。

7. 安装有心脏起搏器等置入性医疗仪器者禁用。

（二）影响sEMG测量的因素

影响sEMG信号测试的因素较多，主要包括以下几类。

1. 技术水平　环境条件（温度、湿度、电磁场）和设备的技术规范（电极、电极－皮肤的界面特性、放大器、滤波器、数据采集卡）。

2. 试验水平　测量程序（皮肤准备、电极配置、电极定位和方向）和收缩条件（所用测力计、收缩类型、肌肉长度、收缩水平、运动持续时间）。

3. 描述水平　信号处理（数字化、信号特征、所选参数、所用参数估计），统计学数据分析。

4. 生理水平　神经肌肉系统的生理学特性，包括结构的（活动纤维的直径、运动单位中肌纤维的结构和组织的滤波特性等）和功能的（肌肉类型、运动单位募集、疲劳、肌肉协调性等）特性。

（三）sEMG的分析及有关指标

sEMG的肌电信号有四种表现形式：原始sEMG、处理过的sEMG、频率谱分析和概率波幅直方图。表面肌电图常用的分析指标有：时域分析及频域分析。

1. 时域分析　是将肌电信号看作时间的函数，用来刻画时间序列信号的振幅特征。主要指标有肌电图积分值（IEMG）、肌电图波幅均方根值（RMS）、肌电图波幅平均值（AEMG）等。IEMG是指所采集到的肌电信号经整流滤波后单位时间内曲线下面积的总和，它可反映肌电信号随时间进行的强弱变化，用于分析肌肉在单位时间内的收缩特性；RMS和IEMG一样也可以在时间维度上反映sEMG信号振幅的变化特征，它直接与EMG信号的电功率相关，具有更加直接的物理意义；AEMG反映肌肉电信号的强度及参与的运动单位数目。应用时域分析可间接推断肌肉力量的大小。有关EMG和肌肉力量间的关系研究显示，两者之间有直接关系，但它们之间的关系可能是线性的，也可能是非线性的。因此，SEMG 可间接反映肌力的大小，但应考虑肌肉的长度、收缩的形式等因素。时域分析的变异较大，可信度较低。

2. 频域分析　是对 sEMG 信号进行快速傅立叶转换（FFT），获得 sEMG 信号的频谱或功率谱，反映 sEMG 信号在不同频率分量的变化，较好的在频率维度上反映 sEMG 的变化。主要指标有中位频率（median frequency，MF）、平均功率频率（mean power frequency，MPF）、过零率（zero cross rate，ZCR）、波幅等。MPF 是频率的平均值，MF 是将功率谱面积等分的那点对应的频率。分析技术有：频谱与功率谱、频谱斜率、高低谱比。目前主要是应用于募集和疲劳研究。在募集时，若频率与波幅同时增加，则需要增加运动单位个数及增加放电频率；若频率减少而波幅增加，说明运动单位同步化增加；若频率减少与波幅同时减少，是肌肉疲劳的表现。

（四）表面肌电图的临床应用

在运动医学方面用于观察不同肌肉收缩时的生理变化、间接评定肌力、客观的评定肌肉的疲劳程度；在康复医学方面用于康复评定如肌力、肌张力、平衡、步态等，同时也用于指导或评价康复训练。

1. 神经肌肉功能评估及指导康复训练　因表面电极测定的肌电图积分值与肌力及肌张力呈正相关，故检测肌电图积分值已成为研究神经肌肉功能的理想指标。所以通过测定肌电图积分值的改变，了解颈肩腰腿痛及其他肌肉功能障碍的患者的肌肉功能障碍、疼痛等严重程度；了解脑卒中患者偏瘫侧肢体肌张力增高或减退的情况。针对某种康复治疗手段，特别是康复运动训练手段，通过测定肌电图积分值可作为治疗前、后疗效对比及随访的评估方法。

2. 肌电生物反馈治疗　sEMG 测试系统可用于康复治疗，将肌电信号引出放大，可采用显示器及喇叭分别将图像信号及声音信号反馈给受试者，实现双信号的反馈治疗，增强训练效果，可用于肌肉松弛性反馈训练，治疗偏头痛、失眠症、肌痉挛等；也可用于肌肉兴奋性反馈训练，对于提高肌力有很大帮助，治疗各种肌肉萎缩和瘫痪等；也可用特殊电极，检测训练盆底肌肉，用于预防和治疗尿失禁、子宫脱垂及痔疮等。

3. 疲劳的评定　临床上常用肌力等来评价疲劳，但疲劳与许多主观因素有关。表面肌电图从肌肉做功的频率入手，分析肌肉的中位频率、平均功率频率等，较肌力更加科学、客观。肌肉疲劳时，中位频率、平均功率频率均降低。

4. sEMG 与其他先进的康复测试和训练仪器结合　可用于步态分析及平衡功能的评定。

（五）表面肌电图的优缺点

sEMG 的优点是记录大面积范围的肌电信号，无痛，不侵入皮肤，为临床提供了一种安全、简单、无创的肌肉功能状态的检查手段。它可以对所查肌肉进行工作情况、工作效率的量化，指导患者进行神经、肌肉功能训练；缺点是不能够纪录 10～12mm 以下的深部肌肉的电活动，不能够保证所记录的仅仅是电极下肌肉的电活动，不能观察单个运动单位电位，故对形态较小的肌肉无法准确分析，同时 sEMG 测定的并不是肌肉的肌力，而是运动过程中肌肉的电活动，也就是说 sEMG 无法直接量化肌肉收缩所产生的力量大小。

本章小结

　　神经肌肉电生理检查，是康复医学中必不可少的检测、评定手段，是应用电子学仪器对肌细胞在各种功能状态下的生物电活动进行检测分析，判断脊髓前角细胞、轴索、神经肌肉接头、肌纤维的功能状态，还可以通过对躯体的运动神经、感觉神经诱发电位及视听觉诱发电位的检查分析，来了解运动和感觉神经纤维通路及病变部位，从而对神经肌肉做出定性、定位的诊断和功能评定。20 世纪 80 年代后期，已有报道用电、磁刺激，引出运动电位。

（苏会萍）

习　题

扫码"练一练"

一、单项选择题

1. 运动单位是指（　　）

A. 单个前角细胞及其轴突支配的单个肌纤维

B. 单个前角细胞及其轴突支配的多个肌纤维

C. 单个前角细胞及其轴突支配的全部肌纤维

D. 多个前角细胞及其轴突支配的多个肌纤维

E. 多个前角细胞及其轴突支配的全部肌纤维

2. 多相电位超过多少为多相位电位增加（　　）

A. 20%　　　　　B. 15%　　　　　C. 25%　　　　　D. 30%　　　　　E. 40%

3. 神经电生理检查的方法包括（　　）

A. 肌电图　　　　　　　　　　B. 低频电诊断

C. 神经传导测定　　　　　　　D. 诱发电位检查

E. 以上都是

4. 男性，7 岁，右臀部肌注青霉素后，右足下垂 1 个月。查体：跛行，右胫骨前肌肌力 0 级。推测肌电图检查可能出现的典型表现为（　　）

A. 插入电位减弱　　　　　　　B. 运动单位电位延长

C. 束颤电位　　　　　　　　　D. 纤颤电位

E. 长时限运动单位电位

5. 在肌电图检查中，相位大于（　　）为多相

A. 3　　　　　B. 4　　　　　C. 5　　　　　D. 6　　　　　E. 7

6. 刺激混合神经干时，随着刺激强度的增加将依次出现（　　）

A. H 反射—M 波—F 波　　　　　B. F 波—H 反射—M 波

C. H 反射—M 波—H 反射　　　　D. M 波—F 波—H 反射

E. M 波—H 反射—F 波

7. H 反射的波幅的最大值与 M 波振幅关系（　　）

A. 50%　　　　　B. 30%　　　　　C. 70%　　　　　D. 20%　　　　　E. 100%

8. F 波等于 M 波的（　　）

A. 20%～30%　　　　　　　　B. 40%～50%

C. 5%～10%　　　　　　　　　D. 30%～40%

E. 50%～70%

9. 短时限运动单位动作电位的平均时限短于正常值的（　　　）

A. 10%　　　B. 20%　　　C. 30%　　　D. 40%　　　E. 50%

10. H 反射与 F 反应都是（　　　）

A. 即时反应　　　B. 延迟反应　　　C. 肌肉反应　　　D. 神经反应　　　E. 快速反应

11. 下列哪项不影响神经传导速度（　　　）

A. 温度　　　　　B. 年龄　　　　　C. 体重　　　　　D. 身高

E. 不同神经和不同节段

二、思考题

女，25 岁，四肢无力伴有肌肉触痛 2 个月，不规则低温 37.8℃左右，服用吲哚美辛等症状时轻时重。体检：四肢肌力 4 级，不能连续进行蹲立动作。关节无红肿，肌痛尤以近端大肌群为著，腱反射存在。血沉 40mm/小时，血磷酸肌酸激酶（CPK）2638U/L。请分析，若接受神经电生理检查，其典型表现如何。

实训指导

实训一 人体形态评定

【技能目标】

1. 理解异常姿势对人体的影响。

2. 掌握人体测量（包括身高、体重、围度、长度和体质指数）的评定程序和评定方法。

3. 了解姿势评定方法及其程序。

【实训时间】

1学时。

【器材与设备】

治疗床、治疗桌、治疗椅、粉笔、尺子、身高体重计、椅子、婴儿模型、线、铅锤或重物。

【实训方式】

1. 教师复习人体形态评定方法、评定要点和技巧，介绍人体形态评定的操作方法与步骤。

2. 学生2人一组，模拟检查者与受检者进行人体形态评定练习，教师巡回查看，随时纠正练习过程中出现的各种错误。

3. 教师抽查1～2个小组学生进行人体形态评定演示，要求边评定边描述，指导其他学生评议其评定结果、方法是否正确，内容有无遗漏。

4. 教师总结点评。

【实训内容与方法】

1. 身高测量 身高指受检者脱鞋自然站立，从头顶到足跟的垂直距离，结果以厘米（cm）表示。

2. 体重测量 体重指受检者脱鞋，着贴身衣物，自然站于体重秤上，保持静止后读出体重数，结果以千克（kg）表示。根据身高估算出理想体重，以此判断是否肥胖。

3. 体质指数 BMI（BMI） 一个以体重和身高的相对关系来判断营养状况和肥胖程度的指标。

（1）计算公式 BMI=体重（kg）/身高（m^2）。

（2）结果分析 消瘦 BMI<21，正常 BMI 21～24，肥胖 BMI>26。

4. 肢体围度测量 常用软皮尺测量肢体的围度（周径），主要了解肢体有无萎缩、肿胀和肥大。

（1）上肢围度测量

1）上臂围度　受检者坐位，上臂自然下垂，分别取肘关节伸展和自然屈曲两种体位，检查者测量上臂中部、肱二头肌最大膨隆处的围度。

2）前臂围度　受检者坐位，上肢自然下垂，检查者分别取前臂近端最膨隆处和前臂远端最细处的围度。

（2）下肢围度测量

1）大腿围度　受检者仰卧位，下肢稍外展，膝关节伸展。检查者测量髌骨上方 10cm 或 15cm 处的围度，或从髌骨上缘起，在大腿中段取 6cm、8cm、10cm、12cm 的围度，在记录结果时注意备注测量部位。

2）小腿围度　受检者仰卧位，下肢稍外展，膝关节伸展。检查者分别取小腿最粗处和最细处的围度。

（3）躯干围度测量

1）头围　通常为小儿，受检者坐位、立位或仰卧位，用软皮尺经眉间点，后经枕骨粗隆环绕一周的围度。一般出生时平均头围34cm。

2）颈围　受检者坐位、立位或仰卧位，上肢自然下垂，用软皮尺经喉结水平，绕颈部一周的围度。

3）胸围　受检者坐位或立位，上肢自然下垂，用软皮尺经乳头上方和肩胛下角下方水平，绕胸部一周的围度。测量时应注意受检者在平静呼气末和平静吸气末进行。对于乳房发达的女性，可在乳房稍高的地方测量。

4）腹围　受检者坐位、立位或仰卧位，上肢自然下垂，用软皮尺经脐或第 12 肋骨的下缘和髂前上棘连线的中点水平，绕腹部一周的围度。测量时应注意膀胱和胃充盈程度。

5）臀围　受检者立位，上肢自然下垂，检查者取受检者肱骨大转子与髂前上棘中间臀部最粗处的围度。

5. 肢体长度测量　常用软皮尺测量肢体的长度，测量时主要是观察受检者肢体长度及对称性。

（1）上肢长度测量

1）上肢长度　受检者坐位、立位或仰卧位，上肢自然下垂，肘关节伸展，前臂旋后，腕关节中立位。检查者测量从肩峰外侧到桡骨茎突或中指指尖的距离。

2）上臂长度　受检者体位同上。检查者测量从肩峰外侧到肱骨外上髁的距离。

3）前臂长度　受检者体位同上。检查者测量从肱骨外上髁到桡骨茎突，或尺骨鹰嘴到尺骨茎突的距离。

4）手长度　受检者手指处于伸展位。检查者测量从桡骨茎突与尺骨茎突的中点到中指指尖的距离。

（2）下肢长度测量

1）下肢长度　下肢真性长为受检者仰卧位，下肢伸展，髋关节中立位；检查者测量从髂前上棘到内踝，或股骨大转子到外踝的距离。下肢外观长为受检者仰卧位，双下肢对称伸展；检查者测量从脐到内踝的距离。

2）大腿长度　受检者仰卧位，下肢伸展，髋关节中立位。检查者测量从股骨大转子到膝关节外侧间隙的距离。

3）小腿长度　受检者仰卧位，下肢伸展，髋关节中立位。检查者测量从膝关节外侧间隙到外踝的距离。

4）足长度　受检者踝关节中立位。检查者测量从足跟末端到第二趾末端的距离。

【注意事项及说明】

1. 评定时保持环境安静，温度适宜。

2. 向受检者解释说明评定的目的和内容，以取得受检者的理解和配合。

3. 受检者着宽松衣物，以便充分暴露被检查部位。

4. 人体形态评定项目繁多，检查者应遵循个体化原则，结合受检者疾病特点有针对性地的检查，如截肢患者主要检查截肢断端的围度和长度。

5. 人体形态评定时，要求检查者严格按照规定的操作步骤和方法对受检者进行评定。

6. 人体形态评定时，要求检查者左右侧对比评定并记录，记录表格科学、完整、统一。

（王三会）

实训二　关节活动度评定

【技能目标】

1. 理解关节活动度结果判断和临床意义。

2. 掌握通用量角器测量各关节活动范围的评定程序和评定方法；各关节活动度正常值范围。

3. 了解评定时的注意事项。

【实训时间】

6 学时。

【器材与设备】

治疗床、治疗桌、治疗椅、通用量角器、粉笔、尺子、椅子。

【实训方式】

1. 教师复习关节活动度评定方法、评定要点和技巧，介绍关节活动度的操作步骤。

2. 学生 2 人一组，模拟检查者与受检者进行关节活动度评定练习，教师巡回查看，随时纠正练习过程中出现的各种错误。

3. 教师抽查 1～2 个小组学生进行关节活动度评定演示，要求边评定边描述，指导其他学生评议其评定结果、方法是否正确，内容有无遗漏。

4. 教师总结点评。

【实训内容与方法】

1. 肩关节前屈、后伸活动度评定

（1）受检者坐位或仰卧位。

（2）轴心位于肩峰，固定臂与躯干腋中线平行，移动臂与肱骨长轴平行。

（3）肩关节分别做前屈、后伸运动。

（4）分别读数，记录在关节活动度记录表，并与正常参考值对比。

2. 肩关节外展活动度评定

（1）受检者坐位。肩关节无外展、内收、旋转，掌心朝前。

（2）轴心位于肩峰前方或后方，固定臂与地面垂直，移动臂与肱骨长轴平行。

（3）肩关节做外展运动。

（4）分别读数，记录在关节活动度记录表，并与正常参考值对比。

3. 肩关节内旋、外旋活动度评定

（1）受检者坐位、仰卧位或俯卧位。肩关节外展90°，肘关节屈曲90°，前臂旋前，掌心朝下。

（2）轴心位于尺骨鹰嘴，固定臂与地面垂直，移动臂与尺骨长轴平行。

（3）肩关节分别做前屈、后伸、外展、内旋、外旋、水平内收、水平外展运动。

（4）分别读数，记录在关节活动度记录表，并与正常参考值对比。

4. 肩关节水平外展、水平内收活动度评定

（1）受检者坐位，肩关节外展90°，肘关节伸直，前臂旋前，掌心向下。

（2）轴心位于肩峰，固定臂与地面平行，移动臂与肱骨长轴平行。

（3）肩关节分别做水平内收、水平外展运动。

（4）分别读数，记录在关节活动度记录表，并与正常参考值对比。

5. 肘关节活动度评定　肘关节屈曲/伸展见图2-2-13、图2-2-14、图2-2-15。

（1）受检者坐位。上臂紧贴躯干，肘关节伸展，前臂旋后，掌心向前。

（2）轴心位于肱骨外上髁，固定臂与肱骨长轴平行，移动臂与桡骨长轴平行。

（3）肘关节做屈曲、伸展运动。

（4）分别读数，记录在关节活动度记录表，并与正常参考值对比。

6. 前臂关节活动度评定

（1）受检者坐位，手握笔与地面垂直。上臂紧贴躯干，肘关节屈曲90°，前臂中立位。

（2）轴心位于第三掌指关节突起处，固定臂与地面垂直，移动臂与受检者手中的笔平行。

（3）前臂做旋前、旋后运动。

（4）分别读数，记录在关节活动度记录表，并与正常参考值对比。

7. 腕关节活动度评定

（1）受检者坐位。肩关节外展90°，肘关节屈曲90°，前臂旋前，掌心向下，手臂置于桌面上。

（2）轴心位于尺骨茎突，固定臂与尺骨长轴平行，移动臂与第五掌骨平行。

（3）腕关节做掌屈、背伸运动。

（4）分别读数，记录在关节活动度记录表，并与正常参考值对比。

8. 髋关节屈曲、伸展活动度评定

（1）受检者卧位（屈曲为仰卧位，伸展为仰卧位）或侧卧位。髋关节无外展、内收、内旋、外旋，膝关节伸直。

（2）轴心位于股骨大转子，固定臂与躯干腋中线平行，移动臂与股骨长轴平行。

（3）髋关节做屈曲、伸展。

（4）分别读数，记录在关节活动度记录表，并与正常参考值对比。

9. 髋关节外展、内收活动度评定

（1）受检者仰卧位。

（2）轴心位于髂前上棘，固定臂位于两髂前上棘连线上，移动臂与股骨长轴平行。

（3）髋关节做外展、内收。

（4）分别读数，记录在关节活动度记录表，并与正常参考值对比。

10. 髋关节内旋、外旋活动度评定

（1）受检者坐位、仰卧位或俯卧位。膝关节屈曲 90°，小腿自然下垂置于床边。

（2）轴心位于髌骨中点，固定臂与地面垂直，移动臂与胫骨长轴平行。

（3）髋关节做内旋、外旋运动。

（4）分别读数，记录在关节活动度记录表，并与正常参考值对比。

11. 膝关节屈曲、伸展活动度评定

（1）受检者俯卧位。髋关节无屈曲、伸展、外展、内收、内旋、外旋。

（2）轴心位于膝关节外侧间隙/股骨外侧髁，固定臂与股骨长轴平行，移动臂与胫骨长轴平行。

（3）膝关节做屈曲、伸展运动。

（4）分别读数，记录在关节活动度记录表，并与正常参考值对比。

12. 踝关节跖屈、背伸活动度评定

（1）受检者坐位。髋关节屈曲 90°，膝关节屈曲 90°，踝关节无内外翻。

（2）轴心位于第五跖骨与小腿长轴延长线在足底的交点处，固定臂与腓骨外侧中线平行，移动臂与第五跖骨长轴平行。

（3）踝关节做跖屈、背伸运动。

（4）分别读数，记录在关节活动度记录表，并与正常参考值对比。

13. 踝关节内翻、外翻评定

（1）受检者坐位/仰卧位。髋关节屈曲 90°，膝关节屈曲 90°，踝关节中立位。

（2）轴心位于临近跟骨的外侧面/内侧面，固定臂与胫骨长轴平行，移动臂与足底距面平行。

（3）踝关节做内翻、外翻运动。

（4）分别读数，记录在关节活动度记录表，并与正常参考值对比

【注意事项及说明】

1. 熟悉关节的组成、骨性标志和操作步骤，严格遵守实训课堂记录。

2. 测量前正确摆放移动臂和固定臂，一般起始位应为 0°，读数准确。

3. 采取正确体位，充分暴露被测关节，受检者在测量过程中避免邻近关节或部位的代偿。

4. 测量前应避免按摩或采取其他康复治疗手法。

5. 先测主动关节活动度，后测被动关节活动度；健侧患侧对比，及时记录。

6. 原则上同一受检者相同部位的关节活动度测量应由专人测量。

（王三会）

实训三 肌力评定

【技能目标】

1. 理解徒手肌力测定（MMT）的方法。

2. 掌握临床常用骨骼肌如斜方肌、三角肌、肱二头肌、臀大肌、股四头肌、胫前肌、

腓肠肌徒手肌力评定的操作步骤。

3. 了解新型的等速肌力测试仪及其评定程序。

【实训时间】

6 学时。

【器材与设备】

治疗床、治疗桌、治疗椅。

【实训方式】

1. 教师复习徒手肌力的评定方法（Lovett 分级法）、评定要点和技巧。

2. 学生 2 人一组，模拟检查者与受检者进行徒手肌力评定练习，教师巡回查看，随时纠正练习过程中出现的各种错误。

3. 教师抽查 1～2 个小组学生进行徒手肌力评定演示，要求边评定边描述，指导其他学生评议其评定结果、方法是否正确，内容有无遗漏。

4. 教师总结点评。

【实训内容与方法】

1. 上肢关键肌群肌力评定

（1）肩关节前屈肌群的评定

1）肌力 5 级、4 级、3 级的评定

检查体位：受检者取坐位。

检查方法：受检者上肢置于体侧，嘱其做上肢前平举动作（掌心朝下，允许肘部轻度屈曲）。检查者施加一定的阻力于上臂远端、肘关节近端向下压，同时嘱受检者对抗阻力屈曲肩关节。

结果判断：肩关节充分抗阻状态下屈曲达 90° 为 5 级；部分抗阻状态下屈曲达 90° 为 4 级，不加阻力肩关节屈曲达 90° 为 3 级。

2）肌力 2 级的评定

检查体位：受检者取侧卧位。

检查方法：受检者肢体朝上，置于体侧一块平滑的平板上，嘱其在该平面内屈曲肩关节（去除重力）。

结果判断：受检者肩关节屈曲达 90° 为 2 级。

3）肌力 1 级和 0 级的评定

检查体位：受检者取坐位。

检查方法：受检者上肢置于体侧，嘱其尝试做屈肩运动。

结果判断：三角肌前部纤维及上臂上内侧 1/3 深面有喙肱肌收缩 1 级，无任何可感知的肌肉收缩为 0 级。

（2）肩关节后伸肌群的评定

1）肌力 5 级、4 级、3 级的评定

检查体位：受检者取俯卧位。

检查方法：受检者上肢置于体侧，肩关节内旋内收，掌心朝上，检查者施加一定的阻力于受检者上臂远端、肘关节近端，嘱其做后伸肩关节。

结果判断：肩关节充分抗阻状态下后伸 60° 为 5 级；部分抗阻状态下后伸 60° 为 4 级；不抗阻的情况下肩关节后伸达全关节范围为 3 级。

2）肌力 2 级的评定

检查体位：受检者取俯卧位。

检查方法：受检者肢体朝上，置于体侧一块平滑的平板上，嘱其在该平面内后伸曲肩关节（去除重力）。

结果判断：受检者肩关节后伸达 60° 为 2 级。

3）肌力 1 级和 0 级的评定

检查体位：受检者俯卧位。

检查方法：受检者尝试做后伸肩关节。

结果判断：检查者在上臂后面上部可触及三角肌后部纤维收缩，肩胛下缘可触及有大圆肌纤维收缩，在大圆肌稍下方可触及背阔肌纤维收缩为 1 级；无任何可感知的肌肉收缩为 0 级。

（3）肩关节外展伸肌群的评定

1）肌力 5 级、4 级、3 级的评定

检查体位：受检者取坐位。

检查方法：受检者上肢置于体侧，检查者施加一定的阻力于受检者上臂远端、肘关节近端，嘱其做上臂外展。

结果判断：肩关节充分抗阻状态下后伸 90° 为 5 级；部分抗阻状态下外展 90° 为 4 级；不抗阻的情况下肩关节外展达全关节范围为 3 级。

2）肌力 2 级的评定

检查体位：受检者取坐位。

检查方法：受检者肢体朝上，置于体侧一块平滑的平板上，肘稍屈，嘱其在该平面内后外展肩关节（去除重力）。

结果判断：受检者肩关节外展可达 90°，不伴肩关节内旋和外旋为 2 级。

3）肌力 1 级和 0 级的评定

检查体位：受检者取坐位。

检查方法：受检者上肢置于体侧，嘱受检者尝试做后伸肩关节。

结果判断：上臂上 1/3 外侧面可触及三角肌中部纤维收缩，在斜方肌下、冈上窝内可触及冈上肌有收缩力为 1 级，无任何可感知的肌肉收缩为 0 级。

（4）肘关节屈曲肌群的评定

1）肌力 5 级、4 级、3 级的评定

检查体位：受检者取坐位。

检查方法：受检者上肢置于体侧，检查者一手固定受检者上臂，另一手施加阻力于前臂远端，嘱受检者抗阻力屈肘。

结果判断：肘关节充分抗阻状态下屈曲 110° 为 5 级；部分抗阻状态下屈曲 110° 为 4 级；不抗阻的情况下肩关节屈曲达全关节范围为 3 级。

2）肌力 2 级的评定

检查体位：受检者取坐位。

检查方法：受检者肩关节外展 90°，前臂和上臂置于水平光滑台面上，肘关节伸展，固定其上臂。

结果判断：受检者可沿台面滑动前臂达全关节范围 2 级。

3）肌力 1 级和 0 级的评定

检查体位：受检者取坐位。

检查方法：受检者肩关节外展，前臂和上臂置于水平面台面上，肘关节伸展。检查者一手固定其上臂，嘱受检者尝试做屈肘。

结果判断：上臂前面中 2/3 处，可扪及肱二头肌肌纤维；置于肱二头肌的下段内侧，可扪及肱肌纤维；置于肘关节下部、前臂前外侧面，可扪及肱桡肌纤维为 1 级，无任何可感知的肌肉收缩为 0 级。

（5）肘关节伸肌肌群的评定

1）肌力 5 级、4 级、3 级的评定

检查体位：受检者取俯卧位。

检查方法：受检者肩关节外展 90°，前臂置于床缘外下垂；检查者施加阻力于前臂远端，嘱受检者抗阻力于伸直肘关节。

结果判断：受检者肘关节充分抗阻状态下可伸肘为 5 级；部分抗阻状态下伸肘为 4 级；不抗阻的情况下可伸肘达全关节范围为 3 级。

2）肌力 2 级的评定

检查体位：受检者取坐位。

检查方法：受检者肩关节外展 90°，前臂和上臂置于水平光滑台面上，肘关节屈曲，固定其上臂。嘱受检者伸肘。

结果判断：受检者可在平面内伸肘达全关节范围为 2 级。

3）肌力 1 级和 0 级的评定

检查体位：受检者取坐位。

检查方法：受检者肩关节外展 90°，前臂和上臂置于水平面台面上，肘关节屈曲。检查者一手固定其上臂，嘱受检者尝试做伸肘。

结果判断：鹰嘴近端可扪及肱三头肌肌腱并可扪及肱三头肌肌纤维收缩为 1 级，未感知肌肉收缩为 0 级。

（6）腕关节屈肌肌群的评定

1）肌力 5 级、4 级、3 级的评定

检查体位：受检者取坐位。

检查方法：受检者前臂及手臂置于平台上，前臂旋后，手部放松。检查者一手固定前臂，另一手施加阻力于手掌侧，嘱受检者屈曲腕关节。

结果判断：受检者腕关节充分抗阻状态下可屈腕为 5 级；部分抗阻状态下屈腕为 4 级；不抗阻的情况下可屈腕达全关节范围为 3 级。

2）肌力 2 级、1 级的评定

检查体位：受检者取坐位。

检查方法：受检者前臂及手置于水平光滑台面上，前臂中立位，手内缘接触台面。检查者固定其前臂，嘱受检者做屈腕动作。

结果判断：受检者可在平面内屈曲腕关节达全关节范围 2 级。腕关节外侧掌面可触及桡侧腕屈肌收缩，在内侧掌面触及尺侧腕屈肌收缩为 1 级。

（7）腕关节伸肌肌群的评定

1）肌力 5 级、4 级、3 级的评定

检查体位：受检者取坐位。

检查方法：受检者前臂旋前，手部放松。检查者一手固定前臂，另一手施加阻力于手背侧，嘱受检者伸腕。

结果判断：受检者腕关节充分抗阻状态下可伸腕为 5 级；部分抗阻状态下伸腕为 4 级；不抗阻的情况下可伸腕达全关节范围为 3 级。

2）肌力 2 级、1 级、0 级的评定

检查体位：受检者取坐位。

检查方法：受检者前臂及手置于水平光滑台面上，前臂中立位，手尺侧接触台面。检查者固定其前臂，嘱受检者做伸腕动作。

结果判断：受检者可在平面内伸腕关节达全关节范围为 2 级。仅在腕关节背面第 2、3 掌骨线上扪及桡侧伸腕伸肌腱，在近第 5 掌骨背内侧面扪及尺侧腕伸肌腱为 1 级，无任何肌肉收缩为 0 级。

2. 下肢关键肌群肌力评定

（1）髋关节屈曲肌群的评定

1）肌力 5 级、4 级、3 级的评定

检查体位：受检者取仰卧位。

检查方法：受检者双小腿垂于床缘外，双手可抓住床沿以固定躯干。检查者靠近其站立，阻力施加于大腿远端、近膝关节处，嘱受检者做最大限度的屈髋动作。

结果判断：受检者髋关节充分抗阻状态下可屈髋为 5 级；部分抗阻状态下可屈髋为 4 级；不抗阻的情况下可屈髋达全关节范围为 3 级。

2）肌力 2 级、1 级、0 级的评定

检查体位：受检者取侧卧位。

检查方法：检查者托住受检者评定一侧的下肢，固定其骨盆于后倾位，受检者的躯干及下肢呈伸直位。嘱受检者尽量屈曲髋关节。

结果判断：受检者髋关节可屈髋至全关节范围为 2 级；在缝匠肌内侧、腹股沟韧带远端触诊，感觉有腰大肌收缩为 1 级；无收缩为 0 级。

（2）髋关节伸肌肌群的评定

1）肌力 5 级、4 级、3 级的评定

检查体位：受检者取俯卧位。

检查方法：检查者站在靠近受检者待评定下肢的一侧，固定其骨盆。检查者施加阻力于股骨远端、膝关节近端。嘱受检者做最大限度的伸髋动作。

结果判断：受检者髋关节充分抗阻状态下可伸髋为 5 级；部分抗阻状态下伸髋为 4 级；不抗阻的情况下可伸髋达全关节范围为 3 级。

2）肌力 2 级、1 级、0 级的评定

检查体位：受检者取侧卧位。

检查方法：检查者托住受检者评定一侧的下肢。嘱受检者尽量伸髋。

结果判断：受检者髋关节可伸髋至全关节范围为 2 级；触及臀大肌收缩为 1 级；无收缩为 0 级。

（3）膝关节屈肌肌群的评定

1）肌力 5 级、4 级、3 级的评定

检查体位：受检者取俯卧位。

检查方法：受检者双下肢伸直，检查者固定其骨盆，握住踝关节近端并施加阻力对抗屈膝动作。嘱受检者做最大限度的屈膝动作。

结果判断：受检者膝关节充分抗阻状态下可屈膝为 5 级；部分抗阻状态下可屈膝为 4 级；不抗阻的情况下可屈膝达全关节范围为 3 级。

2）肌力 2 级、1 级、0 级的评定

检查体位：受检者取侧卧位。

检查方法：受检者双下肢及躯干伸直，检查者托起受检者大腿并固定。嘱受检者尽量屈膝。

结果判断：受检者膝关节可屈膝至全关节范围为 2 级；有可感知的屈膝肌群收缩为 1 级；无任何感知为 0 级。

（4）膝关节伸肌肌群的评定

1）肌力 5 级、4 级、3 级的评定

检查体位：受检者取仰卧位。

检查方法：受检者双小腿在床缘外下垂，双手固定床缘以固定躯干，检查者固定其大腿，施加阻力于小腿远端、踝关节上方。嘱受检者做最大限度的伸膝动作。

结果判断：受检者膝关节充分抗阻状态下可伸膝为 5 级；部分抗阻状态下可伸膝为 4 级；不抗阻的情况下可伸膝达全关节范围为 3 级。

2）肌力 2 级、1 级、0 级的评定

检查体位：受检者取侧卧位。

检查方法：受检者待评定下肢膝关节屈曲，检查者站在其身后，一手托住其大腿，一手在大腿远端固定大腿。嘱受检者尽量伸膝。

结果判断：受检者膝关节可伸膝至全关节范围为 2 级；有可感知的伸膝肌群收缩为 1 级；无任何感知为 0 级。

【注意事项及说明】

1. 评定时保持环境安静，不要讲话或提示。

2. 熟悉所使用的评价标准，严格按照标准评定。

3. 评定时注意受检者的安全，避免发生意外。

（郭洁梅）

实训四　肌张力评定

【技能目标】

1. 理解肌张力增高、肌张力低下的表现。

2. 掌握手法检查的分级标准及检查注意事项。

3. 了解摆动试验、电生理评定、等速被动测试等量化评定肌张力及其评定程序。

【实训时间】

1 学时。

【器材与设备】

治疗床、治疗桌、治疗椅。

【实训方式】

1. 教师复习肌张力的评定方法、评定要点和技巧（改良 Ashworth 分级法评定标准）。

2. 学生 2 人一组，模拟检查者与受检者进行肌张力评定练习，教师巡回查看，随时纠正练习过程中出现的各种错误。

3. 教师抽查 1～2 个小组学生进行肌张力评定演示，要求边评定边描述，指导其他学生评议其评定结果、方法是否正确，内容有无遗漏。

4. 教师总结点评。

【实训内容与方法】

1. 上肢被动运动检查

（1）肩关节外展

检查体位：受检者取坐位。

检查方法：受检者肘关节屈曲 90°，上肢置于身体侧面。检查者把持受检者手腕和肘关节做肩关节外展动作。

结果判断：根据改良 Ashworth 分级法评定标准的分级内容，进行评估。

（2）肘关节屈伸

检查体位：受检者取仰卧位。

检查方法：受检者上肢伸展放置于身体侧面。检查者一手固定其上臂，另一手握住前臂，做肘关节屈伸动作。

结果判断：根据改良 Ashworth 分级法评定标准的分级内容，进行评估。

（3）前臂旋前、旋后

检查体位：受检者取坐位或仰卧位。

检查方法：受检者屈肘，上肢放置于身体侧面。检查者一手固定其肘部，另一手握住腕关节，做前臂旋前、旋后动作。

结果判断：根据改良 Ashworth 分级法评定标准的分级内容，进行评估。

（4）腕关节掌屈、背屈

检查体位：受检者取坐位或仰卧位。

检查方法：受检者屈肘，上肢放置于身体侧面。检查者一手固定其前臂，另一手握住其手掌，做腕关节的掌屈、背屈动作。

结果判断：根据改良 Ashworth 分级法评定标准的分级内容，进行评估。

2. 下肢被动运动检查

（1）髋、膝关节屈伸

检查体位：受检者取仰卧位。

检查方法：受检者下肢呈伸展位。检查者一手握持受检者踝关节，另一手握住其髌骨部，做髋、膝关节屈伸动作。

结果判断：根据改良 Ashworth 分级法评定标准的分级内容，进行评估。

（2）髋关节内收、外展

检查体位：受检者取仰卧位。

检查方法：受检者下肢呈伸展位。检查者一手握持患者踝关节，另一手放在其膝部，做髋关节的内收、外展动作。

结果判断：根据改良 Ashworth 分级法评定标准的分级内容，进行评估。

（3）踝关节背屈、跖屈

检查体位：受检者取仰卧位。

检查方法：受检者一侧下肢髋、膝关节屈曲，另一侧下肢伸展位。检查者一手握持患者小腿下段，另一手置于脚掌部，做踝关节的背屈、跖屈动作。

结果判断：根据改良 Ashworth 分级法评定标准的分级内容，进行评估。

【注意事项及说明】

1. 评定时保持环境安静，不要讲话或提示。

2. 熟悉所使用的量表和评分标准，严格按照标准评定。

3. 评定时注意受检者的安全，避免发生意外。

（郭洁梅）

实训五　感觉功能评定

【技能目标】

1. 理解感觉功能评定的常用方法。

2. 掌握多种不同的疼痛评定方法，估计不同方法得出结果之间的相关度，并评价各种方法的优劣。

3. 了解感觉评定的结果及其临床意义。

【实训时间】

2 学时。

【器材与设备】

大头钉或牙签（一端尖、一端钝）若干个，两支测试管及试管架，棉签（棉花）、纸巾或软刷（毛笔），4～5 件常见物品：橡皮、手表、钥匙、钱币、铅笔、汤勺等，触觉测量器或心电图测径器头，纸夹和尺子，一套形状、大小、相同，重量不同的物件，几块不同质地的布，音叉（128/256Hz），检查台。45 区体表面积图、颜色笔，直尺、笔或带有刻度的视觉模拟评分法（VAS）测量卡片，压力测痛仪，麦吉尔疼痛问卷表等。

【实训方式】

1. 教师复习感觉评定方法、评定要点和技巧及操作步骤。

2. 学生 2 人一组，模拟检查者与受检者进行感觉评定练习，教师巡回查看，随时纠正练习过程中出现的各种错误。

3. 教师抽查 1～2 个小组学生进行感觉评定演示，要求边评定边描述，指导其他学生评议其评定结果、方法是否正确，内容有无遗漏。

4. 教师总结点评。

【实训内容与方法】

1. 感觉评定

（1）浅感觉检查

1）触觉　令受检者闭目，检查者用棉签或软毛笔轻触其皮肤。动作要轻，刺激不应过频。询问受检者有无轻痒的感觉。

2）痛觉　令受检者闭目，分别用大头针的尖端和钝端以同等的力量随机轻刺受检者的皮肤。要求受检者立即说出具体的感受（疼痛、疼痛减退/消失、感觉过敏）及部位。

3）温度觉　用盛有热水（40～45℃）及冷水（5～10℃）的试管，在受检者闭目的情况下冷热交替接触其皮肤，让受检者回答"冷"或"热"。选用的试管直径要小，管底面积与皮肤接触面不要过大，接触时间以 2～3 秒为宜。检查时应注意两侧对称部位的比较。

4）压觉　令受检者闭目，检查者用拇指或指尖用力压在皮肤表面，压力大小应足以使皮肤下陷以刺激深感受器。要求受检者回答是否感到压力。

脊髓节段性感觉支配及其体表检查部位见实训表 5-1。

实训表 5-1　感觉检查部位

节段性感觉支配	检查部位	节段性感觉支配	检查部位
C_2	枕外隆凸	T_8	第 8 肋间
C_3	锁骨上窝	T_9	第 9 肋间
C_4	肩锁关节的顶部	T_{10}	第 10 肋间
C_5	肘前窝的桡侧面	T_{11}	第 11 肋间
C_6	拇指	T_{12}	腹股沟韧带中部
C_7	中指	L_1	T_{12} 与 L_2 之间上 1/3 处
C_8	小指	L_2	大腿前中部
T_1	肘前窝的尺侧面	L_3	股骨内上髁
T_2	腋窝	L_4	内踝
T_3	第 3 肋间	L_5	足背第 3 跖趾关节
T_4	第 4 肋间（乳头线）	S_1	足跟外侧
T_5	第 5 肋间	S_2	腘窝中点
T_6	第 6 肋间（剑突水平）	S_3	坐骨结节
T_7	第 7 肋间	$S_{4\sim5}$	肛门周围

（2）深感觉（本体感觉）检查

1）位置觉　令受检者闭目，检查者移动其肢体并停止在某个位置，让受检者说出肢体所处的位置，或另一侧肢体模仿出相同的位置。

2）运动觉　令受检者闭目，检查者在较小范围里被动活动其肢体，让受检者说出肢体运动的方向。如检查者用示指或拇指轻持受检者的手指或足趾两侧做轻微的被动伸或屈的动作（约 5°），让其回答肢体活动的方向（"向上"或"向下"），或用对侧肢体进行模仿。

3）震动觉　用每秒震动 128～256 次（Hz）的音叉柄端置于受检者的骨隆起处。检查时常选择的骨隆起部位有：胸骨、锁骨、肩峰、鹰嘴、尺桡骨茎突、腕关节、棘突、髂前上棘、股骨粗隆、腓骨小头及内、外踝等。询问受检者有无震动感，并注意震动感持续的时间，两侧对比。

（3）复合感觉检查

1）皮肤定位觉　令受检者闭目，检查者以手指或棉签轻触受检者皮肤某处，让受检者指出被触部位。

2）两点辨别觉　令受检者闭目，用以钝脚分规或触觉测量器沿所检查区域长轴刺激两点皮肤，两点的压力要一致，让受检者回答感觉到"一点"或"两点"。若受检者有两点感觉，再缩小两点的距离，直到受检者感觉为一点时停止，测出此时两点间的距离。

3）图形觉　令受检者闭目，用铅笔或火柴棒在其皮肤上写数字或画图形（如圆形、方形、三角形等），让其说出所画内容。

4）实体觉　令受检者闭目，嘱其用单手触摸熟悉的物品，如笔、钥匙、手表、硬币等，并说出物品的名称、大小及形状等。检查时应先测功能差的手，再测另一手。

5）重量觉　令受检者闭目，将形状、大小相同，但重量逐渐增加的物品逐一放在受检者手中，或双手同时分别放置不同重量的上述检查物品。要求受检者将手中重量与前一重量比较或双手进行比较后说出哪轻或哪重。

6）材质识辨觉　令受检者闭目，将棉花、羊毛、丝绸等逐一放在受检者手中，让其触摸，回答材料的名称（如羊毛）或质地（粗糙、光滑）。

2. 疼痛的评定

（1）疼痛部位的评定　采用45区体表面积评分法。让受检者用不同颜色或符号将相应疼痛部位在45区体表面积图中标出。涂盖一区为1分（每一区不论大小均为1分，即便只涂盖了一个区的一小部分也评1分），未涂处为0分，总评分反映疼痛区域。不同颜色或不同符号表示疼痛强度，如用无色或"－"表示无痛、黄色或"○"表示轻度疼痛、红色或"□"表示中度疼痛、黑色或"△"表示重度疼痛。最后计算各疼痛区域占整个体表面积的百分比。

（2）疼痛强度的评定

1）视觉模拟评分法（VAS）　在纸或尺上划10cm长的直线，按1cm间隔划格，直线左端表示无痛，右端表示极痛。让受检者目测后在直线上用手指，根据受检者手指指定的刻度，确定疼痛的程度。若用VAS测痛卡则移动评分尺上的游标，在尺上直线定点，表示其疼痛程度。

2）口述分级评分法

4级评分法（VRS－4）：将疼痛分为四级。①无痛；②轻微疼痛；③中等度疼痛；④剧烈的疼痛。每级1分。

5级评分法（VRS－5）：将疼痛分为五级。①轻微的疼痛（1分）；②引起不适感的疼痛（2分）；③具有窘迫感的疼痛（3分）；④严重的疼痛（4分）；⑤剧烈的疼痛（5分）。

3）数字疼痛评分法（NRS）　数字范围为0～10。0代表"无痛"，10代表"最痛"，被测者根据个人疼痛的感受在其中的一个数字上做标记。

（3）压力测痛法　采用压力测痛仪进行评定。根据给予受试部位皮肤的压力强度及反应剧烈程度，以判断疼痛的性质与程度。压力测痛仪给出压力定量，达到一定强度（数字）

至受检者出现疼痛反应为痛阈；继续加压至不可耐受时为耐痛阈。根据受检者的反应读出压力计上的数值，数值越大说明疼痛越严重。

（4）疼痛特性的评定　采用简化 McGill 疼痛问卷表进行评定。麦吉尔疼痛问卷有四大部分：第一部分为疼痛定级指数，含感觉、情感、评估和杂项四大类，共 20 项，计 78 个表达疼痛的词；第二部分为现在疼痛强度，从无痛到极痛列出 6 个词（无痛、轻痛、中痛、重痛、剧痛、最痛）供选定；第三部分为选词总数，从另一侧面反映受检者对疼痛的表现；第四部分为疼痛情况和持续时间选词计三项 9 个词。四部分构成整体，以体现受检者实有疼痛及对疼痛的态度。

【注意事项及说明】

1. 感觉评定的注意事项

（1）感觉检查时，受检者必须意识清晰，认知状况良好；检查前应向受检者介绍检查目的和方法，以取得其充分合作。

（2）应在环境安静、温度适宜的室内进行。

（3）让受检者保持舒适、放松的体位，检查部位充分暴露；以随机、无规律的时间间隔给予感觉刺激，刺激的部位应在每一被检查区域的中心部位。

（4）注意皮肤的瘢痕、老茧处的感觉下降。

（5）检查时要求受检者闭目，以避免主观或暗示作用；禁忌暗示性提问；防止受检者过度疲劳，以免其感觉阈增高。

（6）采取左右、近远端对比的原则。从感觉缺失部位向正常部位逐步移行检查；对痛觉过敏的受检者要从正常部位向障碍部位逐渐移行；必要时可多次重复检查。

（7）在深、浅感觉均正常时，方可进行复合觉检查。

（8）有感觉障碍时需要记录障碍的类型、部位和范围。

（9）鉴于感觉障碍影响运动，感觉评定应先于主动运动的评定。

2. 疼痛评定的注意事项

（1）应在疼痛较稳定时进行评定，不要在剧烈疼痛时进行。

（2）评定的环境温度应适宜，以免过热、过冷对疼痛程度造成影响。

（3）最好采取一对一评定，避免第三者的干扰。

（4）检查者咨询受检者时避免诱导性语言，应根据受检者的主观感受进行评定。

（5）评定时应注意疼痛综合征问题。

（刘红旗）

实训六　神经反射及发育反射评定

【技能目标】

1. 掌握临床常用浅反射、深反射及病理反射的检查方法；临床常用的发育性反射评定方法。

2. 熟悉神经反射评定结果记录与分析；发育性反射评定结果的判断。

【实训时间】

2 学时。

【器材与设备】

叩诊锤、棉签、检查床、体操垫、平衡板、体操球、婴幼儿模型等。

【实训方式】

1. 教师示范神经反射检查和发育性反射评定方法与步骤。

2. 学生 2 人一组，模拟检查者与受检者互相练习，教师巡回查看，及时纠正练习过程中出现的错误。

3. 教师抽查 1~2 个小组学生进行神经反射检查和发育性反射评定演示，要求边评定边描述，指导其他学生评议其评定结果、方法是否正确，内容有无遗漏。

4. 教师总结点评。

【实训内容与方法】

1. 神经反射检查

（1）浅反射检查

1）角膜反射　嘱受检者向内上方注视，检查者用细棉签纤维由角膜外缘向内轻触受检者角膜。

2）腹壁反射　受检者取仰卧位，下肢屈曲使腹壁放松，用钝头竹签分别沿肋下缘下、脐平及腹股沟上的平行方向，由外向内轻划腹壁皮肤。

3）跖反射　受检者仰卧，下肢伸直，检查者以手持受检者踝部，用钝头竹签由足跟向前划足底外侧，至小趾跖关节处转向踇趾侧。

（2）深反射检查

1）肱二头肌反射　受检者屈肘，前臂稍内旋。检查者左手托起受检者肘部，以左手拇指置于其肱二头肌腱上，右手持叩诊锤叩击左手拇指。

2）肱三头肌反射　受检者外展上臂、肘关节半屈曲，检查者以左手托住其上臂，右手用叩诊锤直接叩击鹰嘴上方 1.5~2cm 处（肱三头肌腱附着处）。

3）桡骨膜反射　受检者前臂置于半屈半旋前位，检查者以左手轻托住其腕部，并使腕关节自然下垂，然后以叩诊锤轻叩桡骨茎突。

4）膝反射　受检者取仰卧位，检查者以左手托起其双下肢，使膝关节屈曲呈 120°左右；或受检者坐位，小腿自然悬垂与大腿成 90°。检查者用右手持叩诊锤，轻叩髌骨下方的股四头肌腱。

5）跟腱反射　受检者仰卧位，髋、膝关节稍屈曲，下肢呈外旋外展位。检查者左手握住其足前部，轻向外上方用力，使足部背屈呈直角，右手持叩诊锤叩击跟腱；或让受检者双膝跪于椅上，双足悬于椅座外，用叩诊锤直接叩击跟腱。

6）髌阵挛　受检者仰卧，下肢伸直，检查者用拇指与示指夹住髌骨上缘，用力向远端快速连续推动数次后维持推力。

7）踝阵挛　受检者仰卧，髋关节与膝关节稍屈，检查者一手持受检者小腿，另一手持其足底前端，用力使踝关节背屈并维持不松。

（3）病理反射检查

1）Babinski 征　受检者仰卧，下肢伸直，检查者手持受检者踝部，用钝头竹签沿足底外侧缘由后向前划至小趾跟部转向踇趾侧。

2）Chaddock 征　受检者仰卧，下肢伸直，足跟着床。检查者用手握住受检者一侧踝部，另一手用钝头竹签自足背外踝下方，由后向前轻划皮肤至小趾跟部转向踇趾侧。

3）Oppenheim 征　检查者用拇指及示指沿受检者胫骨前缘用力由上向下推移。

4）Gordon 征　检查者用拇指及其余四指以适当力量捏压腓肠肌。

5）Gonda 征　检查者向跖面紧压受检者足外侧两趾背面，数秒钟后突然放松。

6）Hoffmann 征　检查者左手持受检者腕部，右手以示指及中指轻夹受检者中指，并稍向上提使腕部处于轻度过伸位，然后以拇指迅速弹刮受检者中指指甲。

2. 发育性反射评定

（1）脊髓水平的反射

1）屈肌收缩反射　受检者取仰卧位，头呈中立位，双下肢伸展，刺激一侧足底。

2）伸肌伸张反射　受检者取仰卧位，头呈中立位，一侧下肢伸展，另一侧下肢屈曲，刺激屈曲侧的足底。

3）交叉性伸展反射

交叉性伸展反射①：受检者取仰卧位，头呈中立位，一侧下肢屈曲，另一侧下肢伸展，将伸展位的下肢做屈曲动作。

交叉性伸展反射②：受检者取仰卧位，头呈中立位，两侧下肢伸展，在一侧下肢大腿内侧给予轻轻叩打刺激。

4）拥抱反射　受检者取半卧位，检查者一手置于受检者颈后部，将头部和躯干突然向后放下。

5）抓握反射　受检者取卧位，对手掌或脚掌持续加压。

（2）脑干水平的反射

1）非对称性紧张性颈反射　受检者取仰卧位，头呈中立位，上、下肢伸展，检查者将受检者头部转向一侧。

2）对称性紧张性颈反射①　受检者取膝手卧位，或趴在检查者的腿上（检查者取坐位），受检者头部尽量前屈。

3）对称性紧张性颈反射②　受检者取膝手卧位，或趴在检查者的腿上，受检者头部尽量后伸。

4）紧张性迷路反射

仰卧位：受检者取仰卧位，头呈中立位，上、下肢伸展，保持仰卧位。

俯卧位：受检者取俯卧位，头呈中立位，上、下肢伸展，保持俯卧位。

5）联合反应　受检者取仰卧位，身体任何部位进行抗阻力运动。

6）阳性支持反射　让受检者保持立位，前脚掌着地跳数次。

7）阴性支持反射　让受检者保持立位，以体重负荷作为刺激。

（3）中脑水平的反应

1）颈部调整反应（NOB）　受检者取仰卧位，头中立位，上、下肢伸展，头部主动或被动向一侧旋转。

2）躯干旋转调整反应（BOB）　受检者取仰卧位，头中立位，上、下肢伸展，头部主动或被动向一侧旋转。

3）头部迷路性调整反应（LR）

LR①：将受检者的眼睛蒙上，体位呈俯卧位，检查者用双手将其托起维持俯卧位。

LR②：将受检者的眼睛蒙上，体位呈仰卧位，检查者用双手将其托起维持仰卧位。

LR③：将受检者的眼睛蒙上，抱住受检者骨盆处，使其向右侧倾斜。

LR④：将受检者的眼睛蒙上，抱住受检者骨盆处，使其向左侧倾斜。

4）视觉调整反应（OR）

OR①：受检者呈俯卧位，检查者用双手将其托起维持俯卧位。

OR②：受检者呈仰卧位，检查者用双手将其托起维持仰卧位。

OR③：检查者用双手抱受检者骨盆处并维持在空中，将受检者斜向右侧。

OR④：检查者用双手抱受检者骨盆处并维持在空中，将受检者斜向左侧。

（4）大脑皮质水平的反射

1）保护性伸展反应　受检者取坐位、跪位、站立位或倒立位（降落伞反应），通过主动或被动地移动身体使身体重心超出支撑面。

2）平衡反应

平衡反应——倾斜反应：受检者于平衡板或体操球上呈仰卧位、俯卧位、坐位、膝手卧位或站立位，通过倾斜平衡板或移动体操球来改变身体重心。

平衡反应——姿势固定：受检者呈坐位、膝手卧位、跪位或站立位，通过外力（检查者推受检者躯干或将其上肢向一侧牵拉）或随意运动来改变重心与支持面的位置关系。

平衡反应——迈步反应：受检者取立位，检查者握住其双上肢，向左、右、前及后方推动受检者。

【注意事项及说明】

1. 神经反射检查注意事项

（1）检查时受检者要配合，肢体肌肉应放松。

（2）检查时应采用标准姿势，以确保评定准确。

（3）腱反射检查时叩诊锤叩击力量均等适中，两侧要对比。

（4）注意避免受检者精神过度紧张或注意力过于集中于检查部位，可采用与受检者交谈等方法使其精神放松，以利反射的引出。

（5）若腱反射难以引出，可采用特殊的增强方式。

（6）深反射检查时，不对称性的神经反射是神经损害的有力指征。因此，检查时应注意左右、上下对比。

2. 发育性反射注意事项

（1）采取正确的检查体位，检查时注意特异性感觉刺激的部位、强度和时间。

（2）检查中仔细观察受检者对刺激的反应。

（3）在进行脑干水平反射的检查时，除了用肉眼观察外，还需触诊以发现和体会肉眼观察不到的肌张力变化。

（4）注意反射和反应出现、消失的时间。

（5）发育性反射的系统评定应当与功能性活动的评定相结合，并注意反射对运动功能的影响。

（刘红旗）

实训七　平衡功能评定

【技能目标】

1. 理解平衡功能的正常反应的表现。

2. 掌握平衡功能评定的评定程序及评定方法。

3. 了解平衡功能测试仪及其评定程序。

【实训时间】

1 学时。

【器材与设备】

治疗床、治疗桌、治疗椅、平衡板、粉笔、量表、秒表、尺子、椅子、小板凳或台阶、平衡功能测试仪和眼睛遮盖物。

【实训方式】

1. 教师复习平衡评定方法、评定要点和技巧，介绍平衡测试仪的操作方法与步骤。

2. 学生 2 人一组，模拟检查者与受检者进行平衡功能评定练习，教师巡回查看，随时纠正练习过程中出现的各种错误。

3. 教师抽查 1～2 个小组学生进行平衡功能评定演示，要求边评定边描述，指导其他学生评议其评定结果、方法是否正确，内容有无遗漏。

4. 教师总结点评。

【实训内容与方法】

1. 平衡反应评定

（1）跪位平衡反应

检查体位：受检者取跪位。

检查方法：检查者牵拉受检者的一侧上肢，使之倾斜。

结果判断：①阳性反应。受检者头部和躯干出现向中线的调整，被牵拉的一侧出现保护性反应，对侧上下肢伸展并外展。②阴性反应。受检者头部和躯干未出现向中线的调整，被牵拉的一侧和对侧未出现保护性反应和平衡反应。

（2）坐位平衡反应

检查体位：受检者取坐位。

检查方法：检查者将受检者上肢向一侧牵拉。

结果判断：①阳性反应。受检者头部和躯干出现向中线的调整，被牵拉的一侧出现保护性反应，对侧上下肢伸展并外展。②阴性反应。受检者头部和躯干未出现向中线的调整，未出现保护性反应和平衡反应。

（3）站立位平衡反应

1）Romberg 征　双足并拢直立，观察在睁、闭眼时身体摇摆的情况，又称为"闭目直立检查法"。

2）单腿直立检查法　受检者单腿直立，观察其睁、闭眼情况下维持平衡的时间长短，最长维持时间为 30 秒。

3）强化 Romberg 检查法　受检者两足一前一后、足尖接足跟直立，观察其睁、闭眼时身体的摇摆，最长维持时间为 60 秒。

（4）迈步反应

检查体位：受检者站立位。

检查方法：检查者向左、右、前、后方向推动受检者。

结果判断：①阳性反应。为了保持平衡，受检者快速向左、右、前、后方跨出一步，头部和躯干出现调整；②阴性反应。受检者不能为保持平衡而快速跨步，头部和躯干不出现调整。

（5）活动　坐位、站立位时移动身体；在不同条件下行走，包括脚跟碰脚趾、足跟行走、足尖行走、走直线、侧方走、倒退走、走圆圈、绕过障碍物行走等等。

2. Berg 平衡量表评定　根据受检者平衡功能障碍的情况，可选用不同的项目进行评定，如从坐位站起、无支持坐位、无支持站立、从站立位坐下、闭目站立、双脚并拢站立、上肢向前伸展并向前移动、从地面拾起物品、转身向后看、两脚一前一后站立、单腿站立等。Berg 平衡量表评定内容及评分方法详见表 2–7–1。评定工具包括秒表、尺子、椅子、小板凳和台阶。

3. 静态平衡仪评定

（1）受检者脱鞋直立于检查台上。根据检查要求，受检者双脚分别站立于检查台定位点上，双手自然垂放在身体两侧，两眼平视前方。

（2）测试受检者于睁眼、闭眼两种状态下的平衡功能，测试时间分别为 1 分钟。

（3）打印结果。

（4）结果判定　①测试参数：人体重心移动类型、重心移动轨迹长短、重心移动面积、重心动摇中心的偏移、Romberg 率（闭眼与睁眼时运动轨道线晃动面积之比）等。②根据个体康复治疗前后变化进行结果比较。

【注意事项及说明】

1. 评定时保持环境安静，不要讲话或提示。

2. 熟悉所使用的量表和评分标准，严格按照标准评定。

2. 评定时注意受检者的安全，避免发生意外。

3. 对于不能站立的受检者，可评定其坐位平衡功能。

4. 采用仪器评定时，1 分钟站立困难的受检者可进行 30 秒测试。

5. 熟悉操作步骤，严格按照说明书操作。仪器要定期保养维护。

（张绍岚）

实训八　协调功能评定

【技能目标】

1. 理解协调的概念及特点。

2. 掌握协调功能评定的评定程序及常用评定方法。

【实训时间】

1 学时。

【器材与设备】

治疗床、椅子、枕头、计时器。

【实训方式】

1. 教师复习协调评定方法、评定要点和技巧，介绍示范协调评定的操作方法与步骤。

2. 学生 2 人一组，模拟检查者与受检者进行协调功能评定练习，教师巡回查看，随时纠正练习过程中出现的各种错误。

3. 教师抽查 1～2 个小组学生进行协调功能评定演示，要求边评定边描述，指导其他学生评议其评定结果、方法是否正确，内容有无遗漏。

4. 教师总结点评。

【训练内容与方法】

1. 指鼻试验

（1）检查体位 受检者仰卧位或坐位。

（2）检查方法 受检者肩关节外展 90°，肘关节伸直，先用自己的示指头触及自己鼻尖，再去接触检查者。检查者通过改变自己示指的位置，来评定受检者在不同平面内完成该试验的能力。

2. 指－指试验

（1）检查体位 检查者与受检者相对而坐。

（2）检查方法 检查者将示指放在受检者面前，让其示指去触及检查者的示指。检查者通过改变示指的位置，来评定受试者对方向、距离改变的应变能力。

3. 拇指对指试验

（1）检查体位 受检者仰卧位或坐位。

（2）检查方法 让受检者用拇指头依次触及其他手指头，并逐步增加对指速度。

4. 示指对指试验

（1）检查体位 受检者仰卧位或坐位。

（2）检查方法 让受检者双肩外展 90°，肘伸直，然后双手靠近，用一手示指触及另一手示指头。

5. 拍膝试验

（1）检查体位 受检者坐位。

（2）检查方法 让受检者一侧用手掌，对侧握拳拍膝；或一侧手掌在同侧膝盖上作前后移动，对侧握拳在膝盖上作上下运动，并双手交替做上述动作。

6. 前臂旋转试验（轮替试验）

（1）检查体位 受检者坐位。

（2）检查方法 让受检者上臂靠近躯干，肘屈曲，双手张开，一手向上，一手向下，掌心交替地向上和向下，速度逐步增加。

7. 趾－指试验

（1）检查体位 受检者仰卧位。

（2）检查方法 让受检者用脚趾触及检查者手指，后者可改变方向和距离。

8. 跟－膝－胫试验

（1）检查体位 受检者仰卧位。

（2）检查方法 让受检者抬起一侧下肢，先将足跟放在对侧下肢的膝盖上，再沿着胫骨前缘向下推移。

9. 绘圆或横"8"字试验

（1）检查体位　受检者测评下肢时取仰卧位，测评上肢时取仰卧位或坐位。

（2）检查方法　让受检者用上肢或下肢在空中绘一圆或横"8"字。

10. 拍地试验

（1）检查体位　受检者仰卧位。

（2）检查方法　让受检者足跟触地脚尖抬起做拍地动作，可以双脚同时或分别做。

【注意事项及说明】

1. 评定时保持环境安静，不要讲话或提示。

2. 熟悉所使用的量表和评分标准，严格按照标准评定。

3. 评定时注意受检者的安全，避免发生意外。

（祝芳芳）

实训九　步行功能评定

【技能目标】

1. 理解步行周期的分期。

2. 掌握步态分析的方法。

3. 了解异常步态的姿势。

【实训时间】

2学时。

【器材与设备】

行走通道、秒表、皮尺、滑石粉或墨汁等。

【实训方式】

1. 教师复习步行评定方法、评定要点和技巧，介绍步态分析仪的操作方法与步骤。

2. 学生2人一组，模拟检查者与受检者进行步行功能评定练习，教师巡回查看，随时纠正练习过程中出现的各种错误。

3. 教师抽查1～2个小组学生进行步行评定演示并要求学生模仿异常步态，要求边评定边描述，指导其他学生评议其评定结果、方法是否正确，内容有无遗漏。

4. 教师总结点评。

【实训内容与方法】

1. 步行能力评定　见实训表9-1。

实训表9-1　步行能力分级量表

分级	分级标准
1	不能步行
2	非功能性步行（治疗性步行）：训练时用膝-踝-足矫形器或拐等辅助具能在治疗室内行走。耗能大、速度慢、距离短、无功能性价值，但有预防压疮、促进血液循环、改善骨质疏松等治疗意义
3	家庭性步行：用踝-足矫形器、手杖等可在家行走，但不能在室外长时间走
4	社区性步行：用或不用踝-足矫形器、手杖均可在室外和所在社区内行走，并可进行散步以及去公园、诊所、购物等活动。但时间不长，如超出社区范围仍需乘坐轮椅

（1）操作方法与步骤　采用步行能力分级量表对受检者进行相应的评估。

（2）评定标准　参考步行能力分级量表分级标准。

（3）注意事项及说明

1）嘱受检者尽量放松，以平时正常步行的感觉完成评定。

2）目测观察时，不仅要观察患侧下肢，亦要观察对侧下肢，以便比较。

3）行走时受检者衣着尽量少，充分暴露下肢，以便准确观察步态特征。

4）注意疼痛对步态的影响。

5）目测观察属定性分析，有一定的局限性，必要时进一步采用定量分析。

2. 步态分析评定

（1）目测分析

1）了解病史　包括既往的损伤、疾病以及手术史，对于判断步态有重要参考价值。

2）体检　包括肌力、肌张力、关节活动范围等，有助于分析步态障碍的原因。

3）观察　包括受检者的站立姿势、步态的总体状况、识别步行周期的时相与分期及其特点、髋关节运动、骨盆运动及身体重心。

4）判定步行周期中支撑相与摆动相的特征，正常步行周期中骨盆及下肢各关节运动时的角度变化。

5）临床常见异常步态　臀大肌（髋伸肌）步态、臀中肌步态、股四头肌步态、帕金森步态、减痛步态、偏瘫步态、剪刀步态、跨阈步态、短腿步态、小脑共济失调步态和持拐步态。

（2）定量分析

1）在受检者足底涂上滑石粉或墨汁。

2）受检者在行走若干步后，从一侧足跟着地时开始计时，走完全程后于同一侧足跟着地时停止计时，记录及计算平均步行周期时间。

3）测量行走距离，测量左右步长。

4）测量步宽，计算步频、步行速度。

5）结果判定。

（3）注意事项

（1）嘱受检者尽量放松，以平时正常步行的感觉完成评定。

（2）目测观察时，不仅要观察患侧下肢，亦要观察对侧下肢，以便比较。

（3）行走时受检者衣着尽量少，充分暴露下肢，以便准确观察步态特征。

（4）正式检查前，让受检者试行至自然行走方式再检查。

（5）受检者每一次行走至少要包含 6 个步行周期，重点测量观察中间的 1~2 个步行周期。如受检者步态不稳，行走中要注意监护，防止跌倒。

（牛　琳）

实训十　心功能评定

【技能目标】

1. 理解心功能评定的意义。

2. 掌握心功能分级评定方法；6 分钟步行试验。

3. 了解心电运动的适应证和禁忌证。

【实训时间】

2 学时。

【器材与设备】

行走通道、秒表、心电运动设备（心电监护、电子血压计、功率自行车）、活动平板设备、抢救药品及设备。

【实训方式】

1. 教师复习心功能分级方法、心电运动设备十二导联的正确的贴敷部位，评定要点和技巧，介绍 6 分钟步行试验操作方法与步骤。

2. 学生分组，进行心电运动的测试，教师在旁随时注意心电图、血压等情况。

3. 学生 3~4 人一组，进行 6 分钟步行功能测试，一人进行步行测试，一人持秒表计时，一人观察心率、血压、呼吸等变化。

4. 教师总结点评。

【实训内容与方法】

1. 心功能分级 见实训表 10-1。

实训表 10-1 心功能分级

分级	评定标准
Ⅰ级	患者活动量不受限制，平时一般体力活动不引起疲乏、心悸、呼吸困难或心绞痛
Ⅱ级	患者的体力活动受到轻度限制，休息时无自觉症状，但平时一般活动即可出现疲乏、心悸、呼吸困难或心绞痛
Ⅲ级	患者体力活动明显限制，小于平时一般活动即引起心悸、气促等症状
Ⅳ级	患者不能从事任何体力活动。休息状态下也出现心力衰竭的症状，体力活动后加重

（1）操作方法与步骤 根据心功能分级来评定分级。

（2）评定标准 参考心功能分级标准。

2. 心电运动试验

（1）操作方法与步骤

1）了解受检者临床情况和试验目的，确定适应证或禁忌证。

2）向受检者充分解释或示范试验方法，签署知情同意书。

3）确定试验方案，根据试验目的选择低水平运动试验、症状限制性运动。

试验或者亚极量运动试验。常用的活动平板方案为改良 Bruce 方案。下肢功率车方案：运动负荷：男 300kg·m/min 起始，每 3 分钟增加 300kg·m/min；女 200kg·m/min 起始，每 3 分钟增加 200kg·m/min。上肢功率车方案：运动起始负荷 150~200kg·m/min，每 3 分钟增加 100~150kg·m/min。

4）执行心电运动试验基本程序，包括皮肤处理、安放 12 导联心电电极、记录安静心电图、测定安静血压、开始运动并按运动方案的相应阶段记录心电测定血压、达到运动终点或者中止运动时记录心电图和测量血压、运动后即刻和运动后 2、4、6 分钟的心电图，同时测量血压。如有特殊情况可延长观察的时间，直到受检者的症状或异常表现消失为止。

（2）评定标准 符合下列条件之一可以评为运动试验阳性。

1）运动中出现典型心绞痛。

2）运动中及运动后（2 分钟内出现）以 R 波为主的导联出现下垂型、水平型、缓慢上斜型（J 点后 0.08 秒）ST 段下移≥0.1mV，并持续 2 分钟以上。如果运动前有 ST 段下移，则在此基础上再增加上述数值。

3）运动中收缩期血压下降（低于安静水平）。

（3）注意事项

1）运动试验的中止指征　受检者出现心绞痛、呼吸困难、极度疲劳、面色苍白、发绀、皮肤湿冷、眩晕、视物模糊、头痛、恶心、呕吐、步态不稳等症状及体征；严重的心律失常：成对的室性期前收缩、频发室性期前收缩或室性心动过速、室颤、房性心动过速、房颤、房扑、Ⅱ度或Ⅲ度房室传导阻滞；ST 段压低或抬高≥0.2mV；运动中心率及收缩压下降，收缩压≥220mmHg，舒张压≥120mmHg；达到预计心率；出现设备故障。

2）运动试验当天及前 1 天不要进行大量的体力活动；试验前避免吸烟、饮酒、咖啡、浓茶、可乐等；试验前适当休息（30 分钟）；不可饱餐或空腹。

3）受检者穿着宽松、舒适的衣服及运动鞋，以便于运动。感冒或其他病毒、细菌性感染者一周内不宜进行运动试验。

4）运动试验应有两名工作人员在场，一人操作仪器、观察心电图；一人测量血压、观察受检者的表现。

3. 6 分钟步行试验

（1）设备与用具　秒表，有标定长度的场地。

（2）评定方法　选择平坦无障碍的场地，嘱受检者在主观安全和无症状的前提下，尽力行走 6 分钟，测定行走的距离。运动前后测定血压和心率，并进行前后比较。

（3）评定标准　没有正常值标准，而是对受检者的步行距离以及运动前后的心率/血压进行自身比较，判断治疗前后的差别。运动后心率的恢复速率也有参考价值。此外，此方法可以简易地证明受检者在同等强度步行时的安全性。

4. 注意事项

（1）检查前　了解病史及康复训练情况，排除禁忌证；向受检者做必要的解释，说明试验方法，要求受检者出现劳累及胸闷、胸痛等不适症状随时告诉医护人员。

（2）检查时　必须由有经验的医务人员进行现场监护，必要时使用心电遥测监护；有任何症状或者循环不良体征时立即中止运动，并进行相应的医疗检查和处理。

（牛　琳）

实训十一　肺功能评定

【技能目标】

1. 理解肺功能的正常反应及异常表现。

2. 掌握肺功能评定的方法。

3. 了解肺功能测试仪及其评定程序。

【实训时间】

1 学时。

【器材与设备】

肺功能检测仪、活动平板（或功率自行车）、体重秤、心率遥测仪、表等。

【实训方式】

1. 教师复习肺功能评定方法、评定要点和技巧，介绍肺功能评定的操作方法与步骤。

2. 找一合适学生作为受检者，老师进行肺功能评定演示。

3. 找 2 位学生，模拟检查者与受检者进行肺功能评定检查，教师全程监督，随时纠正过程中出现的各种错误。

4. 教师总结点评。

【训练内容与方法】

1. 最大摄氧量测定

（1）询问受检者的运动史、家族史、疾病史等，并称量受检者体重。

（2）气体代谢分析仪的气体成分校准及气量校准。

（3）受检者测试前安装心率遥测仪（或电极），戴好面罩，连接气体代谢分析仪，测定受检者坐位安静时心率和气体代谢的各项指标。

（4）达到安静时指标后，令受检者上活动平板（或功率自行车）。

（5）递增负荷测试　功率自行车递增运动负荷程序为 100W 起始（女性 50W 起始），每 1 分钟递增 25W，至力竭。采用活动跑台（Bruce 方案）的方法测定时，受检者保持安静状态 5 分钟，然后在活动跑台上进行每 3 分钟渐增负荷跑，至力竭为止。

（6）最大吸氧量（$V_{O2,max}$）的判断

1）呼吸商成人大于 1.10，少儿大于 1.00，心率大于 180 次/分，血乳酸大于 7～8mmol/L。

2）体力达到力竭，受检者不能保持原有的运动速度。

3）继续运动后，摄氧量的差小于 5% 或 2ml/（kg·min）。

4）继续运动时摄氧量出现下降。

（7）达到最大摄氧量水平后停机。

（8）慢慢将功率自行车减速到开始准备活动时的强度。

（9）摘下呼吸面罩。

（10）继续慢跑至步行整理活动 5 分钟。

（11）停机。

（12）储存测试数据，进行结果分析，写出试验报告。

2. 呼吸功能的徒手评定技术

（1）受检者可做洗衣、做饭、持重物等动作。

（2）受检者勉强能进行拖地、擦桌子、端端盆等活动。

（3）将跑台的倾斜度调到 12（最大），令受检者在上面行走或登楼梯。

（4）将医用慢速跑台速度调到 1km/h，受检者行走 100m。

（5）进行简单的讲话、穿衣。

（6）安静，不做任何活动。

【注意事项及说明】

1. 肺功能评定适用于慢性呼吸系统疾病、外科手术前的检查、职业病及老年的康复训练者。

2. 活动性肺结核、最近有心肌梗死、近期的眼部手术、高危病人和呼吸功能严重衰竭

的病人不宜做肺功能检查。

3. 测试前应进行身体健康检查，包括身高、体重、血压、心电图和肺功能，保证受检者在测试时身体状态正常。

4. 测试前操作者必须与受检者一起了解整个操作程序，对受检者的要求以及运动的时间和过程，明确受检者在运动中如何与操作者相互沟通，反映受检者的疲劳情况，或者其他的身体异常反应。

5. 在进行最大摄氧量测试前几个小时，受检者不允许参加重体力活动。

6. 进餐后不可马上进行测试。

7. 测试前一个小时禁止吸烟。

8. 选择合适的衣着和运动鞋，以保证能最大限度地发挥运动水平。

9. 运动试验前受检者的安静心率必须相对稳定。

10. 保持实验室空气清新流通，检查大气压和环境温度。保证测试环境符合所用运动心肺功能仪的要求。

11. 熟悉所使用的量表和评分标准，严格按照标准评定。

12. 评定时注意受检者的安全，避免发生意外。

（祝芳芳）

实训十二　日常生活活动能力评定

【技能目标】

1. 掌握 Barthel 指数评定方法。

2. 熟悉 FIM 评定内容、评分意义。

3. 了解功能活动问卷、快速残疾评定量表。

【实训时间】

2 学时。

【器材与设备】

ADL 评定室——模拟家居环境，配备基本的治疗桌、治疗椅（带扶手）、餐具一套（碗、盘、筷子或勺子、食物等）、治疗床、轮椅、洗漱用品（脸盆、毛巾、牙刷、牙膏、漱口杯、梳子）、坐便器或排便椅、浴盆或浴凳、洗澡用毛巾和香皂、手杖、助行器、开衫衣、宽松裤子、鞋子。

【实训方式】

1. 教师复习日常生活活动评定常用方法、评定要点和技巧，介绍 Barthel 指数评定方法。

2. 学生 2 人一组，模拟检查者与受检者进行 Barthel 指数评定练习，教师巡回查看，随时纠正练习过程中出现的各种错误。

3. 教师抽查 1~2 个小组学生进行 Barthel 指数评定演示，要求边评定边描述，指导其他学生评议其评定结果、方法是否正确，内容有无遗漏。

4. 教师总结点评。

【实训内容与方法】

1. Barthel 指数评定内容

（1）进食

检查方法：受检者坐位，令其使用筷子或勺子等餐具将碗中的食物取出，放入口中咀嚼、吞咽。

结果判断：①0 分，完全依赖他人；②5 分，需要帮助或较长时间才能完成；③10 分，食物放在盘子或桌上，在正常时间内能独立完成进餐。

（2）床—轮椅转移

检查方法：受检者由床上仰卧位向一侧翻身至侧卧位；将下肢放于床下，辅助下于床边由侧卧位坐起；将轮椅调整好位置，一侧挨着床边并保持 45°角，固定手闸；将脚踏板收起，扶住轮椅扶手，从坐位站起并站稳；将臀部转移至轮椅的椅面上坐下；调整坐姿，坐稳。将一侧脚踏板放下，抬起一只脚放置在轮椅踏板上，然后放另一侧踏板，将另一只脚放在踏板上；坐稳后收起手闸。

结果判断：①0 分，完全依赖他人；②5 分，能在床上坐起，但转移到轮椅或在使用轮椅时需要较多的帮助；③10 分，需要提醒、监督或给予一定的帮助才能安全完成整个过程。

（3）修饰

检查方法：准备好洗脸盆、毛巾、牙刷、牙膏、漱口杯、梳子，令受检者将牙膏挤在牙刷上，刷牙；用漱口杯盛水、漱口；打开水龙头或在水盆中将毛巾浸湿；关上水龙头；拧干毛巾；用毛巾擦脸。

结果判断：①0 分，完全依赖他人；②5 分，能在床上坐起，但转移到轮椅或在使用轮椅时要较多的帮助；③10 分，需要提醒、监督或给予一定的帮助才能安全完成整个过程。

（4）如厕

检查方法：准备轮椅、坐便器或排便椅；操纵轮椅进入洗手间；固定轮椅；由轮椅坐位站起，转身至马桶前，腿后部紧贴马桶；脱下裤子，坐下排便；便后清洁；站起并保持稳定，整理衣裤；站起并坐回轮椅上，操纵轮椅离开卫生间。

结果判断：①0 分，完全依靠他人；②5 分，在穿、脱裤子，保持平衡，便后清洁等情况下需要帮助；③10 分，独立进出厕所，脱、穿裤子，使用卫生纸（如用便盆，用后能自己倒掉并清洗）。

（5）洗澡

检查方法：准备轮椅、浴盆或浴凳、洗浴用毛巾、香皂等；轮椅进入卫生间，至浴缸前或浴凳前；固定轮椅在安全位置；站起，身体转移至浴缸前；扶住浴缸边缘，在平台上坐稳，将一侧下肢放入浴缸中；保持身体稳定，再将另一侧下肢放入浴缸中。

结果判断：①0 分，完全依靠他人；②5 分，独立完成所有步骤。

（6）步行

检查方法：准备轮椅、手杖或矫形鞋、助行器等，令受检者在室内行走；记录受检者步行的距离。

结果判断：①0 分，完全依靠他人；②5 分，只能使用轮椅，但必须能向各个方向移动以及进出厕所；③10 分，在较少帮助下走至少 50m，或在监督或帮助下完成上述活动；④15 分，独立走至少 50m；可以穿戴假肢或用矫形器、腋杖、手杖，但不能用带轮的助行器；如用矫形器，在站立或坐下时能锁住或打开。

（7）上下楼梯

检查方法：准备手杖或拐杖，令受检者上下楼梯；记录受检者上下楼梯的层数。

结果判断：①0分，需极大帮助或完全依赖他人；②5分，在帮助或监督下上、下一层楼；③10分，独立上、下一层楼，可握扶手或用手杖、腋杖。

（8）穿脱衣物

检查方法：准备带有靠背的椅子，开衫的上衣、宽松的裤子，带有粘贴扣的鞋子；令受检者完成穿脱衣裤、鞋子。

结果判断：①0分，完全依赖他人；②5分，需要帮助，但能在正常时间内独自完成至少一半的过程；③10分，独自穿、脱所有衣服、系鞋带。当戴矫形器成围腰时，能独自穿、脱。

（9）大便控制

检查方法：询问患者或家属。

结果判断：①0分，完全失禁；②5分，需要在帮助下用栓剂或灌肠，偶有大便失禁（每月＜1次）；③10分，能控制，没有失禁或能自己使用开塞露。

（10）小便控制

检查方法：询问患者或家属。

结果判断：①0分，完全失禁；②5分，偶有尿失禁（每周＜1次）；③10分，能控制，脊髓损伤患者能自行导尿，使用尿袋或其他用具时应能使用并清洗。

2. 结果判定　Barthel 指数总分为 100 分，得分越高，表示 ADL 的自理能力越好，依赖性越小。评分在 60 分以上者基本能完成 BADL，59～41 分者需要帮助才能完成 BADL，40～21 分者需要很大帮助，20 分以下者完全需要帮助。

【注意事项及说明】

1. 熟悉所使用的量表和评分标准，严格按照标准评定。

2. 评定时注意受检者的安全，避免发生意外。

（宋盼盼）

实训十三　知觉功能评定

【技能目标】

1. 理解知觉障碍分类、特点。

2. 掌握失认症、失用症评定方法。

3. 了解单侧忽略评定方法。

【实训时间】

2 学时。

【器材与设备】

椅子、电池、牙膏、牙刷、碗、筷子、照片、彩笔等日常常用的生活用品。

【实训方式】

1. 教师复习知觉障碍分类、特点、失认症和失用症评定方法。

2. 学生 2 人一组，模拟检查者与受检者进行知觉功能评定练习，教师巡回查看，随时纠正练习过程中出现的各种错误。

3. 教师抽查 1～2 个小组学生进行知觉功能评定演示，要求边评定边描述，指导其他学生评议其评定结果、方法是否正确，内容有无遗漏。

4. 教师总结点评。

【实训内容与方法】

1. 失认症的评定

（1）物体失认的评定

检查方法：将椅子、电池、牙膏、牙刷、碗、筷子等放在受检者面前，要求受检者说出物品的名称。或检查者说出某种物品的名称，让受检者指出相应的物品。

结果判断：不能完成者存在视物辨认障碍。

（2）面容失认的评定

检查方法：出示受检者本人、亲人、朋友或著名人物的照片，要求受检者说出人物的名字和面部特征；也可以将相同的照片混杂在诸多照片中，要求其挑选出相同的。

结果判断：不能完成者存在面容失认。

（3）色彩失认的评定

检查方法：将不同颜色的物品或卡片放在受检者面前，检查者说出某种颜色，要求受检者指出来；或出示西红柿、香蕉、苹果、橘子等常见的水果或植物线条画，让受检者用彩笔涂上相应的颜色。

结果判断：如不能完成者可判定存在色彩失认。

（4）触觉失认的评定

检查方法：在桌子上摆放碗、勺子、盘子、球、玻璃杯、书、铅笔等生活中常用的物品，如受检者闭上眼睛触摸其中一件物品，识别后回原处，然后睁开眼睛，挑出该物品。

结果判断：如不能完成者可判定存在触觉失认。

（5）听觉失认的评定

检查方法：检查者在受检者背后发出不同声音，如咳嗽、拍手、敲桌子等，询问受检者是什么声音；检查者说一段话或放录音，让受检者复述，或写下听到的内容。

结果判断：如不能完成者可判定存在听觉失认。

2. 失用症的评定

（1）意念性失用的评定

检查方法：将牙杯、牙刷、牙膏准备好，让受检者完成刷牙的过程。

结果判断：受检者不知道刷牙的程序，但受检者可以按指令完成每一个分解动作，提示存在意念性失用。

（2）意念运动性失用的评定

检查方法：要求受检者演示擦脸动作或模仿检查者的动作或手势。

结果判断：不能完成者可判定存在意念运动性失用。但将其脸上滴上水滴，再将毛巾交给他时，受检者会自动完成擦脸的动作。

（3）肢体运动性失用的评定

检查方法：令受检者用一只手的手指快速连续敲击桌面，或用一只脚的脚尖快速连续敲击地面；检查者用手演示拧瓶盖、洗手等动作，要求受检者模仿；令受检者快速地进行前臂的旋前旋后或示指屈曲动作。

结果判断：如表现动作笨拙、缓慢等为存在肢体运动性失用。

（4）结构性失用的评定

检查方法：要求受检者复制二维的相互交叉的五边形或三维立方体等图形；出示拼图图案令受试者完成。

结果判断：如不能完成者可判定存在结构性失用。

（5）穿衣失用的评定

检查方法：令受检者穿衣，观察受检者是否能够分清衣服上下、里外的关系，是否与身体的相应部位对应。

结果判断：如不能正确完成者可判定存在穿衣失用。

【注意事项及说明】

1. 评定时保持环境安静，认真观察受检者的表现。

2. 熟悉失认症、失用症的分类，严格按照标准评定。

（宋盼盼）

实训十四　认知功能评定

【技能目标】

1. 理解认知功能和认知障碍的表现形式。

2. 掌握运用简易精神状态量表进行认知障碍筛查的方法。

3. 了解意识和记忆的评定方法。

【实训时间】

1 学时。

【器材与设备】

治疗桌、治疗椅、简易精神状态量表、舒尔特方格卡、Stroop 字色测验卡、韦氏记忆量表。

【实训方式】

1. 教师复习认知功能评定的内容、方法和要点，介绍评价量表和卡片的使用方法与注意事项。

2. 学生 2 人一组，模拟检查者与受检者进行认知功能评定练习，教师巡回查看，随时纠正练习过程中出现的各种错误。

3. 教师抽查 1～2 个小组学生进行认知功能评定演示，要求边评定边描述，指导其他学生评议其评定结果、方法是否正确，内容有无遗漏。

4. 教师总结点评。

【实训内容与方法】

1. 认知障碍筛查

检查方法：运用简易精神状态量表让受检者逐一对问题进行作答。

结果判断：文盲（未受教育）组 17 分，小学（受教育年限≤6 年）组 20 分，中学或以上（受教育年限＞6 年）组 24 分为正常，分值小于上述标准为认知功能障碍。

2. 注意的评定

（1）舒尔特方格测验：受检者按 1～25 的顺序指出方格中数字的位置。

（2）Stroop 字色干扰测验：受试者按要求说出 Stroop 字色干扰卡上的颜色，测试时间 45 秒，记录正确数目。

3. 记忆的评定

检查方法：运用韦氏记忆量表让受检者逐一对问题进行作答。

结果判定：9～12 分，记忆很好；13～19 分，记忆功能一般；20～25 分，记忆力低下；26～36 分，记忆很差，需要专业治疗。

【注意事项及说明】

1. 评定时保持环境安静，不要讲话或提示。

2. 熟悉所使用的量表和评分标准，严格按照标准评定。

3. 准确记录评定结果。

（刘　瑾）

实训十五　手功能评定

【技能目标】

1. 掌握手指关节总主动活动度、握力、捏力；Semmes-Weinstein 单丝法的评定方法；

2. 熟悉手灵巧度评定的方法。

【实训时间】

2 学时。

【器材与设备】

治疗床、治疗桌、治疗椅、手功能评定八件套、明尼苏达手灵巧度测试组件、普渡钉板测试组件。

【实训方式】

1. 教师复习手功能评定方法、评定要点和技巧，介绍手功能评定的操作方法与步骤。

2. 学生 2 人一组，模拟检查者与受检者进行手功能评定练习，教师巡回查看，随时纠正练习过程中出现的各种错误。

3. 教师抽查 1～2 个小组学生进行手功能评定演示，要求边评定边描述，指导其他学生评议其评定结果、方法是否正确，内容有无遗漏。

4. 教师总结点评。

【实训内容与方法】

1. 手运动功能评定

（1）手指关节总主动活动度评定

1）受检者体位　坐位或仰卧位。

2）测量　分别测量其掌指关节（MCP）、近端指间关节（PIP）和远端指间关节（DIP）活动度。

3）计算手指关节总主动活动度（TAM）

TAM＝屈曲角度（MCP＋PIP＋DIP）－伸直受限角度（MCP＋PIP＋DIP）

（2）握力评定

1）调整仪表盘上方旋钮，使指针归零。

2）根据测试要求选择不同的档位，例如第二档、第一档、第五档。

3）受检者取坐位，肩内收，屈肘90°，前臂中立位，手用力握住握柄成拳（用力时禁止摆臂或接触身体和衣物）。

4）达到最大用力时读出指针所指数值并记录，测试3次，取平均值。

（3）捏力评定

1）拇指与示指、中指、环指、小指分别进行对捏。

2）拇指与示指、中指同时对捏。

3）拇指与示指桡侧侧捏。

4）每项测试3次，取平均值。

（4）手灵巧度评定

1）普渡钉板测试

a. 受试者体位　坐位，腰坐直，离桌子适宜距离，双手放松放置在测试板两侧。

b. 空盘内的零件的摆放

右利手：从受试者的左到右依次是：针、垫片、项圈、针。

左利手：从受试者左到右依次是：针、项圈、垫片、针。

c. 测试程序（以右利手为例）

右手：嘱受检者用右手从右侧的凹槽内取出一根钢针，把它插入右侧这一列的第一个小孔内，然后按照这样的顺序排列。测试30秒，算出针的个数，即分数。

左手：嘱受检者用左手从左侧的凹槽内取出一根钢针，把它插入左侧这一列的第一个小孔内，然后以此类推进行。测试30秒，算出针的个数，即分数。

双手：嘱受检者用左、右手分别从左、右两侧的凹槽内各取出一根钢针，然后把它们分别插入左右两列的第一个小孔内，然后按照这样的顺序排列钢针。测试30秒，算出针的个数，即分数。

右手+左手+双手（总分）：将前面三次测试所得的分数相加。

组装：嘱受检者用右手从右侧的凹槽内取出一根钢针，插入右侧第一个小孔内，然后用左手取一个垫片，并把它套在钢针上；接着再用右手取一个项圈，把它套在钢针上；最后再用左手取出一个垫片，并把它套在钢针上。60秒的时间结束后算出组装组件的个数+单个零件的个数，即分数。

2）明尼苏达手灵巧度测试

a. 测试体位　受检者进行测试时站立于桌子前正中，双手自然放于桌面上。测试的桌子高度要求70～80cm。

b. 测试程序

放置测试（只测试利手）：①起始位置：把测试板放在桌上离边缘约10英寸（25.4cm）。放置圆盘到在板上的孔。把板翻过来，使圆盘全部从板里落出来让圆盘在桌上保持行和列。该板离桌子的边缘约1英寸（2.5cm）。②操作方法：从受试者右边圆盘底部开始，置于折叠板右边顶部的洞中，按顺序放置完成第一纵列按纵列顺序从右往左直至测试完成；受检者手置于起始圆盘时开始计时。

翻转测试：评估受检者一侧手拿起另一侧翻转并放置圆盘的最快速度。①起始位置：将同一颜色面的圆盘放入板里并置于受检者近侧，距离桌子边缘 1 英寸。②操作方法：第一排，左手从最顶端的右上角拿起一块圆盘，将它传递给右手时翻转过来，并将其底部朝上放在板上原来的洞。依此类推，从右至左，把圆盘全部逐个翻转过来。第二排，用右手拿起第二行中的第一块，（此时是从第二排最左边的第一块开始）将它传递给左手时翻转过来，并将其底朝上放在板上原来的洞，完成整排。依此类推，从左至右把第二排的圆盘全部逐个翻转过来，翻转过程中不可遗漏，必须把全部圆盘完整的放置在板孔中，若未安置妥当，检查者需提醒受检者放置妥当。第三排，同第一排操作方法。第四排，同第二排操作方法。

置换测试：①起始位置：将全部圆盘（同一颜色面）都放置在板孔中，并将板靠近测试者，放在桌子上距离边缘 1 英寸（2.54cm）。取出其左上角第一行的一个圆盘，使其空出。②操作方法：此测试一定要从左上角开始，受检者可以使用任意手进行测试评定但整个测试过程中不可中途换手，需使用同一只手完成该测试。从最左列开始，拿走最上面一个圆盘空出该孔，沿着列向逐个把下一个圆盘放置在前一个空的板孔中，以此类推，此测试从左到右，直到将全部的圆盘都放置到其前一个位置的板孔中，才算结束此次测试，用秒表记录完成所有步骤的时间。

单手翻转和放置测试：①起始位置：把测试板放在桌上离边缘约 10 英寸（25.4cm）。放置圆盘到在板上的孔。朝上的一面不是红色就是黑色（在整个板中的颜色必须一致）把板翻过来，使圆盘全部从板里落出来，让圆盘在桌上保持行和列。将板直接放置在圆盘的前面。注意：如果圆盘移动了地方，手动重新调整圆盘。该板现在应该从最靠近检查者，离桌子的边缘约 1 英寸（2.5cm）。②操作方法：使用利手进行测试，测试时使用单手从放置在桌上的右下角的圆盘部分开始，逐个将圆盘翻转过来，重新放置在板孔中。沿着列向，逐个将板上的圆盘翻转并重新放置，直到将全部的圆盘都重新翻转放置完毕，才算结束此次测试。用秒表记录完成所有步骤的时间。

双手翻转和放置测试：①起始位置：把测试板放在桌上离边缘约 10 英寸（25.4cm）。放置圆盘到在板上的孔。朝上的一面颜色必须一致，把板翻过来，使圆盘全部从板里落出来。将板直接放置在圆盘的前面，离桌子的边缘约 1 英寸（2.5cm）。②操作方法：测试时使用双手从放置在桌上的圆盘的右下角部分开始，两手各拿一个圆盘，同时将两个圆盘翻转过来，并重新放置在板孔中。以此类推，沿着列向，一次两个同时进行。逐个将板上的圆盘翻转并重新放置，直到将全部的圆盘都重新翻转放置完毕，结束测试。记录完成所有步骤的时间。

2. 手感觉功能评定

（1）手指痛觉、触觉、温度觉、实体觉测试、两点辨别觉测试 略。

（2）Semmes-Weinstein 单丝法

1）检查前，先向受检者讲清测试方法。

2）检查时，令受检者闭眼、戴眼罩或头转向另一侧。检查者先选择正常范围内最大数值的单丝（2.83）开始试验，使丝垂直作用在受检者手指皮肤上，不能打滑！预先告知受检者，当有触感时即应告知检查者。测试中，施加在皮肤上 1～1.5 秒，提起 1～1.5 秒，为 1

次。当使用 1.65～4.08 号丝时，每号进行 3 次，有一次能感知即可记录为正确反应。当丝已弯曲而受检者仍无感觉时，换较大的一号再试，直到连续两次丝刚弯曲受检者即有感觉时为止，记下该号码。用 4.17～6.65 号丝时，只测试 1 次。

【注意事项及说明】

1. 评定时保持环境安静，不要讲话或提示。

2. 熟悉所使用的量表和评分标准，严格按照标准评定。

3. 评定时注意受检者的安全，避免发生意外。

4. 熟悉操作步骤，严格按照说明书操作。

（刘润芝）

实训十六　职业能力评定

【技能目标】

1. 理解常用工作分析的方法名称。

2. 掌握 Valpar 系列评定工具的使用方法。

3. 了解伤残者就业方式及其影响因素。

【实训时间】

1 学时。

【器材与设备】

Valpar 系列评定工具，工作模拟评定仪，职业要求资料库如《美国职业大典》《中华人民共和国职业分类大典》，工作分析网站如 O*NET（http://www.onetcenter.org）等。

【实训方式】

1. 教师复习工作能力的评定方法、评定要点和技巧。

2. 学生 2 人一组，模拟检查者与受检者进行工作能力评定练习，教师巡回查看，随时纠正练习过程中出现的各种错误。

3. 教师抽查 1～2 个小组学生进行工作能力评定演示，要求边评定边描述，指导其他学生评议其评定结果、方法是否正确，内容有无遗漏。

4. 教师总结点评。

【实训内容与方法】

1. 收集受检者相关职业史资料。

2. 与受检者面谈，进一步了解工作相关资料及其对工作的期望等。

3. 从《中华人民共和国职业分类大典》资料库、O*NET 网页等找出相应的工种及其要求（必要时对受检者的工作进行实地考察，以进一步了解从事的工作具体性质、特点和要求），再参照具体的要求，选择出适当的标准化评定工具（如 Walpar 系列中的评定工具，工作模拟评定仪中的模拟程序等）。

4. 向受检者解释工作分析的目的、方式、过程、安全注意事项，确保其正确理解并加以配合。

5. 根据所选择的评定工具做好准备工作，并按标准化步骤进行评定。

6. 将评定结果与相应资料库中或经调查所得的工作要求进行比较，确定受检者的工作能力与所要从事工种间的差距。

7. 根据评定结果做出开始治疗、延期治疗、重新评定、重新选择工种或职业方向等判断，并向受检者解释结果。

【注意事项及说明】

1. 评定时保持环境安静，不要讲话或提示。

2. 部分新工种未必能在现有的资料库中找到，需要作业治疗师进行实地考察与资料的收集。

3. 大部分的工作分析都是标准化的评定工具，要求治疗师必须完成必要的培训方可使用。

（郭洁梅）

实训十七　生存质量评定

【技能目标】

1. 理解生存质量及包含内容。

2. 掌握生存质量评定的评定方法。

3. 了解世界卫生组织生存质量测定简表（WHO/QOL-BREF）、健康状况调查问卷（SF-36）、生活满意指数量表 A（life satisfaction index，LSIA）的使用方法。

【实训时间】

1 学时。

【器材与设备】

治疗桌、治疗椅、世界卫生组织生存质量测定简表（WHO/QOL-BREF），健康状况调查问卷（SF-36）、生活满意指数量表 A（life satisfaction index，LSIA）、笔。

【实训方式】

1. 教师复习生存质量评定方法、评定要点和注意事项，介绍量表使用方法。

2. 教师给出病例，学生 2 人一组，根据病例选择合适量表，模拟检查者与受检者进行生存质量评定练习。

3. 教师抽查 1～2 个小组学生生存质量评定的结果，全体同学讨论影响该患者生存质量的因素、如何通过康复治疗降低疾病对患者生存质量的影响。

4. 教师总结点评。

【实训内容与方法】

1. 量表法评定生存质量

检查方法：根据病例选择世界卫生组织生存质量测定简表（WHO/QOL-BREF）、健康状况调查问卷（SF-36）、生活满意指数量表 A（life satisfaction index，LSIA）之一，运用量表进行生存质量评定。

2. 分析影响生存质量的原因　根据患者生存质量评定结果，结合病例分析、讨论影响患者生存质量的原因。

【注意事项及说明】

1. 评定时保持环境安静。

2. 评定过程中，不要催促患者。

3. 熟悉所使用的量表和评分标准，严格按照标准评定。

4. 对于有语言障碍、不能阅读的患者，可帮患者读出量表内容，方便患者选择。

（刘　瑾）

实训十八　环境评定

【技能目标】

1. 理解环境评定的意义。

2. 掌握家居环境评定方法。

3. 了解其他环境评定方法。

【实训时间】

1 学时。

【器材与设备】

仿居家环境、卷尺。

【实训方式】

1. 教师给出病历，让学生根据病历中患者的情况对其家居环境进行评定。

2. 学生分组，对家居环境进行评定，并给出评定结果。

3. 教师总结点评。

【实训内容与方法】

家居环境评定表见实训表 18-1。

实训表 18-1　家居环境评定表

家居位置	评定内容
出入口	门口宽度
	门口是否有坡
门锁	锁的高度
	用力大小
室内地板	是否需要有行动的标识
	是否需要移除地毯
卧室	床是否需要固定
厕所	是否需要改造马桶
	是否需要安装扶手
	洗水池是否需要改动
取暖设备	是否需要遮挡
厨房	灶台面是否需要改造

（牛　琳）

实训十九　失语症评定

【技能目标】

1. 了解常用失语症评估量表的结构。

2. 掌握简式标记测试的评定程序及评定方法。

3. 掌握 WAB 失语商（AQ）的计算；失语症类型的判断原则。

【实训时间】

2 学时。

【器材与设备】

20 个塑料片，包括两种大小（半径分别为 25mm 和 15mm）、两种形状（圆形和正方形）、五种颜色（红、黄、蓝、白、黑）。

【实训方式】

1. 教师讲解失语症评估量表的结构，简式 Token 测试和 WAB 测试的注意事项。

2. 教师讲解 WAB 测试中 AQ 的计算方法及失语症类型的判定方法。

3. 学生 2 人一组，模拟检查者与受检者进行 Token 测试，计算 Token 得分。教师巡回查看，随时纠正实训中出现的各种错误。

【实训内容与方法】

1. 简式标记测试

（1）摆放顺序　第一排靠近患者，如果患者有偏盲，要确认是放在未受损视野内。

大圆：	红	黑	黄	白	绿
大方：	黑	红	白	绿	黄
小圆：	白	黑	黄	红	绿
小方：	黄	绿	红	黑	白

（2）操作指南　把这些塑料卡片摆在患者面前，然后告诉患者：你看，这儿有 20 个塑料卡片，一些是方形（检查者很快把手放在两行方形上），另外一些是圆形（像上面一样指出）；一些是大的，一些是小的（用同样的方法指出来）；它们的颜色是红、黑、绿、黄、白（当说一种颜色时要同时指向相应的颜色）。现在，我要你摸这些塑料片里的一个，"摸一下圆形"。如果患者问："哪一个"，检查者回答："任何一个，只要是摸一下圆形"（实训表 19-1）。

实训表 19-1　简式标记测试表

（一）放 20 个塑料片	（二）把小塑料片拿走
1. 摸一下圆形	8. 摸黄色的方形
2. 摸一下方形	9. 摸黑色的圆形
3. 摸一下黄的	10. 摸绿色的圆形
4. 摸一下红的	11. 摸白色的方形
5. 摸一下黑的	（三）把小塑料片放回
6. 摸一下绿的	12. 摸小的白色圆形
7. 摸一下白的	13. 摸大的黄色方形

续表

14. 摸大的绿色方形	26. 摸黑色圆形和红色方形
15. 摸小的黑色方形	27. 摸黑色圆形或者红色方形
（四）把小塑料片拿走	28. 把绿色方形从黄色方形旁边拿开
16. 摸红色圆形和绿色方形	29. 如果有蓝色圆形，摸红色方形
17. 摸黄色方形和黑色方形	30. 把绿色方形放在红色圆形旁边
18. 摸白色方形和绿色圆形	31. 慢慢地摸那些方形，很快地摸那些圆形
19. 摸白色圆形和红色圆形	32. 把红色圆形放在黄色方形和绿色方形之间
（五）把小塑料片放回	33. 摸除了绿色之外的所有圆形
20. 摸大的白色圆形和小的绿色方形	34. 摸红色圆形，不，白色方形
21. 摸小的黑色圆形和大的黄色方形	35. 摸黄色圆形，不是白色方形
22. 摸大的绿色方形和大的红色方形	36. 除了摸黄色圆形还要摸黑色圆形
23. 摸大的白色方形和小的绿色圆形	
（六）把小塑料片拿走	
24. 把红色圆形放在绿色方形上	
25. 用红色方形碰黑色圆形	

实训表 19－1 中除了 34 项检查者在说"白色方形"之前的"不"有强调语气和简短的停顿以外，其他的指令词句应流畅，而且不应该有任何特殊音韵上的强调。

如果实训表 19－1 中（一）～（五）部分之中每一个指令在 5 秒内没有反应，或者反应是错误的，检查者要把这些塑料片放回原来的顺序，然后说："让我们试一下"并且再说一遍命令。在第一次指令下，患者所做正确给 1 分，重复指令后患者执行正确的给 0.5 分。自我纠正算正确。如果患者表示忘了指令中的部分内容，要告诉他按所记住的内容尽量做。

如果实训表 19－1 中（一）～（五）连续错 5 项，就终止测试。如（一）～（五）都符合要求，表中（六）就要全做完。

得分情况随受教育情况调整换算，依据最后得分来确定理解障碍程度（实训表 19－2）。

实训表 19－2　简式标记测试的得分换算和严重程度查询

受教育年数得分换算		严重程度查询	
受教育年数	换算分	换算后得分	严重程度
3～9	量表分+1	29～36	正常
10～12	量表分－1	25～28	轻度
13～16	量表分－2	17～24	中度
≥17	量表分－3	9～16	重度
		8 以下	极重度

（3）测试流程　见实训表 19－1。

2. WAB 的 AQ 换算和失语症类型判定　教师给出各部分测试的原始分值，学生根据公式折算 AQ 值（实训表 19－3）

实训表 19－3　AQ 换算表

	原始总分	折算
Ⅰ 自发言语	20	得分
Ⅱ 听理解	200	得分/20
Ⅲ 复述	100	得分/10
Ⅳ 命名	100	得分/10
AQ＝（Ⅰ＋Ⅱ＋Ⅲ＋Ⅳ）×2＝		

　　AQ 的意义：AQ=98.4～99.6，正常；AQ=98.4～93.8，可能为弥漫性的脑损伤或者皮质下损伤；AQ＜93.8，存在失语。

　　失语症的类型主要根据折算后各部分的分值进行判断。根据流畅度、理解和复述的好差情况逐级分解，将失语症分为有八种类型，可以参考图 4－2－1 记忆，可用图中黑体增大的 12 字组成口诀记忆"流、理、复；完、混、布、运；韦、感、传、名"，但需牢记各型失语症的全称。听理解的好差情况需要视流畅性的情况而定，非流畅性的分界点在 3.9 分，而流畅性的在 6.9 分。具体而言，非流畅型的差为 0～3.9，好为 4～10 分。流畅型的差为 0～6.9 分，好为 7～10 分。复述的好差情况则更为复杂，有 3 个分界点，记忆时可以对照失语症分类的树形图，其四个节点的分界值分别为 4.9、7.9、7.9、6.9，≤分界值的为差，＞分界值的为好。

【注意事项及说明】

1. 评定时保持环境安静，不要讲话或提示。

2. 评估按照操作指南的要求进行。

（林　枫）

实训二十　构音障碍评定

【技能目标】

1. 了解与构音相关的器官

2. 掌握构音器官的检查方法；构音障碍的改良 Frenchay 评定法。

【实训时间】

1 学时。

【器材与设备】

压舌板、手电筒、长棉棒、指套、秒表、叩诊锤、鼻息镜、气球、单词检查用卡 50 张、记录表、卫生纸、消毒纱布、吸管、录音机等。

【实训方式】

1. 教师复习与构音相关的器官。

2. 教师讲解检查中的注意事项并示范如何进行检查。

3. 学生 2 人一组，模拟检查者与受检者进行构音器官和构音的检查，教师巡回查看，随时纠正练习过程中出现的各种错误。

【实训内容与方法】

1. 构音器官检查

（1）向患者说明检查的目的，取得受检者的同意。

（2）按照顺序，检查受检者的呼吸、喉功能、面部、口部肌肉、硬腭、舌、下颌、反射等功能。必要时可以让受检者做夸张的动作来完成评定。

（3）按照要求记录构音器官的异常。

2. 构音检查

（1）会话检查　询问受检者的基本信息，观察受检者音调、音量及气息等情况。一般需要录音，以便进一步分析。

（2）单词检查　检查者向受检者出示图片，受检者对图片进行命名，受检者不能说出，则由检查者朗读，受检者复述。检查者记录各种异常（实训表20-1）。

实训表 20-1　构音障碍的检查记录方法

表达方式	判断类型	标记
自述引出、无构音错误	正确	○（画在正确单词上）
自述、由其他音替代	置换	---（画在错误音标之下）
自述、省略、漏掉音	省略	/（画在省略的音标上）
自述、与目的音相似	歪曲	△（画在歪曲的音标上）
说不出是哪个音	歪曲严重、很难判定、无法判定	×（画在无法分辨的音标下）
复述引出		（）（画在患者复述出的词上）

注：如有其他异常要加相应标记，四声错误要在单词上面或角上注明。

【注意事项及说明】

1. 测试时尽量保持安静。

2. 检查者熟悉量表，严格按照要求进行评估。

3. 构音测试需要录音。

（林　枫）

实训二十一　吞咽障碍评定

【技能目标】

1. 理解正常吞咽的基本特征。

2. 掌握吞咽的生理过程，吞咽功能评估的程序及常用的吞咽评估方法。

【实训时间】

1学时。

【器材与设备】

水、量杯、茶匙、食品增稠剂、面包、5ml注射器。

【实训方式】

1. 教师复习吞咽生理、吞咽评估的程序、常用评定方法、评定要点和技巧。

2. 学生 2 人一组，模拟检查者与受检者进行吞咽功能评定练习，教师巡回查看，随时纠正练习过程中出现的各种错误。

3. 教师总结点评。

【实训内容与方法】

1. 反复唾液吞咽测试具体操作步骤

（1）体位　受检者宜取放松体位。

（2）检查方法　检查者将示指横置于受检者甲状软骨与舌骨间，嘱其做吞咽动作。当喉头随吞咽动作上举、越过示指后复位，即为完成一次吞咽反射。当受检者口干时，可在其舌面上注入约 1ml 水，再行吞咽。嘱受检者尽力反复吞咽，记录完成吞咽次数。

（3）吞咽功能判断　正常人可以完成 5 次及以上，90 岁以下者应能在 30 秒内完成 ≥3 次。

2. 饮水吞咽测试　按照洼田饮水试验和 MWST 介绍实施。

3. GUSS 量表

（1）间接吞咽测试

1）体位　受检者取至少 60° 坐位。

2）测试步骤　①观察受检者是否有能力保持注意力。②受检者能咳嗽或清嗓子 2 次。③吞咽口水成功。④无流口水。⑤嘱受检者发 A、O 等音，声音正常，无含糊、微弱、嘶哑、过水声等改变。每项记 1 分，顺利完成上述测试可得 5 分，继续进行直接吞咽测试。若无法完成间接吞咽测试，则评估终止。

（2）直接吞咽测试　直接吞咽测试按糊状食物、液体食物、固体食物顺序进行测试。

1）首先给予受检者 1/3～1/2 勺糊状食物，观察受检者下列指标并计分。

①吞咽：无法吞咽，为 0 分；延迟（糊状、液体>2 秒，固体>10 秒）计 1 分；成功计 2 分。②咳嗽（不自主）：在吞咽前、吞咽时、吞咽后 3 分钟出现咳嗽计 0 分，无咳嗽计 1 分。③流口水：出现流口水计 0 分，无流口水计 1 分。④声音改变：有声音改变计 0 分，无声音改变计 1 分。连续 3～5 次，

若没有异常，则计 5 分并进入液体食物评估，若出现异常，则终止评估。

2）液体食物评估为依次给予 3ml、5ml、10ml、20ml 水，若无异常，给予 50ml 水，要求受检者以最快速度饮入，评分标准同糊状食物。若无异常，则计 5 分并进入固体食物评估，若出现异常，则终止评估。

3）固体食物评估时给予小片面包，时间限制在 10 秒，重复 5 次。评分标准同糊状食物。顺利完成没有任何症状，则计 5 分，完成评估。

GUSS 得分评价标准：直接和间接吞咽测试总计 20 分，依次进行，每一部分测试不满 5 分的则不再进行下一步。得 20 分为无吞咽障碍；15～19 分为轻微吞咽障碍；10～14 分为中度吞咽障碍；0～9 分为严重吞咽障碍。

【注意事项】

1. 评定时保持环境安静和场地整洁。

2. 熟悉所使用的量表和评分标准，严格按照标准评定。

3. 评定时密切注意受试者的反应，避免发生意外。

（林　枫）

实训二十二　肌电图检查

【技能目标】

1. 理解正常肌电图及异常肌电图检测结果。

2. 熟悉正常肌电图及异常肌电图检测方法。

【实训时间】

1 学时。

【器材与设备】

肌电图仪、治疗床、低频治疗仪。

【实训方式】

1. 教师复习肌电图检查方法、检查要点和技巧，介绍肌电图仪的操作方法与步骤。

2. 学生 2 人一组，模拟检查者与受检者进行肌电图检查练习，教师巡回查看，随时纠正实训过程中出现的各种错误。

3. 教师抽查 1～2 个小组学生进行肌电图检查演示，要求边检查边描述，指导其他学生评议其检查结果、方法是否正确，内容有无遗漏。

4. 教师总结点评。

【实训内容与方法】

1. 准备检查前

（1）了解患者的病史及明确检查肌电的目的，以便确定需检查以及检查的步骤和目的。

（2）向患者解释检查时正常反应，消除恐惧心理。

（3）完成针电极及检查部位的选择和消毒。

2. 检查部位

（1）肌源性病变，出现肌肉萎缩，选择病变的肌肉进行检查。必要时行双侧同名肌对比检查。

（2）神经根或神经丛病变时，寻找该神经根支配下的肌肉进行检查。

3. 步骤

（1）在拟检查的相应体表皮肤进行常规消毒。

（2）将消毒的针电极插入肌肉，观察插针时、肌肉松弛时和肌肉做随意运动时的肌肉生物点活动。

（3）插针时，在肌电图示波屏出现一阵电位波动。

（4）肌肉松弛时，在肌电图示波屏出现一根基线，无电位活动。

（5）轻度肌肉收缩时，可出现双相或三相的电位，幅度为 0.5～1mV，频率为 5～20Hz。随着肌肉收缩力量的增大，频率增加。

肌肉病变时，肌肉松弛可出现自发电位，常见的有纤颤电位、正峰波、束颤电位等。纤颤电位有诊断意义。

【注意事项及说明】

1. 检查前要认真了解病史，确定肌点检查目的，避免不必要的检查或遗漏某些肌肉检查而延误诊断。

2. 肌电仪器要放在空气干燥、温度适宜（15℃～25℃）、无干扰的房间（最好在屏蔽室内）。

3. 肌电检查要有定性和定量的结果。定性是对肌肉放松时的静息电位、收缩时的运动单位电位的时限和幅度作出诊断。定量是对足够数量运动单位电位的时限和电压求取平均值。

4. 结合临床检查和肌电图的结果全面分析作出正确诊断。

5. 操作完成后，电流输出回零。避免再次开机电击患者。

6. 检查当日不做物理治疗和其他检查，空腹时不宜进行。

（苏会萍）

参考答案

第一章　总　　论

1. E　2. E　3. C　4. B　5. D　6. B　7. C

第二章　物理治疗评定技术

1. B　2. A　3. C　4. E　5. C　6. B　7. A　8. E　9. C　10. D
11. B　12. D　13. A　14. E　15. D　16. D　17. C　18. C　19. C　20. B
21. D　22. C　23. B　24. D　25. B　26. C　27. C　28. E　29. E　30. D
31. A　32. A　33. E　34. D　35. E　36. D　37. B　38. B　39. A　40. B
41. C　42. C　43. C　44. D　45. C　46. D　47. E　48. B　49. E　50. C
51. D　52. A　53. E　54. B　55. C　56. A　57. E　58. C　59. C　60. E
61. A　62. C　63. B　64. D　65. C　66. B　67. A　68. D　69. C　70. B
71. C　72. B　73. C　74. E　75. A　76. D　77. D　78. A　79. E

第三章　作业治疗评定技术

1. E　2. C　3. B　4. D　5. C　6. C　7. E　8. B　9. D　10. D
11. C　12. C　13. B　14. E　15. C　16. E　17. D　18. B　19. B　20. B
21. A　22. B　23. A　24. A　25. C　26. E　27. B　28. C　29. D　30. D
31. C　32. C　33. A　34. B　35. D　36. C　37. B　38. D　39. E　40. A
41. D　42. C　43. E　44. A

第四章　言语治疗评定技术

1. E　2. B　3. C　4. E　5. A　6. E　7. E　8. A　9. D　10. C
11. ABCDE　12. ABE　13. ABCD

第五章　神经肌肉电生理评定技术

1. C　2. A　3. E　4. D　5. B　6. A　7. E　8. C　9. B　10. B　11. C

参考文献

[1] 王玉龙. 康复功能评定学 [M]. 3 版. 北京：人民卫生出版社，2018.

[2] 全国卫生专业技术考试专家委员会. 2019 全国卫生专业技术考试指导康复医学与治疗技术 [M]. 北京：人民卫生出版社，2018.

[3] 王玉龙，张秀花. 康复评定技术 [M]. 2 版. 北京：人民卫生出版社，2014.

[4] 张秀花. 康复功能评定学实训指导 [M]. 北京：人民卫生出版社，2013.

[5] 黄晓琳. 康复医学 [M]. 北京：人民卫生出版社，2018.

[6] 窦祖林. 作业治疗学 [M]. 3 版. 北京：人民卫生出版社，2018.

[7] 吴淑娥. 作业治疗技术 [M]. 2 版. 北京：人民卫生出版社，2017.

[8] 周俊明，劳杰，王涛. 上肢手功能康复手册 [M]. 上海：世界图书出版公司，2017.

[9] 闵水平. 作业治疗技术 [M]. 2 版. 北京：人民卫生出版社，2014.

[10]《常用康复治疗技术操作规范》编写组. 常用康复治疗技术操作规范 [M]. 北京：中国妇女出版社，2012.

[11] 牟志伟. 言语治疗学 [M]. 上海：复旦大学出版社，2009.

[12] 李海，张海瑞. 扁平足检测方法研究与进展 [J]. 中国卫生标准管理，2018，9（9）：34-37.

[13] 谷口洋. 嚥下障害、診られますか [M]. 东京：羊土社，2015.

[14] Benson D F，Ardila A. Aphasia: a Clinical Perspective [M]. Tornonto: Oxford University Press，1996.

[15] Lezak M D. Neuropsychological Assessment[M]. Toronto: Oxford University Press，2004.

[16] Spreen O，Risser A H. Assessment of Aphasia [M]. Toronto: Oxford University Press，USA，2002.